Patientenstimmen

„Ich suchte Dr. (TCM) D'Alberto direkt nach meiner dritten Fehlgeburt auf, fühlte mich traurig und war gewillt, alles auszuprobieren. Mein Körper war vollkommen mitgenommen, da er in einer relativ kurzen Zeit so viel durchmachen musste. Ich fragte Dr. (TCM) D'Alberto, wie lange es in der Regel dauert, bis der Körper ein Stadium erreicht, in dem ich IVF in Betracht ziehen könnte. Er teilte mir mit, dass die durchschnittliche Zeitspanne sechs Monate beträgt, aber es in meinem Fall, auf Grund der Tatsache, dass mein Körper so viel durchgemacht hatte, wahrscheinlich länger dauern würde. Sechs Monate nach meiner ersten Konsultation, fand ich heraus, dass ich auf natürlichem Wege mit unserem langersehnten Baby schwanger geworden war. Mit unserer Vorgeschichte hatten wir nicht erwartet, zu einer Schwangerschaft auf natürlichem Wege zu gelangen, und sicherlich nicht in so einem kurzen Zeitraum! Wegen meiner früheren Fehlgeburten ging ich während der Schwangerschaft weiterhin zu Dr. (TCM) D'Alberto. Ich schwebte durch meine Schwangerschaft hindurch und bin jetzt die sehr glückliche Mami eines vier Monate alten Säuglings!"
Frau K.

„Auf meiner Schwangerschaftsreise kam ich auf die Webseite von Dr. (TCM) D'Alberto und kontaktierte ihn sofort. Mein erster Termin mit Attilio hat mich wirklich beeindruckt; er stellte mir Fragen und machte sich Notizen, um herauszufinden, was das Problem sein könnte, damit er entscheiden konnte, welche Vorgehensweisen er in Betracht ziehen würde. Nach der Sitzung fühlte ich mich sehr hoffnungsvoll und hatte einige Erklärungen dafür, warum ich Probleme hatte, schwanger zu werden. Ich verließ die Klinik mit einem Ernährungsplan und fing an, alle die Nahrungsmittel, die mir empfohlen wurden, zu essen und meinen Zyklus zu verfolgen. Nach dem Verzehr dieser Nahrungsmittel und den Akupunkturbehandlungen fühlte ich mich am Tag 13 anders – ich fühlte mich müde und es gab andere kleine Anzeichen dafür, dass ich schwanger sein könnte. Am Tag 18 konnte ich einen Schwangerschaftstest machen, welcher positiv war! Mein Ehemann und ich waren so glücklich. Ich bin der festen Überzeugung, dass der Behandlungsbeginn bei Dr. (TCM) D'Alberto, die Akupunkturbehandlung sowie die Ernährungsratschläge, die eigens für meine Bedürfnisse zusammengestellt wurden, ursächlich dafür sind, dass ich so schnell und leicht schwanger werden konnte. Ich hatte eine sehr gesunde Schwangerschaft und war weiterhin sehr aktiv. Es war eine natürliche Geburt ohne Komplikationen. Mein Baby ist jetzt vier Monate alt. Ich kann Attilio nicht genug für seine Hilfe danken, dass er mir bei meinem Traum, Mutter zu werden, geholfen hat."

Frau C.

„Ich begann, zu Dr. (TCM) D'Alberto zu gehen, nachdem ich eine Fehlgeburt gehabt und herausgefunden hatte, dass ich auf einem Eierstock polyzystisch war. Nach der Fehlgeburt versuchte ich einige Monate lang, schwanger zu werden, und begann von der Situation sehr gestresst und überfördert zu sein. Nach meiner ersten Konsultation mit Attilio, fühlte ich mich sofort ruhiger und sicherer, was meine Fertilität anbelangt. Ich begann wöchentliche Behandlungen und nach nur vier Behandlungen (einem vollen Zyklus) war ich erstaunt herauszufinden, dass ich schwanger war! Ich hatte Behandlungen bis zur 20. Woche und dann wieder ab der 35. Woche, um mich auf die Geburt vorzubereiten. Nach einer Schwangerschaft, wie sie im Buche steht, bin ich jetzt die stolze Mama eines entzückenden kleinen Mädchens! Ohne Dr. (TCM) D'Alberto's Hilfe wäre ich nicht mit meiner Tochter gesegnet."

Frau B.

„Ich hatte zwei Jahre lang versucht, schwanger zu werden, als ich mich an Dr. (TCM) D'Alberto wandte. Mir wurde in einer Fertilitätsklink gesagt, dass meine Hormonwerte zu hoch seien und ich mich einer verfrühten Menopause nähern würde. Ich war 41. Akupunktur hatte ich in der Vergangenheit bereits gehabt und wusste, wie effektiv sie sein konnte. Chinesische Kräuter hatte ich allerdings nie ausprobiert, hatte jedoch gehört, dass sie Hormonwerte senken könnten. Attilio stellte bei mir einen Blut- und Yin-Mangel fest – dies erklärte meine Kreislaufprobleme, meine rissige Zunge und meinen allgemeinen Gesundheitszustand. Nach einer sechsmonatigen Behandlung mit Kräutern und Akupunktur sowie einer Ernährung, die für meine Bedürfnisse geeignet war, war ich froh, sagen zu können, dass sich meine Hormonwerte wieder normalisiert haben und ich auf natürlichem Wege schwanger geworden bin."

Frau J.

„Nach vier Jahren, in denen wir versuchten, schwanger zu werden, und uns mitgeteilt wurde, dass unsere einzige Hoffnung IVF sei, nahmen wir den Ratschlag einiger Freunde an, Akupunktur und chinesische Medizin auszuprobieren. Wow, was für ein Ratschlag! Trotz unzähliger durchgeführter Untersuchungen, hatten uns Ärzte nur mitgeteilt, dass es eine idiopathische Unfruchtbarkeit war, und dennoch stellte Attilio unser Problem in dem Augenblick fest, in dem wir durch die Tür eintraten! Wir waren insgesamt sechs Wochen in der Behandlung von Attilio, bevor ich schwanger wurde, und setzten die Behandlung fort, um eine gesunde Schwangerschaft sicherzustellen. Probleme mit Fertilität sind eine sehr emotionale und persönliche Erfahrung. Seitdem wir aber bei Dr. (TCM) D'Alberto waren, rufen wir es von allen Dächern und würden eindringlich empfehlen, dass jeder nur eine Behandlung ausprobiert, da das alles ist, was es erfordert, um positive Ergebnisse zu sehen!"

Frau T.

„Als mir mitgeteilt wurde, dass mein Ehemann und ich Fertilitätsprobleme hätten, erforschte ich diverse Möglichkeiten, wie ich diese, ohne direkt den IVF-Weg zu gehen, beheben könnte. Ich machte einige Recherchen über chinesische Kräuterheilkunde, sprach mit einigen Therapeuten und entschied mich für eine Erstkonsultation bei Dr. (TCM) D'Alberto. Von Beginn an konnte mich Attilio wie ein Buch lesen – er konnte mir auf Grund meiner Gesichtsfarbe und meiner Zunge mitteilen, wie es mir geht, und jede Woche veränderte er meine Kräutermischung, abhängig davon, wie müde oder beschäftigt ich war. Fünf Wochen später war ich nicht nur schwanger, sondern auch ein anhaltendes Verdauungsproblem war weg."

Frau L.

„Mein Ehemann und ich haben sechs Jahre lang versucht, ein Baby zu bekommen. Nach vielen Tests, Prozeduren und einer Fehlgeburt wurde uns von Ärzten mitgeteilt, dass wir eine „idiopathische Unfruchtbarkeit" hätten und unsere einzige Option IVF sei. Wir beschlossen ihren Rat anzunehmen und begannen mit der Achterbahn, die IVF darstellt. Leider funktionierte der erste Zyklus nicht und wir hatten uns schnell auf einen zweiten vorbereitet, als ich auf Dr. (TCM) D'Alberto stieß. Wir trafen ihn und er teilte mir bei unserem ersten Treffen mit, dass ich einen Blut- und Yin-Mangel hätte; alles ergab Sinn, als wir darüber sprachen – schlechte Konzentration und Müdigkeit, um nur zwei Punkte zu nennen. Wir begannen mit einer Reihe von Akupunkturbehandlungen, einer neuen Ernährung und innerhalb von ein paar Wochen hatte ich noch keine wirkliche Veränderung bemerkt. Dann, zu meiner Überraschung, innerhalb von sechs Wochen, fand ich heraus, dass ich schwanger war! Ich kann Ihnen gar nicht sagen, wie aufgeregt wir waren und wie dankbar wir Dr. (TCM) D'Alberto sind. Er unterstützte mich auch über die ersten 12 Wochen meiner Schwangerschaft, als mir Tag und Nacht übel war und ich mich schrecklich fühlte. Ich weiß wirklich nicht, was ich ohne ihn gemacht hätte."

Frau M.

Mein Kinderwunschratgeber von Dr. (TCM) Attilio D'Alberto

Mein Kinderwunschratgeber

So werden Sie ganz natürlich schwanger

Dr. (TCM) Attilio D'Alberto

www.attiliodalberto.com
www.myfertilityforum.com

ISBN: 978 1 9160138 7 2

Obwohl die Mehrzahl der Informationen, die in diesem Buch dargestellt werden, aus hunderten von Forschungsartikeln stammt, ersetzen sie keine ärztlichen Empfehlungen. Konsultieren Sie Ihren Arzt oder Therapeuten, bevor Sie Änderungen Ihrer Medikation oder Dosis vornehmen. Der Autor haftet nicht für persönliche Verletzungen oder andere Schäden oder Verluste, die durch den Gebrauch der Informationen in diesem Buch entstehen.

Für meine Partnerin Jamila und unser kleines Wunder Elisa.

Inhaltsverzeichnis

Einleitung

Schwierigkeiten damit zu haben, ein Baby zu bekommen, ist ein sehr persönliches und emotionales Problem und etwas, das nicht oft mit Freunden oder sogar Verwandten geteilt wird. Aus diesem Grund kann es sich wie eine einsame Reise anfühlen. Falls sich dies nach Ihnen anhört, dann seien Sie versichert, dass Sie nicht alleine sind. Es wird vermutet, dass 1 von 6 Paaren in westlichen Ländern Schwierigkeiten mit Fertilität erlebt und diese Zahl steigt [1]. Mehr und mehr Paare finden, dass es schwierig ist, ein Baby zu bekommen, und die Hälfte der Frauen, die mit Fertilitätsproblemen kämpfen, finden, dass es die stressigste Erfahrung ihres Lebens ist [2].

Heutzutage planen viele Frauen, erst später im Leben eine Familie zu gründen. Dies ist in der Regel, nachdem sie sich eine Karriere aufgebaut haben, eine Anzahlung für ein Eigenheim angespart und endlich einen Partner gefunden haben. Zu diesem Zeitpunkt sind viele Frauen mental und emotional in einer besseren Position, um sich niederzulassen und ein Kind zu bekommen. Es kann sich daher wie ein echter Schock anfühlen, wenn sie herausfinden, dass ihr Körper schwächer geworden ist und Schwierigkeiten hat, schwanger zu werden und eine Schwangerschaft aufrechtzuerhalten.

Wenn Sie dieses Buch lesen, dann haben Sie es höchstwahrscheinlich auf natürlichem Wege versucht, sind allerdings immer noch nicht schwanger geworden. Wir möchten alle, dass es auf natürlichem Wege klappt, und es fällt uns schwer zu akzeptieren, wenn es nicht funktioniert. Es kann sich anfühlen, als hätte unser Körper uns zu einem Zeitpunkt im Stich gelassen, an dem wir emotional bereit waren, schwanger zu werden. Dies ist der Punkt, an dem Paare, meistens Frauen, beginnen, ihre Fertilitätsbehandlung zu projektmanagen, und entscheiden, was sie als nächstes tun.

Die Anleitung innerhalb dieses Buches kann Ihre Chancen, auf natürlichem Wege schwanger zu werden, enorm erhöhen. Für einige Paare wird dies ausreichen. Andere könnten eine helfende Hand durch Akupunktur und chinesische Kräuter brauchen, und einige werden sogar mehr Hilfe durch assistierte Reproduktionstechnologie benötigen, wie etwa In-vitro-Fertilisation (IVF).

Die Dauer, in der Paare es auf natürlichem Wege versuchen, variiert. Bei einigen kann es einige Monate und bei anderen einige Jahre dauern. Es ist eine persönliche Entscheidung. Bis Sie schwanger werden, kann es sich oft so anfühlen, als würde Ihr Leben auf Eis liegen, mit verschobenen Anlässen, wie etwa Urlauben und Hochzeiten, bis eine Schwangerschaft gelungen ist. Dieser Fokus und Druck können sich negativ auf die Fertilität auswirken, indem sie Frustration und Stress verursachen, die wiederum Einfluss auf ein gesundes Hormongleichgewicht im Körper haben.

Nachdem sie es eine Zeitlang auf natürlichem Wege probiert haben, entscheiden sich Paare oft voreilig, IVF zu machen, bestrebt schwanger zu werden und ihr Leben zurück zu erlangen. IVF bietet einen ‚Prozess' – einen Beginn und ein Ende mit einer prognostizierten Erfolgsrate. Es ist dies, was die meisten Paare an IVF verlockend finden, da der natürliche Weg wie ein offenes Ende erscheinen kann. Wegen der Nebenwirkungen von IVF [3] sollte sie jedoch nur als letzter Ausweg herangezogen werden.

Wie dieses Buch Ihnen helfen kann

Einer der Hauptgründe dafür, dieses Buch zu schreiben, war ein Mangel an vollständiger Information, die an einem Ort verfügbar ist, der bedeutet, dass interessierte Personen das Internet und Foren durchsuchen und sich verschiedene und manchmal auch widersprüchliche Informationsstückchen zusammentragen müssen, um sich ein gewisses Verständnis der Empfängnis zu verschaffen. Daraus kann jedoch resultieren, dass Paare die falschen Entscheidungen treffen, was sowohl Zeit als auch Geld verschwendet, Stress verursacht, und, nicht zu vergessen, sie ohne ein Baby zurücklässt.

Nach meiner Erfahrung mit Patienten habe ich herausgefunden, dass Frauen sehr viel über Ihre Fertilität wissen und viel mehr detaillierte Informationen brauchen, als sie oft auf Webseiten oder in anderen Fertilitätsbüchern angeboten bekommen. Daher habe ich mein Bestes getan, so viele detaillierte Informationen wie möglich in diesem Buch einzubeziehen, allerdings prägnant und leicht verständlich.

Es gibt jeden Monat eine 30-prozentige Chance, auf natürlichem Wege schwanger zu werden [4]. Es gibt drei Hauptprobleme, die die meisten Paaren haben, wenn sie versuchen ein Baby zu bekommen – verstehen:

1. wie ihr Körper funktioniert,
2. wie sie ihren Lebensstil verbessern können,
3. wie sie ihre Ernährung optimieren können.

In diesem Buch werde ich Ihnen erläutern, wie Sie Ihre Chancen, schwanger zu werden, erhöhen können. Ich werde Ihnen zeigen, wie Sie Ihr Körperbewusstsein und Ihren Lebensstil verbessern, und Ernährungspläne für Sie und Ihre/Ihren Partner/in entwerfen, zusammen mit Nahrungsergänzungsmitteln, die einzunehmen sind. Ich werde den menstrualen Zyklus erklären und wann der beste

Zeitpunkt ist, um zu versuchen, schwanger zu werden. Ich werde Ihnen auch sagen, welche Faktoren männliche und weibliche Fertilität beeinträchtigen können und wie Sie diese vermeiden können, wie Sie Eizellenqualität und Spermienqualität verbessern können und wie Sie die Einnistung des Embryos in die Gebärmutterwand unterstützen können. Ich werde Sie auch dazu beraten, wie Sie weiter Ihren natürlichen Fertilitätsweg unterstützen können.

Unterschiedliche Paare beschreiten auf ihren jeweiligen Fertilitätsreisen unterschiedliche Wege; da sind jene, die erst starten und Schwierigkeiten haben, schwanger zu werden, und jene, die sich seit vielen Jahren abmühen. Dieses Buch ist an all die Paare gerichtet, die es auf natürlichem Wege versuchen und ein wenig Hilfe brauchen. Indem Sie Ihren Körper vor der Schwangerschaft vorbereiten, verbessern Sie nicht nur Ihre Gesundheit und Ihre Fertilität, sondern helfen auch Ihrem zukünftigen Kind, bei möglichst bester Gesundheit zu wachsen und sich zu entwickeln.

Über den Autor

Ich praktiziere seit 2004 und wende Akupunktur und chinesische Kräuter bei der Behandlung von Unfruchtbarkeit an. Während dieser Zeit habe ich alle Arten von Unfruchtbarkeitsproblemen behandelt – wie etwa idiopathische Unfruchtbarkeit, Endometriose, geringe ovariale Reserven, schlechte Spermienbeweglichkeit und wiederauftretende Fehlgeburten – von Paaren in ihren frühen Zwanzigern bis hin zu jenen in ihren späten Vierzigern.

Mein Studium der Akupunktur und chinesischen Kräuterheilkunde begann vor langer Zeit mit einem fünfjährigen Vollzeitstudium in Traditioneller Chinesischer Medizin an der Universität Peking in China. Seit meinem Abschluss habe ich zahlreiche Artikel in medizinischen Fachzeitschriften und in Gesundheitsmagazinen in verschiedenen Sprachen veröffentlicht. Ich habe von einigen der besten Akupunkteuren/-innen der Welt gelernt und coache und berate jetzt andere Therapeuten der Chinesischen Medizin.

Ich bin begeistert von Akupunktur und Chinesischer Medizin, dem Bewusstsein, das sie mir geben, und davon, wie ich dieses anwenden kann, um Menschen zu zeigen, wie sie Ihre Gesundheit verbessern und schwanger werden können. Ich verbinde alte Theorien der Chinesischen Medizin mit moderner wissenschaftlicher Forschung, um einen tiefen Einblick in Krankheits- und Disharmoniemuster zu geben, und wende dann mehrere Behandlungsstrategien an, um das Problem mit einer hohen Erfolgsrate anzugehen.

Ich glaube, dass es wichtig ist, Menschen zu erklären, was mit ihnen vor sich geht und welches Disharmoniemuster sie haben, da es sie bestärkt. Dies erlaubt es uns, bewusst zusammenzuarbeiten, um ihre Chancen, schwanger zu werden, zu verbessern.

Dieses Buch enthält viele detaillierte Informationen, die Ihre Chance einer natürlichen Schwangerschaft enorm erhöhen werden. Indem Sie meinen einfachen Ratschlägen folgen, können auch Sie, wie tausende von Menschen, die ich behandelt habe, auf natürlichem Wege schwanger werden.

Teil Eins

Die Grundsteine der Fertilität verstehen

Bevor wir ans Eingemachte gehen, nämlich die Frage, wann Sie Sex haben sollten, um schwanger zu werden, müssen Sie zuerst verstehen, wie Ihre Hormone funktionieren. Indem Sie dies verstehen, können Sie sehen, wie positive Veränderungen Ihres Lebensstils und der Ernährung einen enormen Einfluss auf Ihre Hormone und Ihre Fertilität haben können.

Kapitel Eins

Ihre Hormone

Hormone sind essentiell für Gesundheit und Fertilität. Zusammen verhalten sie sich wie ein Orchester, das eine Symphonie über die Körperfunktionen spielt. Der Körper ist auf unglaubliche Weise durch viele Prozesse, die wie eine Kettenreaktion ablaufen, vernetzt. Wenn sie im Gleichklang spielen, ist die Fertilität ausbalanciert und harmonisiert. Wenn sie jedoch nicht im Einklang spielen, entsteht ein Ungleichgewicht und Infertilität. Akupunktur wirkt wie ein Dirigent, der dabei hilft, Hormone zu regulieren und auszubalancieren, sodass sie in Harmonie zusammenspielen können.

Es ist sehr empfehlenswert, dass Sie Ihre Hormone testen lassen, wenn Sie versuchen, schwanger zu werden, da dies Ihnen einen wertvollen Einblick verschafft, was in Ihrem Körper vor sich geht. Hormontests sind circa drei bis vier Monate lang gültig. Danach sollten neue Tests vorgenommen werden, da der Körper sich ständig verändert und Ihre Hormonwerte sich auch verändert haben können. Die Angaben hormoneller Normwerte ändern sich ständig und können sich von Klinik zu Klinik unterscheiden. Daher können die Angaben in diesem Buch im Vergleich zu Ihren leicht verändert sein.

Probleme mit Fertilität können stressig und emotional zehrend sein. Stress und andere Faktoren verursachen Hormonstörungen, die sich negativ auf die Fertilität auswirken können. Aus Sicht der westlichen Medizin kann Stress zu einer übermäßigen Produktion von Cortisol, dem Stresshormon, führen. Dies veranlasst den Körper, wichtige Ressourcen aufzubrauchen, und beeinträchtigt die Einnistung des Embryos in die Gebärmutterwand. Untersuchungen haben gezeigt, dass Frauen, die eine Kinderwunschbehandlung mit zu viel Cortisol in Ihrem Körper beginnen, eine reduzierte Erfolgsrate haben [5]. Das Gleiche gilt für diejenigen, die es auf dem natürlichen Wege probieren. Es ist daher wichtig, die Cortisolwerte zu reduzieren, wenn Sie auf natürlichem Wege versuchen, schwanger zu werden. Untersuchungen haben gezeigt, dass Akupunktur Stress reduziert, indem die Cortisolwerte reguliert werden [6]. Sport kann auch helfen, die Cortisolwerte im Körper zu reduzieren.

Lassen Sie uns nun einen Blick auf die verschiedenen Hormone werfen, die in diesem Harmonieorchester in Ihrem Körper spielen.

Hypothalamus-Hormone

Der Hypothalamus ist der Hauptspieler im körperlichen Orchester und bildet den Rahmen für andere Organe, die mit ihm verbunden sind, wie etwa die Hypophyse (Hirnanhangsdrüse). Der Hypothalamus ist verantwortlich für zwei überlebenswichtige Hauptbereiche: Energieregulation und Reproduktion. Wenn der Körper eine bessere Energieregulation hat, ist die Reproduktion besser geregelt. Der Hypothalamus produziert das Gonadotropin-freisetzende Hormon (GnRH) und das Thyrotropin-freisetzende Hormon (TRH), die die Hypophyse kontrollieren.

Gonadotropin-freisetzendes Hormon (GnRH)

GnRH wird im Hypothalamus produziert und veranlasst in der Hypophyse die Produktion des follikelstimulierenden Hormons (FSH) und des Lutein-Hormons (LH). Veränderungen in den GnRH-Werten werden von der Menge an Östrogenen (Östradiol), Leptin und Gestagenen (Progesteron) im Blut gesteuert. Östrogene und Leptin erhöhen die

GnRH-Werte, während Progesteron sie senkt. Untersuchungen haben gezeigt, dass Akupunktur in der Lage ist, GnRH zu steuern, dabei die Hypophyse und ihre Freisetzung von Fertilitätshormonen reguliert [7] [8] und auf diese Weise die weibliche Fertilität verbessert.

Thyrotropin-freisetzendes Hormon

Thyrotropin-freisetzendes Hormon wird im Hypothalamus produziert und veranlasst seinerseits in der Hypophyse die Produktion des Thyreoidea-stimulierenden Hormons (TSH).

Hormone der Hypophyse (Hirnanhangsdrüse)

Lassen Sie uns einen Blick auf das nächste wichtige Organ, das in die Fertilität involviert ist, werfen: die Hypophyse. Die Hypophyse produziert mehrere Hormone. Die wichtigsten für die Fertilität sind: FSH, LH, Oxytozin, Prolaktin und TSH.

Follikelstimulierendes Hormon (FSH)

Das FSH wird in der Hypophyse produziert, nachdem diese einen Befehl vom Hypothalamus erhalten hat. Das FSH ist ein wichtiger Indikator für die Fertilität. Es stimuliert die Eierstöcke (Ovarien), multiple Follikel zu bilden – zwischen 10 und 20 jeden Monat – von denen jeder eine potentielle Eizelle enthält. Während ein Follikel der größte wird, reift und Östradiol freisetzt, sterben die anderen Follikel ab. Der FSH-Normwert ist 3,5-12,5 IU/ml am 2. bis 3. Tag Ihres Menstruationszyklus. Der FSH-Wert nimmt mit dem Alter zu (siehe Tabelle 1 unten).

Alter	FSH-Wert (IU/ml)
25–29	5–6
30–35	7–8
36–40	9–12
41–43	12–15

Tabelle 1. Altersbedingte FSH-Werte [9] [10]

FSH ernährt die Eizelle und lässt sie wachsen. Jegliche körperliche Defizite, wie etwa ein Mangel an Energie, Blut, Lipiden, Eiweiß (Protein) und komplexen Kohlenhydraten, die eine Frau während der 85 Tage hat, d. h in der Zeit, die eine Eizelle braucht, um sich zu entwickeln, können das Wachstum und die Reifung der Eizelle beeinträchtigen.

Untersuchungen haben gezeigt, dass eine Exposition gegenüber kalter Umgebung das Follikelwachstum verzögern und eine geringe Reaktion der Eierstöcke auf FSH verursachen kann [11]. Das FSH wird in der Hypophyse gebildet und über das Blut in die Eierstöcke transportiert. Um eine Analogie zu verwenden; wenn es draußen kalt ist und die Straßen vereist sind, verlangsamt sich der Transport von Gütern von den Fabriken zu den Geschäften. Das Gleiche passiert mit dem Transport Ihres FSH von der Hypophyse zu den Eierstöcken. Das Blut ist eine Flüssigkeit und wird von Kälte beeinflusst. Es fließt langsamer, wenn es draußen kalt ist, was bedeutet, dass weniger FSH die Eierstöcke erreicht, um das Eizellenwachstum zu stimulieren. Es ist daher wichtig, dass Sie Ihren Körper warmhalten und ihn vor Kälte schützen, damit die Logistik Ihres Körpers richtig funktioniert.

Lutein-Hormon (LH)

Die Hypophyse erhält sowohl vom Hypothalamus als auch vom Follikel den Befehl, LH während des Tages zu produzieren [12]. Während der Follikel wächst, setzt er Östrogene ein, die Signale zur Produktion von LH aussenden, um ihn reifen und wachsen zu lassen.

Wenn LH ansteigt, löst es die finale Reifung des Follikels, der die Eizelle enthält, die Ruptur der Follikelwand und die darauffolgende Freigabe der Eizelle in den Eileiter aus. Die LH-Werte steigen auf 21,9-56,6 IU/ml.

Die Hypophyse gibt das LH als eine Pulswelle frei. Diese Pulswelle tritt nicht immer auf, aber wenn sie auftritt, geschieht dies in Intervallen. Ovulationstests benutzen diesen LH-Anstieg, um den

Eisprung zu bestimmen. Da LH jedoch in Intervallen freigegeben wird, könnte zu dem Zeitpunkt, zu dem der Ovulationstest durchgeführt wird, die Pulswelle des LH-Anstiegs potentiell verfehlt werden und es könnten falsch-negative Messwerte angezeigt werden [13].

Wenn eine Frau fastet, fallen ihre LH-Werte, was den Eisprung beeinträchtigen kann [14]. Dies kann ein Problem für Frauen sein, die fasten, um Gewicht zu verlieren, oder aus religiösen Gründen. Der normale LH-Wert ist 2,1-12,6 IU/ml am 2. bis 3. Tag Ihres Menstruationszyklus. Nach dem Eisprung hilft LH, den leeren Follikelsack (Corpus luteum) aufrechtzuerhalten, der wiederum Progesteron, das die Gebärmutterschleimhaut aufrechterhält, produziert.

Oxytozin

Oxytozin wird oft als das ‚Kuschelhormon' bezeichnet, da seine Werte durch körperlichen Kontakt erhöht werden. Es wird von der Hypophyse freigesetzt und ist wichtig für soziales Verhalten, Bindung, Appetit, Angstregulation, Geburt, Milchproduktion (Laktation) und bei Autismus (autistische Menschen können weniger Oxytozin haben).

Bei Männern hilft Oxytozin, die erektile Funktion zu ermöglichen. Seine Werte steigen während des Geschlechtsverkehrs und erreichen ihren Höhepunkt beim Orgasmus, dabei unterstützen sie den Transport von Spermien in die Gebärmutter der Frau. Bei Frauen beeinflusst Oxytozin die Gebärmutter während der Geburt, indem es Kontraktionen der Muskeln in der Gebärmutterwand verstärkt, die das Baby herausdrücken. Nach der Geburt hilft Oxytozin, den Milchfluss (nicht die eigentliche Milchproduktion) aus der Mutterbrust zu stimulieren.

Eine fettreiche Ernährung wird mit niedrigen Oxytozinwerten assoziiert [15]. Auf Grund niedriger Oxytozinwerte fühlen wir uns niedergeschlagen und es ist wahrscheinlicher, dass wir aus Frust essen; während hohe Oxytozinwerte unser Hungergefühl senken [16] [17].

Nahrungsmittel, die viel Fett und Zucker enthalten, verschaffen uns ein Wohlgefühl (Ausschüttung von Dopamin), können allerdings zu Übergewicht führen. Dieses Übergewicht kann die Insulinwerte beeinträchtigen und einen Anstieg der Testosteronwerte verursachen. Hohe Testosteronwerte reduzieren häufig die Oxytozinwerte und schaffen auf diese Weise einen Teufelskreis.

Das Aufrechterhalten gesunder Oxytozinwerte ist nicht nur für eine gute Gesundheit wichtig, sondern auch für eine gesunde männliche und weibliche Fertilität. Oxytozinwerte erhöhen sich durch körperlichen Kontakt, d. h. durch eine Umarmung oder eine Massage des Partners/der Partnerin, durch Geschlechtsverehr oder durch Akupunktur [18].

Prolaktin

Prolaktin wird in der Hypophyse gebildet. Es stimuliert die Brustentwicklung einer Frau und hält den Milchfluss aufrecht, daher bezieht sich ‚laktin‘ auf Laktation (Milchproduktion). Es stoppt auch den Menstruationszyklus und verhindert eine erneute Schwangerschaft. Eine frischgebackene Mutter ist damit beschäftigt, für ihr neugeborenes Baby zu sorgen und es zu stillen, und hat nicht ausreichend Energie und Blut, um einen Menstruationszyklus zu erzeugen oder ein weiteres Baby und Plazenta wachsen zu lassen.

Prolaktin wird oft in einem Ersthormontest gemeinsam mit Östrogenen, FSH und TSH gemessen. Der Normbereich von Prolaktin liegt bei 2-29 ng/ml am 3. Tag des Menstruationszyklus. Die Prolaktinwerte steigen während der Schwangerschaft deutlich an. Hohe Prolaktinwerte werden manchmal bei Frauen mit einem polyzystischen Ovarsyndrom (PCOS), Hypothyreose (Schilddrüsenunterfunktion) und Stressauswirkungen beobachtet. Stress stimuliert die Hypophyse zur erhöhten Produktion von Prolaktin [19], die einen unregelmäßigen Menstruationszyklus und Infertilität verursachen kann.

Thyreoidea-stimulierendes Hormon (TSH)

TSH löst die Freisetzung von Schilddrüsenhormonen aus der Schilddrüse aus. Die Schilddrüsenhormone, die produziert werden, sind Thyroxin (T_4), Trijodthyronin (T_3) sowie Calcitonin (CT). Der Normbereich für TSH ist 0,2-0,4 mU/l. Für eine optimale Fertilität sollte der TSH-Wert jedoch unter 2,5 mIU/l liegen. Einige Frauen müssten eventuell Medikamente wie etwa Levothyroxin (Thyroxin) einnehmen, um ihren TSH-Wert unter 2,5 mIU/l zu senken, obwohl er noch im ‚Normbereich' liegt. Nahrungsergänzungsmittel wie Eisen und Calcium können die Aufnahme von Levothyroxin beeinträchtigen und die TSH-Werte erhöht halten. Ich empfehle daher, diese Nahrungsergänzungsmittel nicht zur gleichen Zeit wie Levothyroxin einzunehmen. Verteilen Sie sie stattdessen auf den jeweiligen Tagesbeginn bzw. das Tagesende, d. h. nehmen Sie eine Dosis morgens und die andere abends ein [20] [21].

Unregelmäßige Werte dieser Hormone können direkt die Fertilität beeinträchtigen, indem sie die Hypophyse zu einer erhöhten Produktion von Prolaktin veranlassen, die Produktion von FSH und LH senken und Infertilität verursachen.

Während des Menstruationszyklus schwanken die Schilddrüsen-Hormonwerte im Verhältnis zu den zirkulierenden Östrogenwerten. T_3 führt zu einer größeren Umwandlung von Pregnenolon zu Progesteron. Frauen mit einer Schilddrüsenunterfunktion neigen zu niedrigen T_3-Werten, die zu niedrigen Progesteronwerten in der zweiten Hälfte des Menstruationszyklus führen. Dies könnte Probleme mit der Gebärmutterschleimhaut und der Einnistung verursachen.

Eierstockhormone

Die Eierstöcke produzieren Follikel, Östrogene und das Anti-Müller-Hormon (AMH). Wenn ein Eisprung stattfindet, beginnt der leere Follikel, der einst die Eizelle enthalten hat,

Progesteron zu produzieren. Wenn Sie schwanger sind, setzt die befruchtete Eizelle das humane Choriongonadotropin (hCG) frei, ein Hormon, das Schwangerschaftstests feststellen, um Ihnen zu sagen, dass Sie schwanger sind.

Östrogene

Östrogene sind lebenswichtig für eine Vielzahl von Körperfunktionen. In der Fertilität besteht ihre Hauptfunktion darin, die Libido, weibliche Fortpflanzungsdrüsen und organe zu erhalten, wie etwa die Regeneration der (endometrialen) Gebärmutterschleimhaut. Am häufigsten vorkommend, und daher für die Fertilität am wichtigsten, ist Östradiol (auch als 17-Beta-Östradiol oder E2 bekannt).

Der Normwert von Östradiol in der ersten Hälfte Ihres Menstruationszyklus (follikuläre Phase) ist 45-850 pmol/l (12-230 pg/ml). Höhere Östradiolwerte, größer als 290 pmol/l (80 pg/ml), können die Einnistung eines befruchteten Embryos in die Gebärmutterwand beeinträchtigen und einen hohen FSH-Wert maskieren [22]. In der modernen Welt nehmen wir leider alle zu viel künstliches Östrogen auf (siehe Seite 68 für mehr Informationen hierzu). Es wird angenommen, dass übermäßige Mengen von künstlichem Östrogen in der Umwelt ursächlich für die starke Abnahme der männlichen und weiblichen Fertilität sind.

Anti-Müller-Hormon (AMH)

AMH ist in den letzten Jahren an Stelle von FSH zu einem genaueren Indikator für die Fertilität geworden. Es ist eine Maßeinheit für das ovariale Potenzial – wie viele Eizellen im Körper einer Frau verblieben sind. Es ist jedoch keine Maßeinheit für die Eizellenqualität. Die Messung von AMH-Werten hilft dabei, eine Vorhersage in Bezug auf die Fertilität einer Frau zu treffen; etwa so, als würden wir in den Körper hineinschauen, um zu sehen, was die biologische Uhr anzeigt. Dies kann hilfreich sein, um bessere Entscheidungen treffen zu können, wenn es zu Veränderungen kommt, um verfügbare

Behandlungsoptionen zu wählen bzw. zu einer Schwangerschaft zu verhelfen. AMH kann mittels eines Bluttests zu jedem Zeitpunkt des Menstruationszyklus gemessen werden, allerdings haben neueste Forschungen gezeigt, dass die AMH-Werte in der ersten Hälfte des Zyklus, bevor der Eisprung stattfindet, etwas höher sind [23].

AMH wird entweder in ng (Nanogramm) oder pmol (Piktomol) gemessen. Beide Werte werden unten in der Tabelle 2 angezeigt. Diese Werte ändern sich kontinuierlich, sie können sich von jenen Ihres Landes und Ihrer Klinik unterscheiden.

Wert	ng/mL	pmol/L
Optimale Fertilität	12,7–21,6	28,6–48,5
Befriedigende Fertilität	7–12,7	15,7–28,5
Niedrige Fertilität	1–6,9	2,2–15,6
Sehr niedrige Fertilität	< 1	< 2,2

Tabelle 2. AMH-Werte und ovariales Potential

Das AMH nimmt leider mit dem Alter ab. In einer Studie wurde das AMH von 17.200 Frauen in den Vereinigten Staaten gemessen [24]. Die Ergebnisse werden unten in Tabelle 3 angezeigt. Dies sollte Ihnen als Wegweiser dienen, wie der AMH-Wert Ihrem Alter entsprechend sein sollte. Dabei ist es jedoch wichtig zu beachten, dass dies nicht endgültig ist. Wie Sie sehen können, beginnen die AMH-Werte ab dem 35. Lebensjahr deutlich abzunehmen und dann erneut mit 41. Seien Sie nicht beunruhigt über den Abfall der AMH-Werte für Ihr Alter. Es genügt nur eine Eizelle von guter Qualität, damit Sie schwanger werden, und ich habe bereits Frauen mit einem AMH-Wert von 1 pmol/l geholfen, auf natürlichem Wege schwanger zu werden.

Alter	ng/mL	pmol/L
26	4,2	30
27	3,7	26,4
28	3,8	27,1
29	3,5	25
30	3,2	22,8
31	3,1	22,1
32	2,5	17,9
33	2,6	18,6
34	2,3	16,4
35	2,1	15
36	1,8	12,9
37	1,6	11,4
38	1,4	10
39	1,3	9,3
40	1,1	7,9
41	1	7,1
42	0,9	6,4
43	0,7	5
44	0,6	4,3
45	0,5	3,6
46	0,4	2,9
47	0,4	2,9
48	0,2	1,4
49	0,1	0,7

Tabelle 3. AMH-Werte im Verhältnis zum Alter [24]

Niedrige AMH-Werte können die Fertilität beeinträchtigen. Das AMH kann als eine Maßeinheit für die zugrundeliegende Fertilität betrachtet werden – was ist nach wie vielen Lebensjahren übriggeblieben. Indem Sie jedoch die Ratschläge und Anleitungen dieses Buches über einen 85-tägigen Zeitraum, den eine Eizelle benötigt, um sich zu entwickeln, befolgen, ist es möglich, Ihre Eizellenqualität ausreichend zu verbessern, damit eine natürliche Schwangerschaft zustande kommen und ein gesundes Baby geboren werden kann.

Aktuelle Untersuchungen haben gezeigt, dass Frauen, die dem Rauch von Zigaretten und fossilen Brennstoffen, wie etwa Holz, ausgesetzt waren, reduzierte AMH-Werte haben[25]. Hohe AMH-Werte werden manchmal bei Frauen mit PCOS beobachtet. Der Anstieg der Follikelanzahl in den Eierstöcken verursacht einen Anstieg der AMH-Werte, da jedes Follikel AMH und Östrogene freisetzt. Jüngste Untersuchungen haben gezeigt, dass Akupunktur hohe AMH-Werte bei Frauen mit PCOS reduzieren und normalisieren kann [26] [27].

Gestagene

Gestagene, auch Schwangerschaftshormone genannt, sind eine Gruppe von Steroidhormonen, die vom Gelbkörper (dem Sack, der einst die Eizelle enthielt) nach dem Eisprung produziert werden. Das wichtigste Gestagen ist Progesteron (auch als P4 bekannt). Progesteron hat mehrere wichtige Funktionen, unter anderem:

- Verdickung der Gebärmutterschleimhaut,

- Beförderung der Eizelle entlang des Eileiters,

- Unterstützung der Einnistung,

- Vergrößerung der Brüste,

- Aufrechterhaltung der Schwangerschaft.

Neue Untersuchungen haben gezeigt, dass Progesteron die Produktion von TH2-Zellen (Teil des Immunsystems), die den eingenisteten Embryo schützen, unterstützt[28]. Es veranlasst auch die Lymphozyten (siehe Seite 60), ein immunmodulatorisches Eiweiß freizusetzen, was die TH2-Produktion verbessert; beides wird für eine erfolgreiche Einnistung benötigt[29].

Der Normwert von Progesteron am 3. Tag des Menstruationszyklus liegt unter 1 nmol/l (0,31 ng/ml). Die Progesteron-Produktion beginnt ungefähr 24 Stunden nach dem Eisprung – um den 15.-16. Tag eines normalen 28-29,5-Tage-Zyklus – und steigt 3-4 Tage nach dem Eisprung schnell auf ein Maximum. Der Progesteron-Wert sollte zu diesem

Zeitpunkt höher als 30 nmol/l (9,43 ng/ml) sein, was indiziert, dass der Eisprung stattgefunden hat. Falls keine Befruchtung stattfindet, löst sich der Gelbkörper und die Progesteron-Werte fallen und verursachen den Beginn der Menstruationsblutung. Falls eine Befruchtung stattfindet, produziert der Gelbkörper weiterhin Progesteron, bis die Plazenta die Produktion in der 8.-12. Woche übernimmt.

Humanes Choriongonadotropin (hCG)

Der befruchtete Embryo produziert hCG, kurz nachdem er sich in die Gebärmutterwand eingenistet hat [30]. Das Hormon hCG erhält nicht nur den Gelbkörper (den Sack, der die Eizelle enthält) für weitere 3-4 Monate aufrecht, sondern auch die Progesteron-Produktion. Das Testen von hCG-Werten im Urin einer Frau funktioniert wie ein zu Hause durchgeführter Schwangerschaftstest und zeigt Ihnen an, dass Sie schwanger sind.

Nebennieren

Die Nebennierendrüsen sitzen auf den Nieren. Die Nebennieren produzieren mehrere Hormone. Die wichtigsten im Bezug auf die Fertilität sind Glukokortikoide und Dehydroepiandersteron (DHEA).

Glukokortikoide

Glukokortikoide bestehen aus einer Gruppe von Hormonen: Cortisol (mit der höchsten Konzentration in der Gruppe), Cortikosteron und Cortison. Der Hypothalamus sendet das Corticotropin-freisetzende Hormon an die Hypophyse und veranlasst diese, das Adrenocorticotropes-Hormon (ACTH) freizusetzen, das die Nebennieren zur Produktion von Cortisol, Cortikosteron und Cortison stimuliert.

Diese Gruppe von Hormonen beeinträchtigt die Glukosewerte, vor allem in der Leber. Diese Hormone sind in stressvollen Zeiten erhöht und haben größere Auswirkungen auf die Leber. Das Gleiche stellt auch die Chinesische Medizin fest, wo Frustration (Stress) die

Leber beeinträchtigt.

Der Körper hat drei Stufen der Stressantwort:

1. Die Alarmphase (Stufe 1),
2. Die Widerstandsphase (Stufe 2),
3. Die Erschöpfungsphase (Stufe 3) [30].

Langandauernder Stress (mehr als einige Stunden), was Hungern (Diäthalten) und Angst einschließt, führt dazu, dass der Körper in die Widerstandsphase geht (Stufe 2). Die meisten Menschen leben in der Widerstandsphase, was zur Produktion von ACTH und zur Freisetzung von Glukokortikoiden führt, die Energie, Fette und Eiweiße aufbrauchen und zu einer gestressten Leber führen können, was wiederum zu höheren Cortisonwerten, unregelmäßigen Fortpflanzungshormonen und Infertilität führt.

Dehydroepiandrosteron (DHEA)

DHEA ist ein ‚Elternhormon' in dem Sinne, dass es andere Hormone produziert. Es wird hauptsächlich von den Nebennierendrüsen produziert. Bei Männern wird DHEA auch in den Hoden produziert. Im Körper wird es zu einem Hormon, dem Androstendion, verändert. Androstendion wird dann in die wichtigsten männlichen und weiblichen Hormone, Testosteron und Östrogen, umgewandelt.

Bei Frauen mit niedrigen AMH-Werten und schlechter Eizellenqualität könnte DHEA nützlich sein. In einer Studie wurde gezeigt, dass die Einnahme von DHEA (75 mg) sechs Wochen vor dem Beginn eines IVF-Zyklus die Quantität und die Qualität der gesammelten Eizellen erhöht hat und die Lebendgeburtenrate verbessert wurde [31]. Weitere Studien haben gezeigt, dass die Einnahme von DHEA (25 mg) in Verbindung mit Koenzym Q10 (600 mg) die Eizellenqualität verbessert hat [32]. Andere Studien, die DHEA in unterschiedlichen Dosen getestet haben, haben herausgefunden, dass es wirksam zur Verbesserung der Fertilität ist [33] [34], siehe Seite 218 für mehr Informationen über DHEA.

Leber

Die Leber produziert das Sexualhormon-bindende Globulin (SHBG).

Sexualhormon-bindendes Globulin

Das Sexualhormon-bindende Globulin (SHBG) ist ein Trägerprotein, das Testosteron bindet. Der Normbereich für SHBG liegt bei 18-114 nmol/l am 3. Tag des Menstruationszyklus. Testosteron, das an SHBG gebunden ist, ist unfähig sich an Testosteronrezeptoren zu binden und ist inaktiv. Deswegen, je mehr des SHGB-Hormons im Körper ist, desto weniger freies Testosteron ist verfügbar, was das Follikelwachstum beeinträchtigen kann. Nur ein kleiner Teil (1-3 Prozent) des Testosterons ist ungebunden und frei. Es ist dieser kleine Prozentsatz des freien Testosterons, der seine Wirkung auf den Körper und die Fertilität ausübt.

Die Leber stellt SHBG her, was ein östrogenabhängiger Prozess ist. Hohe Östrogenwerte lassen die Leber mehr SHBG produzieren, was zu weniger Testosteron führt. Dies ist ein Weg, mit dem der Körper Hormone ausbalanciert. Die Leber steht im Mittelpunkt einer Akupunkturbehandlung, bei der es um die weibliche Fertilität geht. Indem die Leber reguliert wird, wird der Körper in die Lage versetzt, Östrogen- und Testosteronwerte zu regulieren.

Frauen mit einer Schilddrüsenerkrankung können nicht-ausbalancierte SHGB-Werte und daher anormale Testosteronwerte haben. Hohe SHBG-Werte sind charakteristisch für eine Hyperthyreose (Schilddrüsenüberfunktion), die niedrige Werte des freien Testosterons verursacht; während niedrige SHGB-Werte für eine Hypothyreose (Schilddrüsenunterfunktion), die hohe Testosteronwerte verursacht, charakteristisch sind.

Der Verzehr von Nahrung, die viel rotes Fleisch beinhaltet, wurde mit niedrigen SHBG-Werten, die zu mehr Testosteron führen, in

Verbindung gebracht. Dies ist oft der Grund, warum eine Fertilitäts-Ernährungsberatung den Verzehr von eiweißreicher Nahrung empfiehlt, um die Testosteronwerte zu erhöhen, was das Follikelwachstum unterstützt. Frauen mit PCOS jedoch, sollten dies nicht tun, weil es Ihre Erkrankung verschlimmern kann.

Multiple Hormonproduktionsorte

Hormone werden in verschiedenen Teilen des Körpers gebildet, zum Beispiel im Verdauungssystem als auch in den Fortpflanzungsorganen.

Testosteron

Testosteron ist das primäre Androgen, das ein erhöhtes Haarwachstum, Akne und Virilisierung (die Entwicklung von männlichen Merkmalen) verursacht. Es wird von den Nebennierendrüsen freigesetzt (25 Prozent) sowie in den Eierstöcken (25 Prozent) und im Fettgewebe (50 Prozent) produziert. Seine Produktion ist abhängig von LH. Wenn Frauen Diät halten oder fasten, werden sie niedrige LH-Werte haben, die zu niedrigen Testosteronwerten führen.

Es gibt zwei Arten von Testosteron: eine, die an SHBG gebunden ist und daher inaktiv ist, und eine andere, die nicht gebunden ist und daher frei und aktiv ist. Die letztgenannte Art ist diejenige, die einen Einfluss auf die Fertilität hat. Der Normwert von aktivem Testosteron am 3. Tag des Menstruationszyklus liegt bei 0,5-3,6 nmol/l (14-103 ng/dl). Bei Männern unterstützt Testosteron die Spermienproduktion. Bei Frauen unterstützt es das Follikelwachstum, zu viel kann allerdings PCOS verursachen.

Bauchspeicheldrüse

Die Bauchspeicheldrüse ist mit der Milz in der Chinesischen Medizin vergleichbar. Sie produziert Insulin, das die Glukose im Körper reguliert. In der Chinesischen Medizin ist die Geschmacksrichtung, die der Milz zugeordnet wird, süß. Eine schwere Mahlzeit schwächt oft die Milz und die Bauchspeicheldrüse; das ist der Grund, warum

Menschen dazu neigen, einen Nachtisch nach dem Essen zu sich zu nehmen, nämlich, um die Milz- und Pankreasfunktion zu unterstützen und dabei die Verdauung zu verbessern.

Insulin

Insulin ist ein Hormon, das von der Bauchspeicheldrüse produziert wird und das den Glukosespiegel im Blut reduziert. Je mehr Zucker im Körper vorhanden ist, desto höher ist der Insulinspielgel, was zu Typ-2-Diabetes führen kann. Glukose ist eine Art von Zucker. Der Normwert von Insulin sollte unter 7,8 mmol/l (140 mg/dl) liegen. Das Insulin stimuliert die Speicherung von Fett [35]. Frauen, die übergewichtig sind, neigen zu hohen Insulinwerten, die durch übermäßigen Verzehr von Zucker oder Fett verursacht werden, aber auch zu niedrigen Oxytozinwerten, die in ihrem Blut zirkulieren.

Das Insulin reduziert die SHBG-Werte, verursacht mehr zirkulierendes Testosteron und LH im Körper und führt zu Infertilität, möglicherweise zu PCOS [35]. Frauen, die untergewichtig sind, neigen zu niedrigen Insulinwerten, was die Anregung der Hypophyse und der Eierstöcke schwächt und einen unregelmäßigen Menstruationszyklus und Infertilität verursacht [36].

Abgesehen von Zucker wird Insulin auch durch Stress beeinflusst. Untersuchungen haben die Wirksamkeit von Akupunktur bei der Regulierung von Insulinwerten als auch der Reduzierung von Stress gezeigt [37]. Künstliche Süßmittel, die als Zuckerersatz benutzt werden, stehen nun im Verdacht, die Insulinwerte zu beeinträchtigen, und können im Grunde eine Gewichtszunahme verursachen [38].

Zu einem späteren Zeitpunkt werde ich in diesem Buch das Thema Ernährung diskutieren und erläutern, wie Sie diese optimieren können, um Ihre Fertilität zu verbessern. Ich werde Ihnen auch einen Ernährungsplan geben, der Ihnen helfen wird, Ihre Zuckerwerte, die die Einnistung beeinträchtigen können, zu reduzieren, Ihre Hormone zu optimieren und Ihren Körper zu stärken.

Kapitel Zwei

Bestandteile der Fertilität

Das Verständnis der Grundbestandteile von Fertilität erlaubt uns, jeden Aspekt des Kinderwunsches und der natürlichen Empfängnis zu optimieren. Dies sollte in Verbindung mit einer erweiterten Sicht auf den allgemeinen Gesundheitszustand erfolgen, wie später erklärt wird. Um schwanger zu werden, braucht es im Grunde drei Komponenten: Qualität der Eizelle und der Spermien, die Reise der Spermien und die Erneuerung der Gebärmutterschleimhaut.

Follikel (Eizellen)

Zum Zeitpunkt ihrer Geburt hat eine Frau zwischen 500.000 und 1.000.000 Follikel (jedes eine Eizelle enthaltend). Da eine Frau jedoch von der Pubertät bis zu den Wechseljahren nur einmal im Monat ovuliert, erreichen weniger als 500 dieser 500.000-1.000.000 Eizellen den Eisprung [4] [30] [39]. Während des Menstruationszyklus werden 10-20 Follikel auf einmal stimuliert, wobei normalerweise nur ein einziger Follikel dominiert und ovuliert. Die Follikelanzahl sinkt ab dem 38. Lebensjahr rapide, mit circa 25.000 verbleibenden Follikeln in den Eierstöcken, um dann noch mehr bis auf 1.000 Follikel in den Wechseljahren zu sinken, was normalerweise um das 49. Lebensjahr herum geschieht.

Follikel sind von einer ausreichenden Menge des Anti-Müller-Hormons (AMH) und der Androgene (Testosteron, Androstendion und Sexualhormon-bindendes Globulin (SHBG)) abhängig. Der Follikel wandelt Androgene in Östrogene um, die sein Wachstum fördern. Die Follikel brauchen auch ausreichend Proteine und komplexe Kohlenhydrate, um zu wachsen. Eine Eizelle braucht 85 Tage, um vollständig zu wachsen [40].

Gebärmutterschleimhaut

Die Gebärmutterschleimhaut sollte dick genug sein, um das Einnisten und Wachstum eines Embryos zu ermöglichen, und sollte die Einnistung nicht abwehren. Zu Beginn eines Menstruationszyklus ist die Gebärmutterschleimhaut dünn, da sie sich abgelöst und die Blutung verursacht hat. Die Freisetzung von Östrogenen durch den wachsenden Follikel führt zur Verdickung der Schleimhaut. Die Verdickung erreicht ihren Höhepunkt um den 21. Tag eines 28-tägigen Menstruationszyklus, wenn die Einnistung eines befruchteten Embryos stattfinden sollte. Die Gebärmutterschleimhaut hat drei Schichten, auch als ‚Dreifachschicht‘ bezeichnet.

Idealerweise sollte die Schleimhaut mindestens 7 mm dick sein, damit sich ein Embryo einnisten kann. Die Dicke der Schleimhaut wird vom Progesteron aufrechterhalten. Ausreichend Blut wird benötigt, um die Gebärmutterschleimhaut zu verdicken.

Immer mehr Frauen wird bewusst, dass sie auf Grund eines überaktiven Immunsystems ihrer Gebärmutter unfruchtbar sind, wobei das Immunsystem eine Einnistung des Embryos in die Gebärmutterschleimhaut verhindert. Die Gründe hierfür sind komplex, können jedoch auf Stress, ungesunden Lebensstil, mangelhafte Ernährung, einen hohen Verzehr von raffiniertem Zucker und vielseitige Chemikalienbelastung, auf die ich im Kapitel Vier näher eingehen werde, zurückzuführen sein.

Spermien

Das Samenvolumen bei einer typischen Ejakulation beträgt 2,5-5 ml, mit 50-150 Millionen Spermien pro ml, was eine durchschnittliche Spermienanzahl von 125-750 Millionen ergibt[39]. Wenn Sie versuchen, schwanger zu werden, und Geschlechtsverkehr um den Eisprung herum haben, werden Milliarden von Spermien auf die Jagd nach einer Eizelle geschickt! Nur ein Prozent der Spermien jedoch erreicht den Gebärmutterhals und nur circa 0,01 Prozent jeder Ejakulation erreicht den Eierstock[39].

Die Gesundheit der Spermien befindet sich seit 1938 im Sinkflug [41]. Ursächlich sind vor allem Chemikalienbelastung, übermäßiger Stress, ungesunde Lebensweise und Ernährung. Einfache Veränderungen der Ernährung und Lebensweise eines Mannes können einen sehr positiven Einfluss auf die Spermienqualität haben. Diese werden in den Kapiteln Sieben bis Zehn näher erläutert.

Da die Spermien eine enorme Entfernung überwinden müssen, müssen sie stark und beweglich sein. Diese Reise vom Scheidenkanal (vaginal) rauf zum Eileiter, in dem die Befruchtung stattfindet, unterstützt die Aussonderung der schwachen von den starken Spermien und erhöht die Wahrscheinlichkeit, dass Spermien mit einer intakten DNS in ihren Köpfen die Eizelle erreichen und in diese eindringen. Die DNS in einem reifen Spermium kann trotzdem chromosomale Abweichungen haben. Es ist daher wichtig zu versuchen, die Spermienqualität so gut wie möglich zu verbessern.

Den Menstruationszyklus verstehen

Das Wort ‚menstrual‘ wird von dem lateinischen Wort für ‚Monat‘ abgeleitet, ferner steht das Wort ‚Monat‘ im Latein für ‚Mond‘. Dies ist in der chinesischen Sprache gleich, in der das chinesische Zeichen Yuè [月] in Verbindung mit dem Menstruationszyklus, Monat und Mond steht[42]. Früher nahm man an, dass der Menstruationszyklus einer Frau den Mondzyklen folgte. Ein normaler Menstruationszyklus ist circa 28-29,5 Tage lang, was der Länge eines Monatszyklus entspricht.

Der Menstruationszyklus besteht aus zwei Unterzyklen: einer für die Eierstöcke und einer für die Gebärmutter. Die Regulation und Synchronisation beider Zyklen ist der Schlüssel zur gesunden Fertilität. Die Haupthormone, die in den Eierstock-Zyklus involviert sind, sind das follikelstimulierende Hormon (FSH) und das Lutein Hormon (LH), während die Haupthormone, die in den Gebärmutter-Zyklus involviert sind, Östrogene (hauptsächlich Östradiol) und Gestagene (Progesteron) sind – siehe Abbildung 1 (Seite 43).

Eierstock-Zyklus

Der Eierstock-Zyklus besteht aus zwei Phasen: der Follikelphase und der Lutealphase (siehe Abbildung 3, Seite 48). Die Follikelphase beginnt mit der Menstruationsblutung und ist gleichbedeutend mit der Reifung des dominanten Follikels, der die Eizelle enthält. Die Lutealphase beginnt mit dem Eisprung und bedeutet die Freisetzung der Eizelle in den Eileiter, Befruchtung der Eizelle durch das Spermium, die Beförderung der Eizelle durch den Eileiter und Einnistung der befruchteten Eizelle in die Gebärmutterschleimhaut – siehe Abbildung 1 (Seite 43).

Gebärmutter-Zyklus

Der Gebärmutter-Zyklus umfasst die Ablösung der Gebärmutterschleimhaut, wenn eine Frau ihre Menstruationsblutung zu Beginn der Follikelphase hat und der Aufbau der Gebärmutterschleimhaut auf dem Höhepunkt der Lutealphase ist.

Das prämenstruelle Syndrom und die damit verbundenen Symptome werden für gewöhnlich als natürlich betrachtet, sind tatsächlich Indikatoren für Störungen des Menstruationszyklus und daher schlecht für Fertilität [43]. Akupunktur ist sehr effektiv bei der Behandlung von Störungen des Menstruationsblutflusses und verbessert dadurch die Fruchtbarkeit [8] [7] [44].

Zu Beginn des weiblichen Menstruationszyklus löst sich die Gebärmutterschleimhaut auf Grund von Mangel an Östrogenen und Gestagenen, die benötigt werden, um sie aufrecht zu erhalten, wobei nur die Grundschicht verbleibt. Ein guter Zeitraum für den Periodenfluss sollte fünf bis sieben Tage andauern, wobei der Blutfluss die ersten drei bis fünf Tage reichlich vorhanden ist, dann auf mittel und schließlich auf leicht reduziert wird. Eine Frau verliert typischerweise 50-90 ml des roten Blutes ohne Klumpen. Wenn das Blut nicht dunkel ist, am Tag 1 nicht reichlich vorhanden ist oder Klumpen hat, weist dies auf ein Problem mit dem Menstruationszyklus und der Fertilität hin.

Wenn die monatliche Blutung anfängt, setzt der Hypothalamus Gonadotropin-freisetzendes Hormon (GnRH) frei, welches die Hypophyse veranlasst, mit der Produktion von FSH zu beginnen. Dies wiederum stimuliert das Follikelwachstum in den Eierstöcken. Die Follikel sitzen in einer Prozession, die als Antralfollikelzahl erfasst wird. Je besser es um die Gesundheit einer Frau bestellt ist, umso mehr Follikel hat sie und umso besser ist die Qualität ihrer Eizellen. Sie können die Qualität Ihrer Eizellen verbessern, indem Sie Veränderungen an Ihrem Lebensstil und Ihrer Ernährung vornehmen, wie in Kapitel Sieben bis Zehn dargestellt.

Zwischen 10 und 20 Follikel werden in jedem Menstruationszyklus stimuliert. Während die Follikel reifen, wird einer dominant und setzt Östrogen frei, während die anderen absterben.

Die ansteigenden Östrogene reparieren und regenerieren die Gebärmutterschleimhaut. Diese wird allmählich dicker und erreicht ihre maximale Dicke um den 21. Tag herum, wenn auch die Einnistung stattfinden sollte. Die minimale Dicke ist 7-8 mm bei einer Dreifachschicht. Diese Dreifachschicht, die die Wand der Gebärmutterschleimhaut ausmacht, besteht aus Endometrium, Myometrium und Perimetrium.

Indem der Östrogenspiegel steil ansteigt, nimmt die Dicke der

Gebärmutterschleimhaut zu und beginnt mit der Produktion von LH. Dies verhilft der Eizelle zu reifen und sie aus dem Eibläschen auszustoßen.

Eisprung

Um den 14.-15. Tag eines typischen 28-29,5-Tage-Zyklus findet eine massive Freisetzung von LH aus der Hypophyse statt. Der LH-Anstieg beginnt 34-36 Stunden vor dem Eisprung und ist auf dem Höhepunkt 10-12 Stunden bevor die Eizelle freigesetzt wird (siehe Abbildung 3, Seite 48) [13]. Dieser LH-Anstieg wird mit Hilfe von Eisprung-Tests genutzt, um den richtigen Zeitpunkt für den Geschlechtsverkehr zu messen. Der LH-Anstieg pulsiert, sprich er ist nicht gleichbleibend und kann daher nicht immer durch einen Eisprung-Test detektiert werden. Ich würde empfehlen, dass Sie auf Anzeichen des Eisprungs Ihres Körpers achten (siehe unten), anstatt einen Eisprung-Test zu benutzen, der oft sehr teuer und ungenau ist und zudem Stress und Enttäuschung verursachen kann.

Der LH-Anstieg führt zur Freisetzung der Eizelle aus dem Eierstock. Zu diesem Zeitpunkt ist der Follikel etwa 18-25 mm groß und hat den Reifungszustand erreicht.

Die hohen LH-Werte, die den Eisprung auslösen, halten auch den Sack, der einst die Eizelle enthalten hat und Gelbkörper genannt wird, instand. Zudem sorgen sie für die Produktion seines wichtigsten Gestagen-Hormons, des Progesterons, das die Gebärmutterschleimhaut aufrecht erhält.

Die Progesteron-Bildung beginnt etwa 24 Stunden vor dem Eisprung [13]. Progesteron unterstützt den Blutfluss zur Gebärmutterschleimhaut und erhält sie auf diese Weise aufrecht. Es erhöht auch die Produktion von Immunzellen, die die Einnistung unterstützen. Der Progesteronspiegel bleibt etwa eine Woche lang hoch und fällt ab, wenn es nicht zu Schwangerschaft kommt, was zur Ablösung der Gebärmutterschleimhaut und zum Beginn der

Menstruationsblutung führt.

Befruchtung und Einnistung

Nachdem eine natürliche Befruchtung im Eileiter stattgefunden hat, beginnt der Embryo mit der Teilung. Die erste Teilung beginnt 24 Stunden nach der Befruchtung und ist nach sechs Stunden vollendet. Jede erfolgreiche Teilung benötigt weniger Zeit. Am Ende des zweiten Tages sind es vier Zellen. Am Ende des dritten Tages sind es 16 Zellen. Am Ende des fünften Tages sind es 32 Zellen und der Embryo hat sich in eine Blastozyste umgewandelt[39]. Dies alles findet statt, während sich der befruchtete Embryo auf dem Weg abwärts Ihres Eileiters in Richtung Gebärmutter befindet (siehe Abbildung 1).

Jede Blockade auf dem Weg, wie etwa vernarbtes Gewebe nach einer Operation oder eine Entzündung, können dazu führen, dass sich die befruchtete Eizelle in der Eileiterschleimhaut festsetzt und dort anfängt zu wachsen. Eine solche Eileiterschwangerschaft kann lebensgefährlich für die Frau sein. Nachdem die befruchtete Eizelle (Zygote) die Gebärmutter erreicht hat, nistet sie sich nach circa sechs Tagen nach dem Eisprung in die Wand der Gebärmutterschleimhaut ein. Die Eizelle tut dies, indem sie eine Furche in der Gebärmutterwand bildet (siehe Abbildung 1, Seite 43). Einige Frauen werden eine Schmierblutung oder hellroten Ausfluss bemerken, da der Embryo Blut freisetzt, während er sich in die Gebärmutterwand eingräbt, wobei dies unüblich ist.

Symptome einer Eileiterschwangerschaft

- Stechender abdominaler Schmerz, der in die Schulter oder den Nacken ausstrahlen kann,
- Chronischer, einseitiger abdominaler Schmerz,
- Starke oder leichte vaginale Blutung oder Schmierblutung,
- Schwindel und Ohnmacht,
- Schmerzen während des Stuhlgangs.

Nachdem die Einnistung stattgefunden hat, erhöht sich der Blutfluss im Körper und der Gebärmutter der Frau. Der Bedarf an Energie- und Blutversorgung erhöht sich bei der Mutter stark. Dies erklärt, warum sich manche Frauen müde fühlen, wenn sie schwanger geworden sind. Der Embryo beginnt, das humane Choriongonadotropin (hCG) freizusetzen, das mit Hilfe eines Schwangerschaftstests gemessen wird, um festzustellen, ob Sie schwanger sind. Falls der Schwangerschaftstest sehr ungenau ist, kann stattdessen ein Bluttest verwendet werden, der geringe hCG-Werte detektiert.

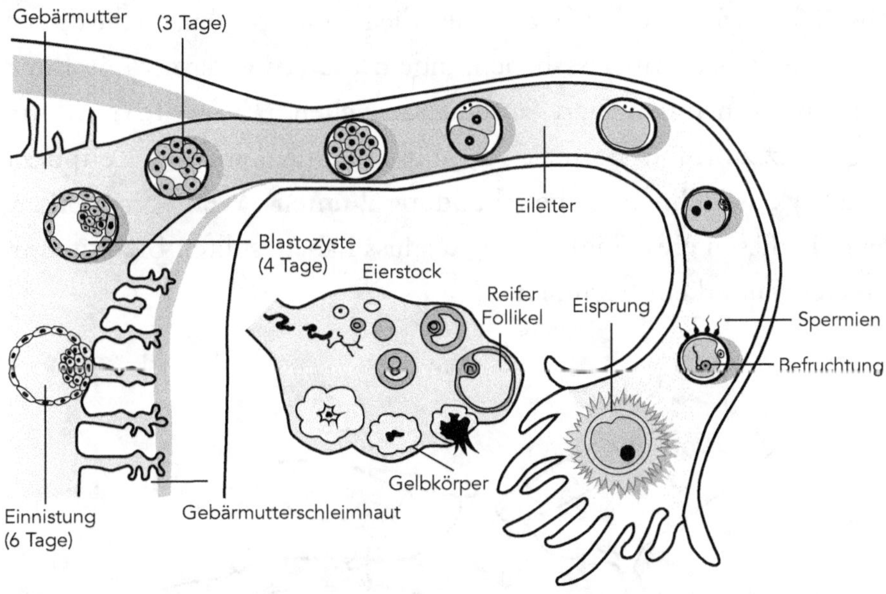

Abbildung 1. Befruchtung, Eileitertransport und Einnistung

Den besten Zeitpunkt für Sex erkennen

Die meisten Frauen haben einen Eisprung in der Zyklusmitte, um den 14.-15. Tag. Für Paare, die versuchen schwanger zu werden, ist der ideale Zeitpunkt für Geschlechtsverkehr 1-2 Tage vor dem LH-Anstieg, da Spermien in der Lage sind, 48 Stunden lang neben dem Eierstock zu verbleiben, bevor ein Eisprung stattfindet. Das würde bedeuten, dass Sie am 12.-13. Tag Sex haben sollten. Die

Spermien benötigen zwischen 30 Minuten und zwei Stunden, um aufwärts zum Gebärmutterhals zu schwimmen beziehungsweise in den Eileiter, in dem die Befruchtung stattfindet.

Inmitten Ihres Menstruationszyklus, unmittelbar vor und während des Eisprungs, sollten Sie einen zähen Ausfluss wahrnehmen, der in der Scheide vorkommt. Dieser wird als Gebärmutterschleim bezeichnet, während er hinunter vom Gebärmutterhals tropft. Die Spermien wandern aufwärts in den Gebärmutterhals, über den Gebärmutterschleimausfluss der Frau. Da dieser Ähnlichkeit mit Eiweiß hat, wird er oft so bezeichnet. Sie können prüfen, ob Sie diesen eiweißähnlichen Ausfluss haben, indem Sie etwas davon mit Ihren Fingern aufnehmen und auseinanderziehen. Er sollte sich, im Gegensatz zu Ihrem normalen Ausfluss zu einem anderen Zeitpunkt Ihres Zyklus, dehnen (siehe Abbildung 2 unten). Wenn Sie merken, dass Sie diesen eiweißähnlichen Ausfluss haben, sollten Sie mit dem Geschlechtsverkehr beginnen.

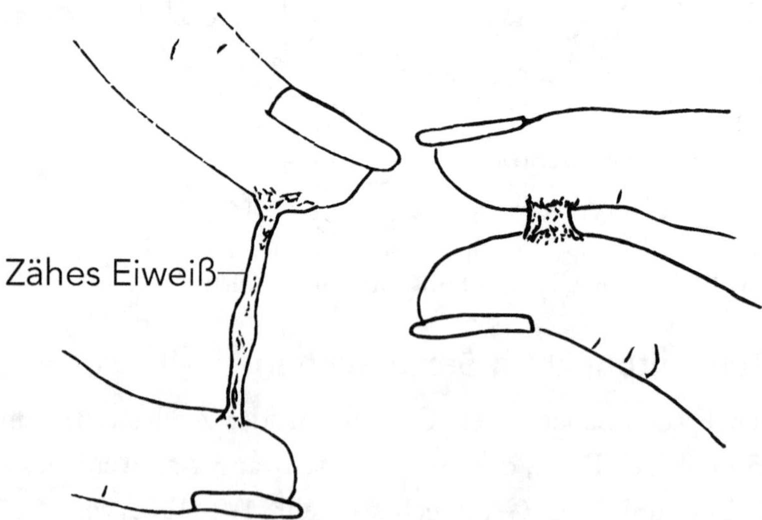

Abbildung 2. Der Dehnungsunterschied zwischen Gebärmutterschleim (Eiweiß) und normalem Scheidenausfluss.

Falls kein Gebärmutterhalsschleim vorhanden ist, könnte es bedeuten, dass er sich weit oben im Scheidenkanal befindet, dass nicht viel beziehungsweise überhaupt keiner vorhanden ist. Als Ersatz kann eine künstliche Feuchtigkeitscreme verwendet werden, die den Gebärmutterschleim nachahmt, um den Spermien auf ihrem Weg in die Gebärmutter zu verhelfen. Diese Creme wird auf die Scheide der Frau vor dem Geschlechtsverkehr aufgetragen und kann in den meisten Apotheken gekauft werden. Nachdem die Spermien den Eierstock erreicht haben, können sie abwarten und sich für ein paar Tage regenerieren, bevor die Eizelle freigesetzt wird.

Paare können zwei Tage vor dem Eisprung beginnen und danach jeden Tag bis einen Tag nach dem Eisprung Geschlechtsverkehr haben, um alle sich bietenden Chancen wahrzunehmen [39]. Männer sollten ‚alte‘ Spermien aus ihren Hoden drei Tage vor dem Geschlechtsverkehr ejakulieren, um sicherzustellen, dass nur frische, gesunde Spermien für die Empfängnis zur Verfügung stehen/ verwendet werden. Die Befruchtung muss 12-24 Stunden, nachdem die Eizelle aus dem Eierstock freigesetzt wurde, stattfinden, daher ist es am besten, Sex vor anstatt nach dem Eisprung zu haben. Es ist nicht ratsam, es zu anderen Zeitpunkten im Zyklus übermäßig viel zu versuchen, da dies zu männlichen Fertilitätsproblemen führen kann, wie etwa schlechter Spermienqualität, verursacht durch die Erschöpfung von körperlichen Ressourcen.

Einige Frauen empfinden Stiche und Blähungen einige Tage bevor sie Ihren Eisprung haben, da der Follikel in ihnen anschwillt und Druck auf umliegendes Gewebe auslöst. Dies ist ein guter Zeitpunkt, um es zu versuchen. Falls das Stechen schmerzhaft ist, kann dies auf Zysten oder Polypen an den Eierstöcken hinweisen. In solchen Fällen ist eine Untersuchung ratsam, um mögliche Anomalitäten festzustellen. Einige Frauen könnten sich müde fühlen und Heißhunger auf Süßes haben. Es werden viel Energie und Reserven benötigt, um jeden Monat eine Eizelle von guter Qualität zu produzieren. Der Appetit einer Frau kann nach dem Eisprung zunehmen, möglicherweise resultierend aus der physischen Erschöpfung im Zuge des Eisprungs [45]. Einige Frauen könnten Rückenschmerzen im Lendenbereich bekommen, sich schwindelig fühlen oder mental unaufmerksamer sein – alles Symptome, die auf ein Problem mit ihrer Gesundheit und Fertilität hinweisen könnten. Diese Symptome können durch Veränderungen Ihres Lebensstils und Ihrer Ernährung einfach behoben werden, wie in Kapitel Sieben bis Zehn erläutert wird.

Temperaturmessung

Die Körpertemperatur ändert sich während des Menstruationszyklus. Die Basalkörpertemperatur steigt um 0,8-0,9 °C nach dem Eisprung. Dies wird von Progesteron verursacht, das die Gehirn-Thermoregulation beeinträchtigt [13]. Während des Eisprungs sinkt die Temperatur merklich, um danach scharf anzusteigen, die Messung der Körpertemperatur ermöglicht es, den Zeitpunkt des Eisprung zu bestimmen.

Andererseits benutzen einige Frauen, die Patientinnen in meiner Klinik sind, die sogenannte ‚Basaltemperatur-Messung' oder ‚BBT-Messung', um den Zeitpunkt ihres Eisprung zu errechnen und somit den optimalen Zeitpunkt für den Geschlechtsverkehr. Diese kann auch von komplementären Medizinern verwendet werden, um Hormonprobleme im Menstruationszyklus ausfindig zu machen. Meiner Meinung nach, kann die Temperaturmessung jedoch Stress verursachen, da sie jeden Tag zur gleichen Uhrzeit vorgenommen werden muss, kein Ausschlafen erlaubt und jeden Morgen daran erinnert, dass Fertilität problematisch ist.

Meiner Erfahrung nach überwiegen die Nachteile der Temperaturmessung – der damit verbundene Stress – gegenüber den Vorteilen. Stress ist ein großes Problem für Fertilität, da er den Zyklus beeinträchtigen, zu einem hyperaktiven Immunsystem führen und folglich die Einnistung beeinträchtigen kann. Das Ausschauhalten nach Zeichen und Symptomen eines Eisprungs ist weniger mit Stress verbunden und kann eine verlässlichere Methode sein, um den Eisprung zu bestimmen. Diese Zeichen und Symptome variieren von Frau zu Frau, aber beinhalten generell:

- Blähungen,
- Ausflussveränderungen von dickflüssig zu zäh (Eiweiß),
- Verstärkter Appetit, Verstärktes Lustempfinden,
- Stechen über den Eierstöcken.

Fertilitäts-Apps

Viele Frauen benutzen heutzutage Fertilitäts-Apps auf ihrem Smartphone, um ihren Menstruationszyklus zu verfolgen und den Zeitpunkt zu bestimmen, wann sie einen Eisprung haben und wann sie Geschlechtsverkehr haben sollten. Diese Apps können nützlich sein, leider jedoch, wie die Temperaturmessung, können sie auch den Stresspegel erhöhen, was sich negativ auf die Fertilität auswirken kann [46].

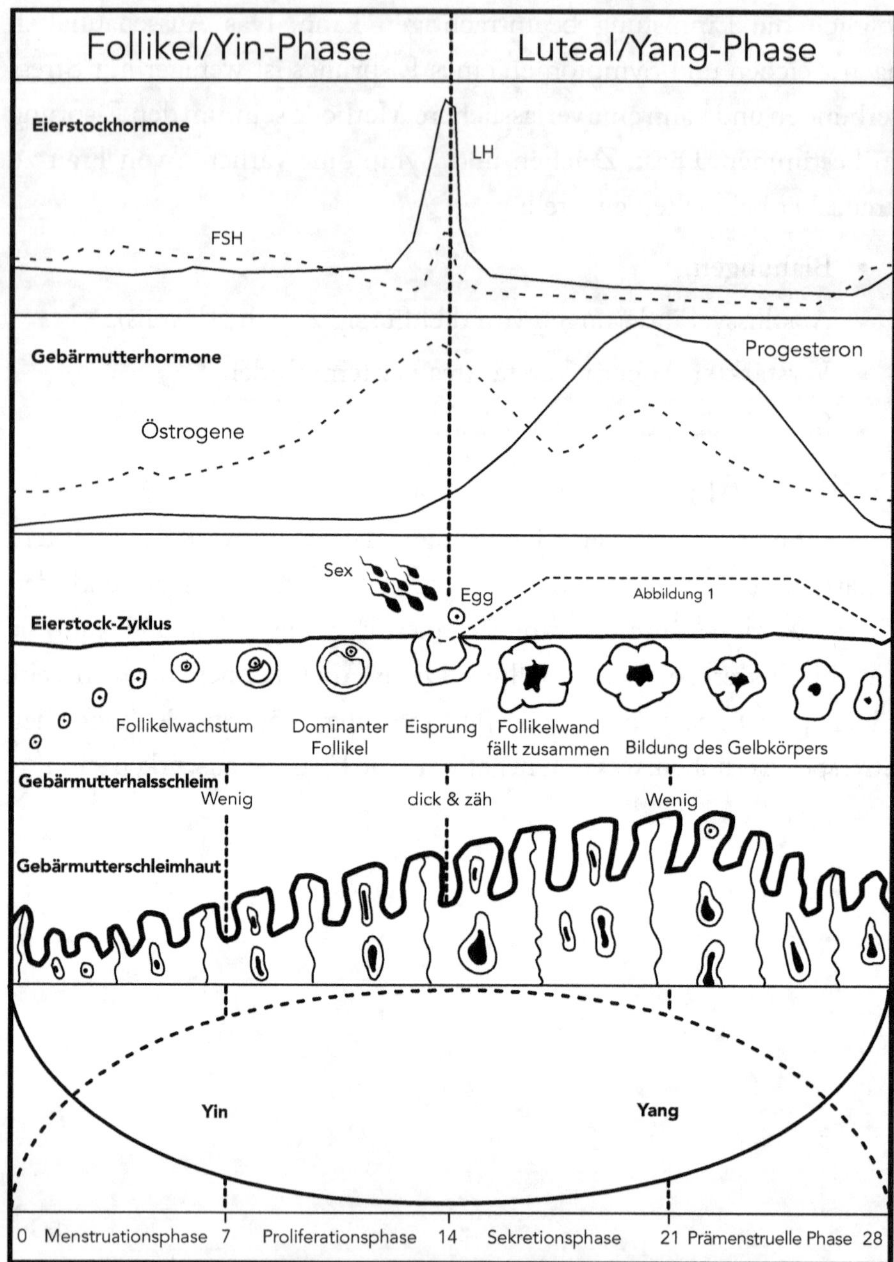

Abbildung 3. Der Menstruationszyklus und seine Hormone

Phasen des Menstruationszyklus und Empfängnis

1.-5. Tag

Die Progesteronwerte sind auf dem niedrigsten Stand, was zu:

- Blutungen in der Gebärmutter führt.

- Der Hypothalamus sendet Botenstoffe (GnRH) zur Hirnanhangsdrüse, um die Bildung von FSH zu beginnen und das Wachstum neuer Follikel in den Eierstöcken zu stimulieren.

6.-7. Tag

- Einer der Follikel wird dominant und beginnt, große Mengen an Östrogen zu bilden, hauptsächlich Östradiol.

8.-13. Tag

- Hohe Östradiolwerte stimulieren:
  - Die Verdickung der Gebärmutterschleimhaut,
  - Die Drüsen im Gebärmutterhals, Schleim zu produzieren (Eiweiß).

- Geschlechtsverkehr zusammen mit der Energie des Vaters sorgt dafür, dass Spermien in der Scheide den Gebärmutterschleim wie eine Leiter benutzen.

14.-15. Tag

- Die Hirnanhangsdrüse beginnt, LH herzustellen, das zur Reifung der Eizelle und Trennung vom Follikel führt.

- Ein Spermium befruchtet die Eizelle.

16.-25. Tag

- Das leere Eibläschen, auch Gelbkörper genannt, beginnt mit der Produktion von Progesteron, was zur Verdickung der Gebärmutterschleimhaut führt.

- Die Eizelle wandert vom Eileiter zur Gebärmutter.

25.-28. Tag

- Die Eizelle, auch Morula genannt, gelangt vier Tage später in die Gebärmutter. Innerhalb der nächsten 2-3 Tage verwandelt sie sich in eine Blastozyste und nistet sich in die Gebärmutterschleimhaut ein.

- Wenn keine Befruchtung stattfindet, löst sich der Gelbkörper ab und der Progesteronspiegel sinkt, die nächste Blutung beginnt und führt zum nächsten Menstruationszyklus.

5.-8. Woche

- Die befruchtete Eizelle, auch Zygote genannt, beginnt mit der Freisetzung von hCG-Hormonen, die den Gelbkörper erhalten, und der Produktion von Progesteron, bevor die Plazenta die Aufgabe übernimmt.

- Ein Schwangerschaftstest misst die hCG-Werte und der Test ist positiv.

Tabelle 4. Zusammenfassung der Phasen des Menstruationszyklus und der Einnistung

Kapitel Drei

Untersuchung Ihrer Fertilität

Es gibt verschiedene Tests (bei Ihrem/Ihrer niedergelassenen Arzt/ Ärztin), die gemacht werden können, um Ihre Fertilität zu untersuchen. Die Tests zeigen, ob irgendwelche Blockaden vorhanden sind, die die Spermien daran hindern, zur Eizelle zu gelangen, und ob ein hormonelles Ungleichgewicht besteht, das das normale Funktionieren der Eierstöcke und des Gebärmutterzyklus stört.

Samentest

Der einfachste und schmerzloseste Fertilitätstest ist eine Analyse der Spermien, die ein Mann jederzeit machen lassen kann. Es ist das Beste für einen Mann, drei bis vier Tage vor der Samenspende enthaltsam zu sein. Nachdem die Probe entnommen wurde, muss sie innerhalb von 30 Minuten in einem Labor untersucht werden [36].

Die Parameter für Samenproben werden von der Weltgesundheitsorganisation (WHO) festgesetzt und werden ständig überprüft [47]. Einige Länder benutzen die alten Parameter und andere wiederum die neuen. Nach dem aktuellsten Bericht (Fünfte Version) sollte eine normale Samenprobe folgendermaßen beschaffen sein:

- Samenvolumen: mehr als 1,5 ml,

- Spermienanzahl: mehr als 39 Millionen in der Gesamtanzahl,

- Spermienkonzentration: mehr als 15 Millionen pro ml,

- Spermienmotilität (Beweglichkeit): mehr als 32 Prozent beweglich,

- Spermienmorphologie (Form): mehr als 4 Prozent normal geformt,

- Vitalität (lebende Spermien): mehr als 58 Prozent,

- Weiße Blutkörperchen: weniger als 1 Million pro ml,

- Spermienantikörper: Test sollte negativ sein.

Diese Samenparameter nehmen stetig ab, demzufolge verschlechtert sich die männliche Fertilität. Dieser Abwärtstrend wird seit 1930 beobachtet. Innerhalb eines 40-jährigen Zeitraums hat sich die typische Spermienanzahl um 60 Prozent reduziert [48]. Eine hohe Spermienanzahl – nicht nur ein Spermium – ist für eine erfolgreiche Befruchtung notwendig. Viele Spermien sind notwendig, um die äußere Schicht der Eizelle anzugreifen und zu überwinden (Zona pellucida), damit ein Spermium eindringen kann. Wenn ein Mann daher eine niedrigere Spermienanzahl als 20 Millionen hat, wird er als unfruchtbar betrachtet, da es nicht genügend Spermien gibt, die die Eizelle erreichen, um für die Befruchtung zu sorgen [30].

Es kann zu großen Unterschieden in der Samenqualität kommen, daher sollten die Ergebnisse einer Samenanalyse nicht als endgültig betrachtet werden, und eine weitere Probe sollte nach drei Monaten getestet werden. Eine hohe Spermienanzahl ist im Winter üblich [49]. Bevor Sie eine Probe abgeben, sollten Sie Ihren Penis und Ihre Hände waschen, um sicher zu gehen, dass alle Seifenreste entfernt worden sind. Keine Feuchtigkeitscremes/-gels oder Lotionen sollten verwendet werden, da diese die Spermien abtöten können, genauso wie Seifenrückstände.

Das Masturbieren in einem ungewohnten, fremden Raum mit einer, oftmals weiblichen, Person vor der Tür wartend, kann Stress verursachen und die Ejakulationsmenge und demnach das Samenresultat beeinträchtigen. Es ist keine echte, von Liebe erfüllte, gefühlvolle und leidenschaftliche Ejakulation, leider gibt es keine Alternative. Sets, die Sie zu Hause anwenden können, sind erhältlich, allerdings stellen diese keine vollständige Analyse der Samenqualität dar.

Spermien benötigen etwa 10-12 Wochen, um sich zu entwickeln. Während dieser 10-12-wöchigen Entwicklungsphase kann die Spermienqualität verbessert werden, indem der Mann Veränderungen seines Lebensstils und seiner Ernährung vornimmt (siehe Kapitel Sieben bis Zehn für mehr Information).

Hormon- und Masern-Tests

Die Standard-Fertilitätstests, die für Frauen angewandt werden, beinhalten:

- Anti-Müller-Hormon (AMH)
- Blutgerinnungsuntersuchung
- Blutstatus
- Follikelstimulierendes Hormon (FSH)
- Lutein-Hormon (LH)
- Östrogene
- Progesteron
- Prolaktin
- Rhesusfaktor negativ
- Röteln (können Unfruchtbarkeit und Geburtsfehler verursachen)
- Schilddrüsenstimulierendes Hormon (TSH)

Diese werden zu Beginn eines Menstruationszyklus mit Hilfe eines Bluttests durchgeführt und sind die Basiswerte bei Tests. Komplexere Tests, wie etwa Untersuchungen der Immunität und Chromosom-Analysen, können durchgeführt werden, wenn Paare längere Zeit versucht haben, schwanger zu werden (siehe Seite 52).

Am besten ist es, wenn Sie diese Tests am 2. oder 3. Tag Ihres Zyklus machen, ausgenommen Progesteron. Ein Progesterontest wird oft am 21. Tag bei einem normalen 28-Tage-Menstruationszyklus durchgeführt. Es ist jedoch viel genauer, wenn Progesteron 7 Tage vor der nächsten Blutung gemessen wird, um festzustellen, ob ein Eisprung stattgefunden hat.

Bei einigen Frauen, beispielsweise denjenigen mit PCOS, sollte der Testosteronspiegel gemessen werden. Einige Männer müssten auch ihren Testosteron- und FSH-Spiegel untersuchen lassen, abhängig von den Ergebnissen ihres individuellen Gesundheitszustandes, Alters und Samens.

Gebärmutter- und Eileiter-Tests

Es gibt mehrere Tests, die vorgenommen werden können, um zu sehen, ob die Gebärmutter einer Frau normal groß ist und ob die Eileiter frei oder blockiert sind.

Die Gebärmutter sollte 6-10 cm groß sein. Wenn die Gebärmutter kleiner ist (Gebärmutter-Hypoplasie), kann es zum Fernbleiben des Menstruationszyklus und zur Unfruchtbarkeit kommen. Einige Gebärmütter können schräg ausgerichtet oder anders geformt sein, was die Fruchtbarkeit ebenfalls beeinträchtigen kann. Die Eileiter verbinden die Eierstöcke mit der Gebärmutter wie ein Trichter und sind der Ort, an dem die Spermien auf die Eizelle treffen und die Befruchtung stattfindet. Freie und offene Eileiter sind daher sehr wichtig für die Fruchtbarkeit. Falls eine Frau blockierte Eileiter hat (Eileiterverschluss), kann dies Spermien daran hindern, zur Eizelle zu gelangen, und Infertilität verursachen. Es ist jedoch möglich die weniger chronischen Blockierungen mit Akupunktur und chinesischen Arzneien [50] oder während einer innerlichen Untersuchung, wie etwa einer Hysterosalpingo-Sonographie mit Kontrastmittel zu behandeln, siehe unten.

Die vielen Untersuchungen, die gemacht werden können, um zu untersuchen, ob Ihre Eileiter frei sind, werden unten aufgelistet. In den meisten Fällen wird es das Beste sein, wenn Sie jemanden haben, der Sie nach dem Eingriff aus der Klink nach Hause begleitet, da Sie sich unter dem Einfluss von Betäubungsmitteln etwas benommen und unwohl fühlen können. Wenn Sie nach dem Eingriff Schmerzen haben sollten, verwenden Sie eine Wärmeflasche auf Ihrem Bauch und gehen Sie zur Akupunkturbehandlung.

Die Chance einer natürlichen Schwangerschaft erhöhen sich, nachdem Sie Ihre Eileiter untersuchen lassen haben, um zu sehen, ob sie freidurchgängig sind (Tubendurchgängigkeit). Der Grund dafür ist, dass die Lösung, die in Ihre Eileiter injiziert wird, Blockierungen ausspülen kann und somit den Spermien ermöglicht, die Eizelle zu erreichen.

Hysterosalpingo-Sonographie mit Kontrastmittel

Ein Spekulum (ein Instrument, das die Scheide erweitert) wird in die Scheide eingeführt, vergleichbar mit einem Abstrich-Test, und Ihr Gebärmutterhals wird mit einer antiseptischen Lösung gereinigt. Ein kleiner dünner Katheter (Röhrchen) wird durch den Gebärmutterhals in die Gebärmutter eingeführt und ein kleiner Ballon wird aufgeblasen, um den Katheter zu fixieren. Eine Ultraschalluntersuchung der Scheide wird durchgeführt, um die Gebärmutter und die Eierstöcke zu lokalisieren. Ein Kontrastmittel wird in den Eileiter mittels eines Katheters eingeleitet. Dabei werden dünne Linien auf dem Ultraschall angezeigt, die drauf hinweisen, dass Ihre Eileiter freidurchgängig sind.

Hysterosalpingo-Sonographie mit Schaum

Ein Spekulum wird in die Scheide eingeführt, vergleichbar mit einem Abstrich-Test, und Ihr Gebärmutterhals wird mit einer antiseptischen Lösung gereinigt. Ein dünner Katheter wird durch den Gebärmutterhals in die Gebärmutter eingeführt und ein Kontrastmittel aus sterilem Wasser und steril-neutralem Gel, die vermengt wurden, um eine schaumige Flüssigkeit herzustellen. Diese Lösung wird über den Katheter eingeleitet, während ein innerlicher Scan der Scheide vorgenommen wird. Diese schaumige Lösung sollte leuchtend weiß auf dem Bildschirm dargestellt werden, zuerst die Gebärmutter füllend, dann als feine Linien durch Ihre Eileiter fließend, womit angezeigt wird, dass Ihre Eileiter freidurchgängig sind.

Hysterosalpingographie (HSG)

Eine Flüssigkeit wird in Ihre Gebärmutter und hinauf bis zu Ihren Eileitern eingeführt. Danach wird ein Ultraschall aufgenommen, um zu sehen, ob die Flüssigkeit in den Eileiter hineinläuft. Normalerweise ist keine allgemeine Untersuchung notwendig. Eine HSG-Untersuchung sollte innerhalb von 10 Tagen nach einer Menstruationsblutung vorgenommen werden. Vor einer HSG-Untersuchung sollte eine Schwangerschaft ausgeschlossen werden, da der Fötus geschädigt werden könnte.

Hysteroskopie

Hysteroskopie ist eine Untersuchung, bei der ein extra schmales Teleskop, das sogenannte Hysteroskop, durch die Scheide und den Gebärmutterhals in die Gebärmutter eingeführt wird. Es werden keine Inzisionen (Einschnitte) gemacht. Falls Anomalitäten gefunden werden, wie etwa Myome, Polypen oder endometriales Gewebe, wird eine Biopsie aus der Gebärmutterschleimhaut entnommen. Es ist auch möglich, eine Biopsie vorzunehmen, wenn die Frau wach ist, allerdings wird bei einigen Fällen eine Vollnarkose vorgenommen, je nachdem wie unangenehm und schmerzhaft es für die Frau ist. Dies wird normalerweise innerhalb eines Tages durchgeführt, obwohl die Möglichkeit besteht, dass die Frau über Nacht im Krankenhaus bleiben muss, vor allem, wenn während der Untersuchung etwas gefunden wurde und zur gleichen Zeit ein Eingriff vorgenommen wurde, wie etwa die Entfernung eines Polypen.

Laparoskopie und Farbtest

Eine Laparoskopie erfordert eine Krankenhauseinweisung und wird unter Vollnarkose durchgeführt. Ein kleiner Einschnitt wird in den Bauch gemacht und eine Nadel eingeführt. Ein Teleskop, Laparoskop genannt, wird in den Bauch eingeführt. Die Gebärmutter, Eileiter und Eierstöcke werden untersucht. Gefärbte Flüssigkeit wird durch den Gebärmutterhals in die Gebärmutter und die Eileiter eingeführt und es wird geschaut, ob diese frei in die Eierstöcke fließt.

Andere Gebärmutter-Tests beinhalten:

- Ultraschall: benutzt, um die Größe, Form und Dicke der Gebärmutter zu untersuchen.

- Doppler-Ultraschall: die Kombination von Ultraschall mit Doppler-Messungen kann einen nützlichen Blick auf die Follikelgröße um die Zeit des Eisprungs geben und auch als nicht-invasive Methode dienen, um den Blutfluss zur Gebärmutter zu untersuchen.

- Form: die Form der Gebärmutter kann die Fruchtbarkeit beeinträchtigen. Eine herzförmige Gebärmutter, als ‚Uterus bicornis‘ bekannt, weist eine höhere Fehl- und Frühgeburtenrate auf. Andere Gebärmutterformen sind: ‚Uterus unicornis‘, ‚Unterus bicornis ‘ und Gebärmutterseptum [4].

Etwa 20 Prozent der Frauen haben eine Gebärmutter, die nach hinten geneigt ist (‚Retroflexion‘ oder ‚Retrovertierte Gebärmutter‘), was keinen Einfluss auf die natürliche Empfängnis hat. Während des dritten Trimesters der Schwangerschaft kann eine retrovertierte Gebärmutter ihre Lage spontan korrigieren.

Antralfollikelzahl

Die Antralfollikelzahl wird ermittelt, um die Anzahl an Follikeln zu messen, die dabei sind, sich in eine potenzielle Eizelle zu verwandeln. Sie wird oft als Messung der Fruchtbarkeit und ovariellen Reserve in

Verbindung mit einem AMH-Test (siehe Seite 27) benutzt. Die Follikel werden betrachtet und anschließend mit Hilfe eines Ultraschalls gemessen. Verschiedene Größen von Follikeln, manche 2-6 mm und andere 7-10 mm im Durchmesser, sind zu sehen. Abhängig vom allgemeinen Gesundheitszustand der Frau, von ihrer Fruchtbarkeit und ihrem Alter, sollten circa ein Dutzend Follikel vorhanden sein. Die Anzahl der kleinen Follikel, Granulosazellen genannt, die 2-6 mm im Durchmesser haben, nimmt mit dem Alter ab, während die der größeren Follikel von 7-10 mm dies nicht tut. Untersuchungen haben gezeigt, dass Akupunktur die Antralfollikelzahl-Werte erhöhen kann [51]. Das Heben von schweren Gegenständen und nächtliches Arbeiten können die Antralfollikelzahl-Werte senken und den Menstruationszyklus beeinträchtigen [12] [52] [53] [54]. Dies gilt vor allem bei Frauen, die entweder übergewichtig oder über 37 sind. Beide Tatsachen können die Reserven einer Frau erschöpfen, die benötigt werden, um Eizellen zu erzeugen.

Sexuell übertragbare Infektionen

Es ist empfehlenswert, dass Sie und Ihr Partner sich auf sexuell übertragbare Krankheiten untersuchen lassen. Sowohl Chlamydien, als auch Gonorrhö können Infektionen im Becken hervorrufen (Beckenbodenentzündung), die die Eileiter beschädigen können und eine Eileiterschwangerschaft, chronische Schmerzen und Unfruchtbarkeit verursachen können. Diese Tests, die eine Blut-, Urin- und Abstrichprobe beinhalten, können Sie bei Ihrem Arzt oder in einer Klinik, die auf sexuelle Gesundheit ausgerichtet ist, vornehmen lassen.

Thrombophilie-Test

Eine Thrombophilie ist ein Blutgerinnsel, das in der Nabelschnur auftreten und die Zufuhr von Blut und Nährstoffen zum wachsenden Baby blockieren und auf diese Weise eine Fehlgeburt verursachen kann. Der Test sucht nach einem Mangel an Gerinnungshemmern, der ein

Blutgerinnsel verursachen kann. Heparin (Enoxaparin) wird oft Frauen verabreicht, die Thrombophilie in ihrer Familienanamnese haben [55]. Asperin (Acetylsalicylsäure) wird üblicherweise von Ärzten für Blutgerinnsel verschrieben, Aspirin kann jedoch den Melatoninspiegel stark senken, was die Eizellen- und Spermienqualität vermindern kann.

Zika-Virus

Das Zika-Virus wird durch Geschlechtsverkehr oder den Stich einer Mücke übertragen und verursacht angeborene Fehlbildungen [56]. Zika wird meistens durch den Biss einer infizierten Stechmücke der Gattung Aedes (Ae. aegypti und Ae. albopictus) übertragen. Diese Mücken stechen zu jeder Tag- und Nachtzeit. Die häufigsten Symptome sind Fieber, Ausschläge, Kopfschmerzen, Gelenkschmerzen, gerötete Augen und Muskelschmerzen. Falls Sie kürzlich in ein Gebiet, in dem das Zika-Virus vorkommt, gereist sind, sollten Sie sich testen lassen. Ihr Arzt kann einen Blut- und Urintest veranlassen und bestimmen, ob Sie Zika haben. Es gibt keine spezifische Medizin gegen Zika [57]. Sie sollten mindestens zwei Monate warten, bevor Sie versuchen, schwanger zu werden [58].

Chromosomale Analyse

Eine chromosomale Analyse wird bei Paaren vorgenommen, die wiederholt eine Fehlgeburt hatten. Ein anormaler fötaler Karyotyp (Chromosomzahl) wird bei 50-70 Prozent der Fehlgeburten gefunden [59]. Frauen sind öfters von chromosomalen Abweichungen/ Fehlbildungen betroffen als Männer [60]. Bei älteren Frauen kann das Risiko, eine chromosomal fehlgebildete Zelle zu ovulieren, 50 Prozent oder höher sein [40] [59]. Eine verbesserte Eizellenqualität (siehe Kapitel Sieben) kann Chromosomen verbessern.

Immuntest

Das Immunsystem spielt eine wichtige Rolle bei der Fertilität. Es unterstützt die Einnistung des Embryos in die Gebärmutterwand.

Wenn der Embryo sich zu tief in die Gebärmutterwand einnistet, kann dies die Gesundheit der Mutter beeinträchtigen, während eine zu flache Einnistung eine Fehlgeburt verursachen kann.

Ein Teil des Immunsystems besteht aus weißen Blutkörperchen. Um 20-30 Prozent dieser weißen Blutkörperchen bestehen aus Lymphozyten. Es gibt drei Typen von Lymphozyten:

1. T-Zellen: verantwortlich für zellvermittelte Immunität – unsere Abwehr gegen entartete Zellen und Pathogene innerhalb der Zellen,

2. B-Zellen: verantwortlich für Antikörper-vermittelte Immunität – unsere Abwehr gegen Antigene und pathogene Organismen in den Körperflüssigkeiten,

3. Natürliche Killer (NK)-Zellen: attackieren fremde Zellen und körpereigene Zellen, die mit Viren und Krebszellen infiziert sind.

Etwa 80 Prozent der Lymphozyten sind T-Zellen; 10-15 Prozent sind B-Zellen und 510 Prozent sind NK-Zellen.

Es gibt zwei Hauptarten von NK-Zellen: die, die im Blut zirkulieren (pkNK), und die, die in der Gebärmutter (uNK) zirkulieren. Im Blut befinden sich 90 Prozent der pkNK-Zellen $CD56^{dim}CD+$ und 10 Prozent $CD56^{hell}$ und CD16 [61]. Unter Fertilitätsexperten und Immunologen wird viel über die Bedeutung der NK-Zellen für die Fruchtbarkeit diskutiert. Es ist bekannt, dass NK-Zellen den Embryo bei der Einnistung in die Gebärmutterwand unterstützen [61]. Einige Fertilitätsexperten sind jedoch der Meinung, dass zu viele NK-Zellen die Einnistung verhindern können und aus diesem Grunde mit starken Medikamenten, die sie unterdrücken, behandelt werden sollten.

B-Zellen

B-Zellen richten sich gegen Antigene. Antigene sind Pathogene, Teile von pathogenen Produkten oder anderen Fremdverbindungen.

Diese B-Zellen benutzen ein Hormon des Immunsystems, um zu kommunizieren, Zytokin genannt. Zytokin wird von T-Helferzellen freigesetzt (TH und CD+) und triggert die Aktivierung von B-Zellen.

CD4+ und TH als zellvermittelte, spezifische Immunantworten bestehen aus zwei Formen: T-Helfer-Zellen vom Typ 1 (TH1) und T-Helfer-Zellen vom Typ 2 (TH2). Sowohl Umwelt- als auch genetische Faktoren wirken zusammen, um zu bestimmen, welche Form dominant sein wird, entweder TH1 oder TH2. Es ist wie bei einer Wippe, bei der das Gewicht mehr zu Gunsten der einen als der anderen Seite ausschlägt. In Bezug auf Fertilität sind es die TH-Zellen, die die Einnistung des Embryos in die Gebärmutterwand beeinflussen. Wenn TH1 überwiegt, hat Ihr Körper mehr Entzündungen, was die Einnistung unterdrückt. Wenn TH2 dominiert, gibt es weniger Entzündungen in Ihrem Körper und er erlaubt die Einnistung des Embryos. Eine andere Weise, um dies zu verdeutlichen, ist Ihren Körper wie eine Burg zu betrachten, die von einem Wassergraben umgeben ist, der Ihr Immunsystem darstellt. Ihr Körper befindet sich ständig in der Verteidigung gegen potenzielle Angreifer, die sich außerhalb der Burg befinden. Während der meisten Zeit Ihres Menstruationszyklus, ist die Burg auf einen Angriff vorbereitet und die Brücke über den Wassergraben ist eingezogen – TH1 dominiert. Vier oder fünf Tage lang nach dem Einsprung ist die Brücke heruntergelassen, Ihr Immunsystem nimmt ab und TH2 dominiert und erlaubt die Einnistung des Embryos in die Gebärmutterwand [62].

Früher wurde angenommen, dass das Immunsystem autonom ist, neue Untersuchungen haben jedoch gezeigt, dass seine Antwort variabel ist, abhängig vom Stress, unter dem eine Person steht [63]. Stress kann sich auf das Verhältnis von TH1 und TH2 auswirken, abhängig von der Art und Heftigkeit/Schwere der Stressbelastung, die eine Person erlebt. Ein Trauma beispielsweise erhöht die Aktivität der Zytokine, während ein schmerzlicher Verlust die NK-Zellaktivität senkt [63].

Untersuchungen haben die Wirksamkeit von Akupunktur dabei, das Immunsystem inklusive der NK-Zellen [64] zu regulieren, bestätigt. Aktuelle Untersuchungen, die in Südkorea vorgenommen wurden, haben gezeigt, dass das Meridiansystem der Akupunktur dem lymphatische System (Immunsystem) folgt, das Akupunktur erlaubt, Immunfaktoren effektiv zu regulieren [65]. Untersuchungen haben ebenfalls gezeigt, dass Ginseng TH1- und TH2-Werte regulieren kann und auf diese Weise dem Embryo bei der Einnistung in die Gebärmutterschleimhaut hilft [335] [336].

Selbstuntersuchung

Sie können mehrere Tests selbst vornehmen, um zu sehen, ob es andere Probleme gibt, die angegangen werden könnten, um die Fertilität zu erhöhen. Diese Tests können Ihnen dabei helfen, das Bewusstsein über sich selbst und Ihre Fertilität zu erhöhen. Nehmen Sie sich jetzt 10 Minuten Zeit und probieren Sie die Selbstuntersuchung aus, um zu sehen, was Sie herausfinden:

- Setzten Sie sich in einen stillen Raum und beginnen Sie zu meditieren. Eine einfache Meditationstechnik besteht darin, dass Sie sich auf Ihre Atmung fokussieren, wie die Luft in Ihre Nase ein- und wieder daraus ausströmt. Ihr Geist muss sich auf etwas fokussieren und da Sie atmen müssen, können Sie beides miteinander verbinden. Es hilft Ihnen, die Achtsamkeit für Ihren Körper wiederzugewinnen, anstatt in Ihren Gedanken gefangen zu sein. Wenn Sie Schwierigkeiten haben zu meditieren, dann ist Ihr Geist überaktiv und möglicherweise ängstlich. Ein überaktiver Geist verbraucht zu viel wichtige Energie und Blut, die für die Fertilität gebraucht werden. Nehmen Sie sich jeden Tag Zeit, beginnend mit 5 Minuten, um durch Achtsamkeit und Meditation Ihren Geist zu beruhigen und Ihr Energieniveau zu erhalten. Falls Sie versuchen zu meditieren, allerdings währenddessen einschlafen, dann ist Ihr Körper müde und muss sich erholen. Oft regiert unser Geist und dominiert unseren Körper. Der Geist wird niemals müde und erschöpft den Körper. Dies weist auf eine Fehlverbindung zwischen Geist und Körper hin. Versuchen Sie nicht, zu meditieren, wenn Sie müde sind, und schlafen Sie stattdessen. Es gibt viele Meditations-Apps, die Sie auf Ihr Mobiltelefon herunterladen können.

- Wenn Sie ungeschminkt in den Spiegel schauen und blass aussehen, dann könnten Sie an Blutmangel leiden, der sich auf die Dicke der Gebärmutterschleimhaut auswirken und eine Schwangerschaft in den frühen Wochen bedrohen kann. Wenn Sie dunkle Augenringe unter Ihren Augen haben, dann könnten Sie schwache Nieren haben, was sich auf die AMH-Werte und die Eizellenqualität auswirken kann. Wenn Sie unter trockener Haut leiden, dann haben Sie einen Blutmangel (Blut nährt die Haut), Sie trinken nicht genug Flüssigkeiten (Sie sollten 2 Liter pro Tag trinken) oder Sie leben in einem Gebiet mit hartem Wasser (benutzen Sie einen Wasserweichmacher). Falls Ihnen viele Haare ausfallen, kann dies ein Zeichen von schwachen Nieren oder Blutmangel oder beidem sein. Falls Sie ein rotes Gesicht haben, dann haben Sie zu viel Hitze, die in Ihrem Körper aufsteigt, verursacht durch übermäßigen Verzehr von scharfen Lebensmitteln, wie etwa Chili, und Getränken, wie etwa Alkohol, oder durch Stress.

Die westliche Medizin ist hervorragend für Untersuchungen, welche einen unschätzbaren Einblick in die inneren Arbeitsabläufe des Körpers bieten, die wiederum Antworten auf Unfruchtbarkeitsprobleme geben können. Was viel wichtiger in der heutigen Welt ist, sind jedoch die Gründe/Ursachen von Unfruchtbarkeit und Wege, diese zu vermeiden.

Kapitel Vier

Ursachen für Unfruchtbarkeit

Die Ursachen für Unfruchtbarkeit sind oft komplex. Meiner Erfahrung nach ist Unfruchtbarkeit selten das Resultat eines Problems; es besteht üblicherweise eine Kombination mehrerer Faktoren. Einzeln würden diese Faktoren nicht zwingend zu Infertilität führen, allerdings zusammengenommen schon. Ohne es zu wissen, kombinieren viele Menschen diese Faktoren und schaden Ihrer Fertilität und der Chance, schwanger zu werden. Die beste Strategie ist es, alle verschiedenen Aspekte gleichzeitig anzugehen, um einen Behandlungsplan zusammenzustellen, der die besten Resultate erzielt.

Sowohl Männer als auch Frauen können eine verminderte Fertilität haben. Schätzungsweise liegt die Ursache für Unfruchtbarkeit bei 38 Prozent der Paare vorwiegend bei der Frau, bei 20 Prozent der Paar beim Mann, während bei 27 Prozent beide Partner Abnormitäten haben können. Für die restlichen 15 Prozent wird (in der westlichen Medizin) kein Grund gefunden [13].

Die häufigsten Ursachen für Unfruchtbarkeit sind vielfältig und beinhalten:

- Alter,
- Alkohol, Rauchen, illegale Drogen,

- Umweltgifte, Chemikalien und Nebenwirkungen von Medikamenten,
- Exzessives Training,
- Freie Radikale,
- Gene,
- Überarbeitung,
- Mangelernährung,
- Stress und Angst,
- Gewicht – sowohl Unter- als auch Übergewicht.

Alter

Das Alter ist ein wichtiger Faktor bei der Fertilität. Sowohl Männer- als auch Frauen-Fertilität nimmt mit dem Alter ab, wobei sie bei Frauen früher abnimmt als bei Männern. Jedoch wird dem Alter bei der weiblichen Fertilität oft zu viel Bedeutung beigemessen. Eine ältere Frau kann immer noch auf natürliche Weise schwanger werden, allerdings wird sie mehr Nahrungsergänzungsmittel benötigen, um Ihren allgemeinen Gesundheitszustand und die Eizellenqualität zu unterstützen.

Als Faustregel gilt, dass die Fertilität bei den meisten Frauen ab dem 35. Lebensjahr abnimmt, dies ist allerdings nicht der Endpunkt. Sie können über dieses Alter hinaus immer noch auf natürliche Weise schwanger werden – es könnte nur mit mehr Mühe verbunden sein. Bei Männern nimmt die Fertilität üblicherweise um das 45. Lebensjahr herum ab. Gene spielen eine wichtige Rolle bei der altersbedingten Unfruchtbarkeit. Eine Person, die gute Gene geerbt hat, kann später im Leben Kinder haben, während eine andere Person schlechtere Gene geerbt haben kann, die dazu führen, dass sie früher im Leben Fertilitätsprobleme bekommt.

Wenn wir altern, haben wir weniger körperliche Ressourcen, da bereits viele während des Lebens verbraucht wurden. Indem Sie einen gesunden Lebensstil führen und sich bestmöglich ernähren, können Sie Ihre körperlichen Ressourcen erhalten und wieder auffüllen, wie etwa Energie, Blut und Körperflüssigkeiten, und Ihren Körper in einen besseren Zustand für eine natürliche Empfängnis bringen.

Alkohol, Rauchen und illegale Drogen

Alkohol, Rauchen und sogar Drogen (der illegalen Sorte) sind heutzutage allgegenwärtig. Alkohol ist bei weitem die erste Wahl bei Drogen und diejenige, die die meisten Probleme verursacht. Alkohol zu trinken wird als normal betrachtet und übermäßiger Konsum wird oft gefördert.

Alkohol

Das Temperaturverhalten von Alkohol ist warm und wenn zu viel davon getrunken wird, entsteht übermäßige Hitze im Körper. Diese übermäßige Hitze wirkt so, als würde der Körper langsam von innen gekocht, die Körperflüssigkeiten werden geschädigt. Bei Männern kann dies verminderte Spermienmotilität verursachen, während es bei Frauen zu vermindertem Gebärmutterhalsschleim, übermäßiger Menstruationsblutung, Blutarmut, reduzierter Eizellenqualität und wiederholten Fehlgeburten, um nur ein paar Folgen zu nennen, führen kann.

Während die westliche Medizin im Zusammenhang mit Alkohol von einer Beeinträchtigung der Leber ausgeht, sieht die Chinesische Medizin durch Alkohol vor allem das Verdauungs- und Harnsystem beeinträchtigt. Beim Versuch, den Körper von Alkohol zu entgiften, werden diese Systeme überlastet. Mit einem geschwächten Verdauungssystem wird der Körper ineffizient bei der Verarbeitung von Nahrung und Flüssigkeiten. Dies wiederum führt zur Schwäche des Körpers durch Energie- und Blutmangel, der die Leptinwerte reduziert, und zur Verminderung der Hormonregulation des Hypothalamus. Dies bedeutet nicht, dass Alkohol grundsätzlich schlecht ist, und während einige Menschen empfehlen, gar keinen

Alkohol zu trinken, während Sie versuchen schwanger zu werden, empfehle ich eine kleine Menge. Zwei Gläser Rotwein pro Woche können der Blutbildung förderlich sein, Stress reduzieren und Hormone regulieren. Allerdings nicht mehr als zwei Gläser (125 ml, 1,4 Einheiten pro Glas) pro Woche! Rotwein wird empfohlen, da er der Farbe von Blut ähnelt. Bei anderen Alkoholgetränken, wie etwa Spirituosen, ist das Temperaturverhalten sehr heiß und es kann zu übermäßiger Hitze im Körper kommen, die die Körperflüssigkeiten und die Samenqualität beeinträchtigen kann. Spirituosen sollten daher gemieden werden. Biere können schwer für das Verdauungssystem sein und es schwächen, folglich zu Energie- und Blutmangel führen. Daher würde ich nur etwa zwei Flaschen Bier pro Woche empfehlen.

Rauchen

Rauchen wirkt sich sowohl auf die männliche als auch auf die weibliche Fertilität aus. Bei Frauen beeinflusst Rauchen die Eileiter, indem es Blockaden verursacht, die zu Unfruchtbarkeit führen und das Risiko einer Eileiterschwangerschaft erhöhen können [66]. Rauchen wirkt sich auch auf den Eisprung, die Eizellenqualität, die Befruchtung und die Fähigkeit der Eizelle, sich in die Gebärmutterschleimhaut einzunisten, aus [67]. Studien haben gezeigt, dass rauchende Frauen länger brauchten, um auf natürlichem Wege schwanger zu werden [68].

Rauchen schädigt immens die männliche Fertilität. Männer, die rauchen, neigen auch zum Alkoholkonsum. Männliche, chronische Konsumenten von Nikotin und Alkohol leiden an Impotenz, Libidoverlust, vorzeitigem oder verspätetem Samenerguss und Unfruchtbarkeit. Klinische Studien haben bestätigt, dass chronischer Konsum von Alkohol und Nikotin die Testosteronwerte sowie die Spermienanzahl und reife senken kann, was zur männlichen Unfruchtbarkeit führen kann [69].

Nikotin wirkt sich auf die Bildung von Testosteron in den Leydig-Zellen aus, die für die Spermienqualität von Bedeutung ist.

Nahrungsergänzungsmittel, wie etwa Passionsblume *(Passiflora incarnata linneaus)*, können die durch Alkohol und Nikotin verursachte Schädigung der männlichen Fertilität verringern [69]. Es ist jedoch am besten, überhaupt nicht zu rauchen, wenn Sie versuchen, ein Kind zu zeugen.

Illegale Drogen

Illegale Drogen, wie etwa Aufputschmittel wie Kokain, Crack und MDMA, schaffen Hochs, die im großen Maße die tiefen körperlichen Energiereserven aufbrauchen. Eine Reduktion dieser Reserven kann die Spermien- und Eizellenqualität reduzieren. Untersuchungen haben gezeigt, dass illegale Drogen, wie etwa THC, Kokain, Crack und MDMA, die männliche Fertilität schädigen können [70] [71] [72]. Neueste Untersuchungen haben gezeigt, dass Männer, die Cannabis sechs Monate oder länger rauchen, eine veränderte DNS in ihren Spermien haben [73].

Chemikalien

Wir haben endlich den Zeitpunkt erreicht, an dem unsere Körper unfähig sind, sich so schnell zu entwickeln wie unser modernes Leben. Das moderne Leben begann zum Zeitpunkt der industriellen Revolution. Anfangs hat sie Wohlstand und schnellere Wege der Manufaktur und des Transports von Menschen und Produkten von einem Ort zum anderen gebracht. Schließlich hat sich der Lebensstandard verbessert, das Leben der Bevölkerung prosperierte und die Lebenserwartung hat sich erhöht. Der Zeitpunkt, an dem der Höhepunkt erreicht war und die allmähliche Abnahme der Fertilität begann, lag ungefähr in den 1940ern, kurz nach dem Zweiten Weltkrieg.

In den 1940ern wurden mit dem Einsatz von Pestiziden moderne landwirtschaftliche Praktiken etabliert, um Insekten abzutöten, die Feldfrüchte fressen und schädigen, und Herbizide eingeführt, um Unkräuter zu vernichten. Diese Praktiken wurden zu einer Zeit eingeführt, in der sich die Menschen immer noch an die

Rationierung von Nahrung in Europa während des Zweiten Weltkriegs erinnern konnten, und sie wurden als notwendig angesehen, um die Bevölkerung zu ernähren. Fast während der ganzen 1950er Jahre waren Verbraucher und Entscheidungsträger über die potentiellen Gesundheitsrisiken durch den Einsatz von Pestiziden nicht besorgt. Wegen dieser neuen Chemikalien war die Nahrung preiswerter und es gabt keine dokumentierten Fälle von Menschen, die gestorben waren oder ernsthafte Schäden durch den Pestizideinsatz hatten. Während dieser Zeit begann die männliche Spermienkonzentration abzunehmen [41].

Mit fortschreitender Technologie wurden viele Chemikalien hergestellt, die unser Leben erleichtern sollten, indem Bakterien abgetötet wurden, um unsere Wohn- und Arbeitsplätze sauber zu halten. Andere wurden hergestellt, um uns anzukleiden, wie etwa in der Herstellung von synthetischen Polymeren, Nylon und Polyester. Chemikalien wurden in der Zucht von Tieren verwendet. Es wurden sogar mehr Chemikalien für Gesundheitsfürsorge, Schönheit und Hygiene eingesetzt. Plötzlich wurde der menschliche Körper mit Chemikalien, die nicht in der Natur vorkommen, bombardiert. Unsere Körper sind natürlich; sie sind nicht künstlich beschaffen und haben Schwierigkeiten, mit künstlich hergestellten Chemikalien umzugehen. In diesem kurzen Zeitraum in unserer Geschichte haben wir uns nicht entwickelt, um in Harmonie mit solchen Chemikalien zu leben. Dies hat zu einem Anstieg von Gesundheitsproblemen, Unfruchtbarkeit und Krankheiten wie Krebs geführt [74].

Obwohl Umweltchemikalien schwache hormonelle Einflüsse haben, haben sie die Fähigkeit sich mit anderen Chemikalien zu verbinden. Wir sind nicht nur jeweils einem Giftstoff ausgesetzt, sondern vielmehr hunderten, falls nicht tausenden von künstlich hergestellten Chemikalien, die in unserer Umwelt präsent sind. Gemeinsam können sie für die menschliche Reproduktionsgesundheit schädlich sein [75].

Hormone in der Nahrung

Nahrung, die von Tieren abstammt, ist eine wichtige Nährstoff- und Vitaminquelle. Methoden der Herstellung unterscheiden sich weltweit und beinhalten den Gebrauch von Hormonen in der Viehhaltung, um das Wachstum und Gewebe mit reduziertem Fettanteil zu fördern. Die hormonellen Anteile kommen bei Tieren auf natürliche Weise vor oder werden künstlich von Menschen hergestellt und haben einen Einfluss auf die Wirkung der Hormone Östrogen und Progesteron. Der Gebrauch von künstlich hergestellten Hormonen ist in den nordamerikanischen Ländern immer noch erlaubt, jedoch nicht mehr in Europa, das auch die Einfuhr von Fleisch und Fleischwaren, die von hormonbehandelten Tieren stammen, untersagt hat, da diese DNS-Schäden durch freie Radikale verursachen können [338]. Die Nahrung in nordamerikanischen Ländern ist die am meisten veränderte der Welt.

Die Ansammlung von endokrin-störenden von Menschen hergestellten Chemikalien (Xenobiotika) in Nahrungsquellen, wie etwa bei Fisch und Fleisch, setzt Menschen einer erhöhten Konzentration dieser Komponenten aus, die sich auf die männliche und weibliche Fertilität auswirken können. Produkte aus tierischer Quelle, wie Kuhmilch, können auch eine Expositionsquelle von exogenen Faktoren sein [75].

Umweltschadstoffe in kontaminierter Nahrung und Wasser, wie Rückstände von Pestiziden und Schwermetalle, in Verbindung mit Verarbeitungshilfsstoffen und anabolischen Steroiden, die in der Nahrungsproduktion benutzt werden, können die normale Hormonregulation stören. Die meisten Menschen haben nachweisbare Mengen dieser Substanzen in ihrem Blut oder Urin [76]. Studien haben gezeigt, wie menschengemachte Hormone zu Problemen mit Unfruchtbarkeit, wie etwa vorzeitige Eierstockinsuffizienz, polyzystisches Ovarsyndrom (PCOS) und Endometriose, führen können [76].

Pestizide

Dichlordiphenyltrichlorethan (DDT) kommt nicht in der Umwelt vor; es ist eine menschengemachte Chemikalie. Große Mengen von DDT wurden in die Luft, in den Boden oder ins Wasser freigesetzt, als es auf Feldfrüchte und Wälder gesprüht wurde, um Insekten zu vernichten. Organochlor-Verbindungen, wie etwa DDT, Dichlordiphenyldichlorethen (DDE) und Dichlordiphenyldichlorethan (DDD), bleiben im Boden für sehr lange Zeit, wahrscheinlich hunderte von Jahren [77], erhalten. Viele Studien wurden erhoben, um die Konzentration von Verbindungen in der Umwelt zu bestimmen, vor allem Organochlor-Verbindungen und polychlorierte Biphenyle (PCB), gefunden in Fleisch, Fisch und Geflügel und in menschlichem Gewebe. PCB stehen im Zusammenhang mit männlicher Unfruchtbarkeit und Frühpubertät bei Mädchen [87]. Sowohl DDT als auch DDE stehen in Verdacht, die Östrogen- und Progesteronwerte zu senken, was zu Unfruchtbarkeit und einer frühauftretenden Fehlgeburt führt [87]. DDT wurde 1972 in den USA verboten, kommt jedoch immer noch in unserer Umwelt vor.

Glyphosat ist das weltweit am meisten eingesetzte Unkrautvernichtungsmittel. Wissenschaftliche Untersuchungen stellen einen Zusammenhang zwischen dem zunehmenden Einsatz von Glyphosat und einer reduzierten Fertilität [348] [349], einem häufigeren Auftreten von Aufmerksamkeitsdefizit-/ Hyperaktivitätsstörung (ADHS) [347] und einem häufigeren Auftreten von Autismus [350] [351] [352] [353] fest. Andere Pflanzenschutzmittel werden mit einer erhöhten Autismus-Rate bei Kindern in Verbindung gebracht [340].

Hormone im Wasser

In Frankreich haben Studien zahlreiche Verbindungen in Oberflächenwasser identifiziert (vor der Behandlung), unter anderem Acetaminophen (Paracetamol), Salicylsäure, Analgetika, psychotrope

Drogen, Antibiotika und Betablocker, wie auch natürliche Hormone (Östrogene, Progesteron und Androgene) und künstliches Progesteron [79]. Die Verbindungen kommen in der Landwirtschaft, in Menschen (Verhütungspille) und in Krankenhäuern vor. Die Anzahl von Pharmazeutika und Hormonen und deren Vorkommen im Grundwasser weisen darauf hin, dass die meisten Verfahren, sie vollkommen zu eliminieren, fehlgeschlagen sind [79]. Aktuelle Untersuchungen haben 11 Pharmazeutika im Trinkwasser in Deutschland, im Vereinigten Königreich, in Italien, in Kanada und in den USA [79] nachweisen können. Die Hormonwerte, die in kleinen Mengen vorkommen, jedoch in Verbindung mit Hormonen aus Fleisch und Getränken wie auch aus Kosmetika und industriell hergestellten Produkten ansteigen, können die Fertilität beeinträchtigen, sowohl bei Männern als auch bei Frauen.

Ein weiteres Problem mit geklärtem Wasser sind die Nebenprodukte, die quasi in allen chlorierten Wasservorräten vorkommen. Untersuchungen, die in Kalifornien gemacht wurden, haben herausgefunden, dass bei Frauen, die mehr als fünf Gläser kaltes Leitungswasser pro Tag tranken, falls dieses mehr als 75 Mikrogramm Gesamt-Trihalogenmethane (THM) pro Liter enthielt, die Fehlgeburtenrate im ersten Trimester zunahm [80]. THM-Werte im Leitungswasser können auch den Zeitpunkt einer Schwangerschaft verzögern [81].

Hormone in Kosmetika

Von Menschen gemachte Hormone werden oft auch in Kosmetika verwendet. Anders als Seifen und Shampoos, die ausgewaschen werden, verbleiben andere Kosmetika wesentlich länger am und im Körper. Diese menschengemachte Chemikalien, wie etwa Parabene (in fast allen Schminkprodukten, Feuchtigkeitscremes, Haar- und Rasierprodukten), schweißhemmende Aluminiumsalze, Cyclosiloxane (Silikone, in Verbindungen oder allein, in persönlichen Pflegeprodukten und als Träger, Gleitcremes und Salben), Triclosan (in antibakteriellen Seifen und Duschgels, Zahnpasta und einigen Kosmetika),

UV-Schutzcremes und Phthalate, haben ein östrogenähnliches Potenzial und verhalten sich wie Östrogene, die das normale Gleichgewicht von Hormonen, sowohl bei Männern als auch bei Frauen, stören können [82].

Phthalate und Parabene wurden in Nagellack, Kosmetika, Lotionen und Parfüms gefunden [83]. Frauen, die vier oder mehr persönliche Pflegeprodukte haben (zum Beispiel Parfüm, Deodorant, Lippenstift, Nagellack und Hand-/Gesichtscreme), haben mehr als viermal höhere Konzentrationen von Phthalaten als Frauen, die nur zwei oder drei Produkte benutzen [84]. Bei Schwangeren, die Phthalaten ausgesetzt sind, ist das Risiko erhöht, dass ihre Kinder Autismus bekommen [339] [340] [341].

Octamethylcyclotetrasiloxan (D4) ist eine farblose, viskose Flüssigkeit, die viel in Kosmetika verwendet wird. Untersuchungen der letzten vier Jahrzehnte haben die Toxizität von D4 und seine Auswirkungen auf die weibliche Fertilität bestätigt [82].

Natürlich vorkommende Östrogene (Phytoöstrogene) von Pflanzen werden auch viel in Kosmetika verwendet. Phytoöstrogene werden in Kosmetika in Form von Anthraquionen, die in Aloe Vera vorkommen, verwendet und in bruststraffenden Cremes in Form von 8Prenylnaringenin („Push-Up') und Miroestrol/Deoxymiroestrol (Pueraria-Cremes). Viele dieser Verbindungen werden schwer verstoffwechselt und auf Grund von lipophilen Eigenschaften können sie sich mit der Zeit im Fettgewebe im Körper anreichern [82]. Sie können dann freigesetzt werden und in Verbindung mit anderen östrogentypischen Chemikalien hormonelle Störungen und Unfruchtbarkeit verursachen.

Hormone in Nahrungsmittelverpackungen

Bisphenol A (BPA) wurde erstmalig 1981 als synthetisches Östrogen hergestellt. BPA können in die Plazenta gelangen – Studien haben sowohl bei Müttern als auch bei Föten Ansammlungen gefunden [85]. Bei Föten, die BPA ausgesetzt sind, ist das Autismus-Risiko erhöht

[340]. Dosen, in denen Essen konserviert wird, werden oft mit BPA beschichtet, genauso wie einige Kaffee-Becher (siehe ‚Kennen Sie sich mit Plastik aus?' auf Seite 163).

Aktuelle Studien sind zu der Schlussfolgerung gekommen, dass Plastikverpackungen eine beachtliche Quelle von hormonaktiven Stoffen in die durchschnittliche menschliche Ernährung einbringen. Die wiederholte Einwirkung von UV-Licht, Hitze und Säure-Basen-Stoffen auf Verpackungsmaterialien kann dazu führen, dass das Polymer in den Verpackungen in Monomere wie Phthalate und BPA zersetzt wird, die dann ins Essen und in Getränke entweichen, die verzehrt werden [76].

Eine fortdauernde Aufnahme von hormonaktiven Stoffen gibt es sogar bei abgefülltem Wasser. Einige dieser hormonaktiven Stoffe wurden durch andere gleichermaßen schädliche Substanzen ersetzt: viele ‚BPA-freie' Wasserbehälter enthalten stattdessen Bisphenol S (BPS), das ebenfalls sowohl genomische als auch nicht-genomische hormonaktive Wirkung auf den Körper hat [76].

Anilin

Anilin wird in der Fleischproduktion, in Zigaretten, Pestiziden, Pharmazeutika (Acetaminophen bzw. Paracetamol), Nahrungsmittelfarbstoffen, Kosmetika und Textilien eingesetzt [88]. Wenn Ihre Mutter oder die Mutter Ihres Partners Paracetamol während Ihrer Schwangerschaft eingenommen hat, haben Sie höchstwahrscheinlich eine verminderte Fertilität [89] [90]. Untersuchungen haben gezeigt, dass Paracetamol die weibliche Fertilität beeinträchtigt, indem es den Zeitpunkt der Schwangerschaft verzögert und den Eisprung einer Frau verhindern kann [88] [91].

Hormonbelastung im Haushalt

Umwelthormone umfassen zahlreiche synthetische Substanzen, die in Industrieschmierstoffen und lösungsmitteln zum Einsatz kommen, sowie deren Nebenprodukte, wie etwa PCB und polybromierte Diphenylether (PBDE, als Flammschutzmittel benutzt). Es hat sich gezeigt, dass sich PBDE auf die männliche Spermienqualität auswirkt [92]. Chemische Flammschutzmittel, wie Organophosphat-Verbindungen (OP-Verbindungen), haben PBDE in den letzten Jahren ersetzt. OP-Verbindungen wurden in Hausstaub gefunden, der dann von Menschen zu Hause aufgenommen wird und zum Anstieg von Prolaktinwerten führt, die wiederum einen unregelmäßigen Menstruationszyklus bei Frauen und eine Abnahme der Samenqualität bei Männern verursachen [93].

Alkylphenolethoxylate (APE)

APE sind Waschmittel-Emulgatoren und Benetzungsmittel, die in Farben, Haushaltsprodukten, Hygieneartikeln und vielen anderen industriellen und landwirtschaftlichen Produkten benutzt werden. Es wurde gezeigt, dass eine übermäßige Exposition gegenüber APE die Entwicklung der männlichen Fertilität beeinträchtigt [94].

Polychlorierte Biphenyle (PCB)

Polychlorierte Biphenyle (PCB) sind heute in Fleisch, Fisch und Geflügel sowie in menschlichem Gewebe nachweisbar und werden mit Unfruchtbarkeit bei Männern und vorzeitiger Pubertät bei Mädchen in Zusammenhang gebracht [87]. PCB können die Schilddrüsenhormone verändern [86], die in der Lutealphase (zweite Hälfte) des Menstruationszyklus wichtig sind. PCB wurden in der Samenflüssigkeit von unfruchtbaren Männern gefunden, was zu einer Abnahme von Samenvolumen, Spermienanzahl, progressiver Motilität, normaler Morphologie und Fertilitätsfähigkeit führte [87].

Polyfluorierte Chemikalien (PFC)

PFC sind auch als polyfluorierte/perfluorierte Chemikalien, polyfluorierte/perfluorierte Alkylverbindungen, Perfluoralkylsäuren, polyfluorierte Alkylsubstanzen bekannt. In den letzten Jahren wurden PFC zunehmend auf ihre potenzielle Gefahr für Menschen untersucht.

PFC sind eine große Gruppe von künstlich hergestellten Verbindungen, die viel bei der Herstellung von alltäglichen Produkten verwendet werden, die schmutz-, fett- und wasserabweisend sind; darunter Teppich- und Möbel-Pflegemittel; Essensverpackungen; Spray für Leder, Schuhe und andere Kleidung; Farben und Reinigungsmittel; und sogar Produkte wie Shampoo und Bodenwachs. PFC können verwendet werden, um zu verhindern, dass Essen in Kochgeschirr (antihaftbeschichtete Bratpfannen) haften bleibt, um Sofas und Teppiche fleckenabweisend zu machen, um Kleidung und Matratzen wasserfester zu machen, und kann auch in einigen Lebensmittelverpackungen (wie etwa Fastfood-Behältern oder Mikrowellen-Popcorntüten) als auch in einigen brandbekämpfenden Materialien [95] zum Einsatz kommen.

Die bekanntesten PFC sind Perfluoroctansulfonsäure (PFOS), Perfluoroctansäure (PFOA) und deren Derivate, die zur Gruppe der perfluorierten Alkylsubstanzen (PFAS) gehören. PFC sind in der Umwelt sehr präsent und einige von ihnen wurden als globale Schadstoffe in Luft, Wasser, Boden und Tierwelt ausfindig gemacht. Bioakkumulation findet in Menschen statt und jeder in unserer Gesellschaft hat Spuren dieser PFC im Blut und in den inneren Organen, wie etwa in der Leber, den Nieren, der Milz, der Gallenblase und den Hoden [95]. Einige dieser PFC, wie etwa PFOS und PFOA, können sich zu potentiellen Giftstoffen entwickeln und stehen im Verdacht, endokrine Störungen der Sexualhormonwerte zu verursachen, die in niedrigen Testosteron- und hohen Östradiolwerten resultieren [95].

Die meisten verwestlichten Länder haben deren Gebrauch verboten. Hunderte verwandte Chemikalien sind jedoch nicht reguliert und könnten potentiell die Fertilitätshormonwerte beeinträchtigen.

Die stärkste Einwirkung auf den Menschen haben höchstwahrscheinlich PFC von oberflächenaktiven Stoffen, die zur

Imprägnation von Verbrauchergütern, wie etwa Textilien, Schuhwerk, Möbeln und Teppichen, verwendet werden, die dann PFC in die häusliche Luft abgeben und häuslichen Staub kontaminieren, der dann von Menschen eingeatmet wird. Babys und Kleinkinder können mehr Hausstaub ausgesetzt sein, während sie auf dem Boden spielen, und dabei diese kontaminierten Staubpartikel auf ihren Fingern ansammeln und sie in ihren Mund stecken und aufnehmen. Im Verhältnis zu ihrem Körpergewicht, nehmen Kinder 5- bis 10-mal mehr häusliche PFC als Erwachsene auf[95].

Zwei neuere Studien legen nahe, dass PFC die Fertilität bei Menschen reduzieren könnten. Bei dänischen Frauen wurden hohe PFOS- und PFOA-Werte mit einer längeren Dauer bis zur erfolgten Schwangerschaft und unregelmäßigem Menstruationszyklus assoziiert [95]. Junge dänische Männer mit gleichermaßen hohen PFOS- und PFOA-Werten hatten nur die Hälfte der normalen Spermien im Vergleich zu Männern mit niedrigen Werten [96]. Diese geringe Spermienanzahl könnte durch polyfluorierte Substanzen an den Leydig-Zellen verursacht worden sein. Leydig-Zellen, die bei Männern Testosteron produzieren, sind bei unfruchtbaren Männern häufig vergrößert (Hyperplasie). Dies führt zu niedrigen Testosteron- und hohen Östrogenwerten [95].

Das internationale Bewusstsein und die Sorge wachsen. Im Jahr 2000 hat der wichtigste Hersteller, die 3M Company, freiwillig die Produktion einer der Chemikalien gestoppt (PFOS) und ein Verbot von einigen Fluortelomeren wurde 2006 in Kanada eingeleitet [95]. In Europa wurden PFOS und seine Derivate 2008 verboten, während sie in den USA 2000 verboten wurden [95]. In China jedoch sind die PFOS-Werte seit 2003 exponentiell angestiegen. Die PFOS-Werte in Shenyang, China, waren 2004 ungefähr siebenmal höher als bei der US-amerikanischen Allgemeinbevölkerung zu diesem Zeitpunkt [97]. PFOS sind nur ein kleiner Teil des Problems. Die Familie der PFCs besteht aus hunderten anderen, unbeschränkten Chemikalien.

Fossile Brennstoffe

Andere Umweltschadstoffe beziehen das Verbrennen von Holz, und untergeordnet den Zigarettenrauch, mit ein. Das Verbrennen von Holz setzt eine Vielzahl von Schadstoffen, einschließlich polychloriertes Dibenzodioxin und Dibenzofuran, polychloriertes Biphenyl, Feinstaub und polyzyklisch-aromatische Kohlenwasserstoffe (PAK) frei. Bei Schwangeren, die PAK ausgesetzt sind, ist das Risiko erhöht, dass ihr Baby eine intrauterine Wachstumsretardierung (IUGR) erleidet oder mit einem niedrigen Geburtsgewicht zur Welt kommt [109]. Untersuchungen haben gezeigt, dass Frauen, die über einen langen Zeitraum Zigaretten- oder Brennholzrauch in ihrem Zuhause ausgesetzt waren, wahrscheinlich niedrige Werte des Anti-Müller-Hormons (AMH) und eine verminderte Fertilität haben [25]. Andere Untersuchungen sind zu dem Ergebnis gekommen, dass das passive Zigarettenrauchen vor der Schwangerschaft das Gehirn des Babys beeinträchtigen kann [98]. Andere Luftschadstoffe, wie Emissionen von Dieselfahrzeugen, werden mit einer erhöhten Autismus-Rate bei Kindern in Verbindung gebracht [340].

Orale Verhütungspille

Die Einnahme von Verhütungsmitteln ist bei Frauen heutzutage üblich. Sie werden oft weiblichen Teenagern verschrieben, um Menstruationsschmerzen zu lindern, ihre Hormone zu regulieren und ihr Hautbild zu verbessern sowie eine ungewollte Schwangerschaft zu verhindern. Mädchen setzen die Einnahme oft mehr als ein Jahrzehnt lang fort, bis sie jemanden finden und sich niederlassen, nur um dann festzustellen, dass sie nicht schwanger werden können. Untersuchungen haben gezeigt, dass Frauen, die die Kombipille eingenommen hatten, deutlich länger brauchten, um schwanger zu werden, nachdem sie die Pille abgesetzt hatten [99]. Die Lage war schlimmer bei Frauen, die älter als 35 waren, übergewichtig waren oder eine unregelmäßige Periode hatten. In meiner Klinik habe ich festgestellt, dass es für

Frauen, die Verhütungsmittel mehr als ein Jahrzehnt lang eingenommen haben, schwierig ist, schwanger zu werden. Der Körper ist keine Maschine, bei der der Schalter für Fertilität ein- und ausgestellt werden kann, so wie es die westliche Medizin sieht.

Die meisten oralen Verhütungspillen heutzutage bestehen aus einer Kombination von Hormonen – Östrogenen und Gestagenen – daher ihr Name: Kombipille. Sie wirken, indem sie das follikelstimulierende Hormon (FSH) und das Lutein-Hormon (LH) unterdrücken und somit den Eisprung verhindern. Zudem verdicken sie den Gebärmutterhalsschleim und machen es für die Spermien schwieriger, sie als Leiter zu benutzten, um hinauf zur Gebärmutter zu steigen und in sie einzudringen. Verhütungspillen, die nur Progesteron enthalten (Minipille oder ‚POP‘) machen den Gebärmutterhalsschleim zu zäh, dadurch verhindern sie, dass die Spermien aufwärts zur Gebärmutter gelangen und die Eizelle befruchten. Sie verhindern auch, dass die Hirnanhangsdrüse LH freisetzt, was den Eisprung verhindert und die Gebärmutterschleimhaut unwirtlich (für Einnistung) macht.

Intrakutane Verhütungsmittel sind bei jungen Frauen sehr beliebt. Meiner Erfahrung nach verursacht der Gebrauch dieser Mittel ein enormes hormonelles Ungleichgewicht, Gewichtszunahme und emotionale Schwankungen. Das Implantat kann auch verrutschen und im Körper verloren gehen. Es kann sogar länger dauern, bis sich der Menstruationszyklus regelt, nachdem das Implantat einmal aus dem Körper entfernt wurde [99].

Die Zukunft

Innerhalb des chemischen Universums, das aus mehr als 80.000 Substanzen besteht, haben über 1000 nachweisliche Nebenwirkungen, aber nur ein kleiner Teil wurde an Menschen getestet [100]. Nur 40 Chemikalien, die in der Umwelt weit verbreitet sind, wurden genannt, die die Reproduktion beeinträchtigen oder andere hormonstörende

Wirkungen haben. Die Zahl muss jedoch als unvollständig angesehen werden, da buchstäblich Zehntausende von menschengemachten Chemikalien auf ihre Wirkung auf die männliche und weibliche Fertilität noch ausgewertet werden müssen.

Schlechte Ernährung

Unsere Nahrung, die seit den 1940ern verändert wurde, ist jetzt sogar noch mehr verarbeitet, um sie in den Regalen haltbarer zu machen und appetitlicher aussehen zu lassen. Nahrung steht in vorgepackten Verpackungen mit chemischen Zusätzen zur Verfügung, um sie länger haltbar zu machen (als gäbe es durch das Spritzen der Erntefrüchte und die Verarbeitung nicht bereits genug Chemikalien). Es wird dann ein Fertiggericht mit Zusatz von Salz, Zucker und Konservierungsstoffen verarbeitet und dann endlich in die Mikrowelle geworfen, um den letzten Rest an Nährstoffen zu zerstören, fertig für uns zum Verzehr.

Wir essen unterwegs, an unseren Schreibtischen, während wir gestresst arbeiten, und spät abends nach einem langen Tag im Büro. Auf diese Weise schädigen wir unsere Verdauung, da wir nicht zulassen, dass die Nahrung richtig verdaut wird. Dies beeinflusst wiederum unseren Schlaf und verringert weiter unser Energieniveau, nur damit wir am nächsten Morgen wieder aufstehen und alles wiederholen. Dieser Zyklus benötigt nur wenige Jahre, um den Körper ausreichend zu schwächen und die Fertilität zu schädigen.

Gewicht

Das Körpergewicht ist ein bekannter Faktor für die Gesundheit und kann auch die Fertilität beeinträchtigen. Über- oder Untergewicht kann Ihre Fertilität stören. Wenn Sie untergewichtig sind (weniger als 22 Prozent Körperfett), kann dies bedeuten, dass Ihre Östrogenwerte niedriger sein können als normal, was zu Unfruchtbarkeit führen kann. Der Körper könnte auch eine Form von Mangel haben, wie etwa Energie- und Blutmangel. Dies kann zu Amenorrhö (ausbleibende

Menstruation) und wiederholenden Fehlgeburten führen. Regelmäßiges Essen und weniger Sport helfen, normale Körperfettwerte zurückzubekommen und die körperliche Gesundheit und Fertilität zu verbessern. Regelmäßige Akupunktur fördert Blutzirkulation und Hormonregulation und hilft dem körperlichen Verdauungssystem, mehr Blut zu produzieren. Chinesische Kräuter sind sehr hilfreich bei der Behebung von Defiziten, die durch schlechte Ernährung und/oder übermäßigen Sport entstanden sind.

Leptin

Frauen, die Diät halten und hungern, neigen eher dazu niedrige LH- und Leptinwerte zu haben. Lepin ist das Hormon, das uns das Sättigungsgefühl nach dem Essen gibt. Wenn Energiereserven über einen gewissen Grad steigen, erhöhen sich die Leptinwerte bis zur Schwellenkonzentration, die dem Zentralennervensystem (Hypothalamus) signalisiert, dass der Körper nun die Reproduktion unterstützen kann [101] [102] [103]. Leptin stimuliert auch die Hirnanhangsdrüse zur Produktion von FSH und LH [102]. Es ist daher nicht gut, Diät zu halten oder zu fasten, wenn Sie versuchen, schwanger zu werden, da dies irreguläre Hormonwerte verursachen kann. Leptin kommt hauptsächlich im Fettgewebe vor, was ein Grund dafür ist, warum Frauen mit weniger als 22 Prozent Körperfett dazu neigen, keine entsprechenden Leptinwerte zu haben und einen unregelmäßigen Menstruationszyklus entwickeln.

Das Hormon Ghrelin, das vom Magen schwangerer Frauen freigesetzt wird, hat auch die gleiche Wirkung auf die Fertilitätshormonfreisetzung, indem es auf den Hypothalamus wirkt und FSH und LH freisetzt [104]. Wir sollten daher darauf achten, nicht allzu lange hungrig zu sein oder uns zu überessen, da beides die Hormonregulation und Fertilität beeinträchtigen kann.

Übergewicht

Viele Frauen, die zu mir zur Kinderwunschbehandlung kommen, sind über ihr Gewicht besorgt. Leider kann Übergewicht auch die Fertilität beeinträchtigen. Zu viel Fett im Körper erhöht die Eiweißwerte, die die Einnistung des Embryos in die Gebärmutterschleimhaut unterstützen, Glykierungsendprodukte (AGE: advanced glycation end products) genannt [1]. Fett beinhaltet Östrogen, das Östradiolwerte im Körper beeinträchtigen kann und Unfruchtbarkeitsstörungen verursacht, wie etwa Endometriose. Frauen, die übergewichtig sind, neigen auch zu hohen Insulinwerten. Insulin senkt auch die Werte des Sexualhormon-bindenden Globulins (SHBG), was dazu führt , dass mehr Testosteron im Körper zirkuliert, das die Eierstöcke überversorgt und zu multiplen Follikeln, von denen keiner reift, führt (PCOS). Adipositas (Fettleibigkeit) kann auch mit einem leichten Eisenmangel auf Grund einer subklinischen Entzündung, erhöhten Hepcidin-Werten (ein Peptidhormon, das den Eisenspiegel reguliert) und einer verminderten Eisenaufnahme assoziiert sein, die zu einem Muster führen, in dem sich Unfruchtbarkeit entwickeln kann [105]. Frauen, die zum Zeitpunkt der Empfängnis übergewichtig sind, haben ein erhöhtes Risiko, dass ihre Kinder Autismus entwickeln [15].

Falls Sie denken, dass Sie übergewichtig sind, messen Sie Ihr Taillen-Hüft-Verhältnis. Dies wird gemacht, indem Sie Ihren Taillen-Wert durch Ihren Hüft-Wert teilen. Benutzen Sie nicht den Body-Mass-Index (BMI), da dieser veraltet ist. Falls Ihr Taillen-Hüft-Verhältnis 0,8 oder höher ist, dann würde Ihre Fertilität von etwas Gewichtsverlust profitieren [106].

Exzessiver Sport

Sport, wie alles andere im Leben, ist nur in Maßen gut. Zu wenig Sport verursacht Müdigkeit, Stagnation, Stress und Krankheiten; wobei zu viel den Körper schwächen und die Fertilität schädigen kann. Exzessiver Sport wird in der westlichen Kultur als gesunder Ehrgeiz und Anstrengung wahrgenommen. Wie alle Aktivitäten im Leben jedoch verbraucht Sport Energie und Blut. Zu viel davon verringert die Energie- und Blutreserven des Körpers und schwächt den Körper. Untersuchungen haben gezeigt, dass Frauen, die zu viel trainieren, eine reduzierte Fertilität haben [107], während Männer, die an Triathlons teilnehmen, eine reduzierte Spermienqualität haben können.

Überarbeitung

In einer globalen Wirtschaft konkurrieren wir mit anderen auf der Welt um Geld und Wohlstand. Dies veranlasst Unternehmen, für die wir tätig sind, aggressiver in ihrem Geschäftsumgang zu sein, sodass wir länger und schwerer arbeiten, um Profite für sie und ihre Miteigentümer einzufahren. Es ist eine Abwärtsbewegung Richtung Burnout; ein Burnout, der unsere Gesundheit und Fertilität enorm schädigt. Dies kann in Japan deutlich beobachtet werden, wo Menschen 60-100 Überstunden pro Monat arbeiten und der Einsatz von IVF weltweit am höchsten ist [108]. Untersuchungen haben gezeigt, dass das Arbeiten von mehr als 40 Stunden pro Woche die Fertilität schädigt [54].

Die meisten Menschen, die ich in meiner Klinik behandle, sind überwiegend von Überarbeitung und langem Pendeln zur Arbeit betroffen. Arbeiten bis spät in die Nacht, verbunden mit frühem Aufstehen, ähnelt dem Verbrennen einer Kerze an beiden Enden, was den Körper schwächt.

Paare, die versuchen, ein zusätzliches Kind zu bekommen, neigen dazu in diese Kategorie der Überarbeitung zu fallen. Kinder zu haben ist lebensverändernd und resultiert oft in Schlafmangel, Überarbeitung, sowohl bei Frauen als auch bei Männern, sowie nachfolgender körperlicher Schwäche. Sekundäre Unfruchtbarkeit, bei der ein Paar bereits Zeugungsfähigkeit demonstriert hat, jedoch Schwierigkeiten hat, erneut schwanger zu werden, kann sehr überraschend sein, falls die vorherigen Kinder leicht gezeugt wurden.

Freie Radikale

Unser Grundbedürfnis, um auf diesem Planeten zu überleben, ist Sauerstoff (O_2) einzuatmen. Das bekannte Nebenprodukt der Einatmung von Sauerstoff ist Kohlenstoffdioxid (CO_2), während ein weniger bekanntes Nebenprodukt die reaktiven Sauerstoffspezies (ROS: reactive oxygen species) sind. Das Einatmen von Feinstaub in der Luft ($PM_{2.5}$) kann ebenfalls oxidativen Stress verursachen [109]. ROS sind freie Radikale. Ein freies Radikal ist ein unpaariges Elektron. Eine gewisse Anzahl an freien Radikalen wird für Fertilität benötigt, um der Gebärmutterschleimhaut bei der Ablösung bei jeder menstrualen Blutung, bei Fertilität und Einnistung zu helfen. Zu viele freie Radikale jedoch können im Körper Stress auf zellulärer Ebene verursachen. Falls das Gleichgewicht zwischen freien Radikalen und Antioxidantien zu Gunsten von freien Radikalen (Überfluss) kippt, tritt oxidativer Stress auf. Wenn sich das Gleichgewicht einmal verschiebt, können diese hoch reaktiven Radikale eine Kettenreaktion auslösen, vergleichbar mit Dominosteinen. Ihre Hauptgefahr kommt von dem Schaden, den sie anrichten können, wenn sie mit wichtigen zellulären Bestandteilen reagieren, wie etwa DNS im Spermienkopf oder der Zellmembran einer Eizelle. Zellen können schlecht funktionieren oder sterben („Apoptose"). Um zu verhindern, dass freie Radikale Schaden anrichten, hat der Körper ein Ausgleichssystem, bestehend aus Antioxidantien, wie etwa Melatonin, Vitamin C und E, Beta-Karotin und Selen.

Antioxidantien sind Moleküle, die sicher mit freien Radikalen interagieren können und die Reaktionskette beenden können, bevor andere Moleküle beschädigt werden. Das potenteste Antioxidans ist Melatonin. Der Körper kann Melatonin nur nachts während der Schlafenszeit produzieren. Schlafen während der Tageszeit senkt die Melatonin-Produktion, da Sonnenlicht seine Freisetzung senkt, es sei denn, der Raum ist vollständig abgedunkelt [110]. Die anderen Antioxidantien müssen Sie über Ihre Ernährung aufnehmen. Ältere

Frauen neigen dazu niedrige Antioxidantien-Werte und zu viele freie Radikale in ihrem Körper zu haben [111]. Dieses Ungleichgewicht könnte ein Grund für die schlechte Eizellenqualität und einen Anstieg der Fehlgeburten sein.

Hohe Oxidantien-Werte können die Eizelle schädigen, nachdem sie aus dem Eierstock freigesetzt wurde, den Embryo und vor allem die Spermien, die höchst sensibel auf oxidativen Stress reagieren [112]. Schaden, der durch freie Radikale entstanden ist, kann nicht wieder rückgängig gemacht werden. Flüssigkeit, die die Follikel umgibt, beinhaltet hohe Antioxidantien-Werte, die die Eizelle und Spermien vor Schäden, der durch zu viele freie Radikale verursacht werden könnte, schützt. Frauen, die weniger freie Radikale in ihrem Körper haben, haben eine größere Chance, dass ihre Eizellen Blastozysten werden [113].

Entzündungen oder Infektionen können die Werte der freien Radikale, die vom männlichen Immunsystem durch hohe Werte an weißen Blutkörperchen (bekannt als ‚Leukozytospermie') im Samen angezeigt werden, ansteigen lassen. Es gibt verschiedene Marker, die benutzt werden, um oxidativen Stress zu messen, zum Bespiel die antioxidative Gesamtkapazität (TAC: total antioxidant capacity), die zusammen mit ROS gemessen wird, um die männliche Fertilität zu bestimmen. Ein TAC-ROS-Wert unter 30 wird als schlecht bezeichnet. Männer, die rauchen, haben ein niedriges TAC-ROS Ergebnis. Außerdem gibt es TAC plus Lipidperoxidation, die benutzt wird, um den oxidativen Stress bei Frauen zu messen. LPO- und TAC-Werte sind bedeutend niedriger bei Frauen, die nicht schwanger werden können, als bei denen, die es tun.

Ein Anstieg von freien Radikalen leitet durch Zytokine zusammen mit dem lymphatischen System eine Entzündungsreaktion ein. Moderne Untersuchungen haben gezeigt, dass eine Kettenreaktion freier Radikale Wegen folgt, die nahezu mit den Meridianen übereinstimmen [114]. Dies knüpft an eine andere Untersuchung an, die herausgefunden hat, dass sich Meridiane innerhalb des lymphatischen Systems befinden [115]. Es könnte daher möglich sein, dass Akupunktur wie ein Antioxidans wirkt und die Kettenreaktion, die durch zu viele freie Radikale verursacht wurde, stoppt.

Stress und Angst

Indem sich Technologie mit dem Versprechen, unser Leben einfacher zu machen, weiterentwickelt hat, umgeben wir uns mit Computern und technischen Spielereien, die uns oft süchtig machen. Technologie könnte wohl unsere Leben in mancher Hinsicht leichter gemacht haben, eine Nebenwirkung jedoch ist, dass wir weniger in der Lage sind abzuschalten, was uns gestresst und ängstlich macht. Wir sind ständig angeschlossen, fast immer online, um Informationen zu empfangen, sei es über Smartphones, Tablets, Smart-Fernseher mit hunderten von Kanälen, Radio, Internet usw. Wir werden tagtäglich mit Unmengen von Informationen bombardiert.

Diese Datenmenge muss von unseren Gehirnen/unserem Geist ständig verarbeitet werden. Sie wird sortiert, abgespeichert und aufgerufen, um mit anderen Menschen darüber zu sprechen, sich mit Freunden oder sogar Fremden über Hörfunk- und Fernseh-Übertragungen oder das Internet auszutauschen. Social-Media-Seiten sind hierfür furchtbar. Sie bieten kleine Mengen an Daten und Cookies, die wie Crack auf den Geist wirken, ihn ständig füttern, bis er überreizt und mit Informationen vollgestopft ist und es unmöglich wird, ihn zu kontrollieren; ein ruheloser Geist verursacht Angst, Stress und Schlafprobleme.

Das tagtägliche Verarbeiten von großen Informationsmengen ist sehr energiezehrend. Wir haben uns nicht so schnell entwickelt wie unsere modernen Technik, um so energieeffizient zu sein, was uns müde macht und die Fertilität schädigt.

Menschen haben vergessen, wie sie sich entspannen können. Ich merke dies sehr, wenn Menschen von meiner Behandlungsliege aufstehen und nicht glauben können, wie entspannt sie sich fühlen; es ist etwas, das sie nicht mehr oft fühlen.

Gene

Gene spielen eine wichtige Rolle bei der Fertilität. Gene bedeuten, dass wir eine wahrscheinliche Prädisposition haben, einen bestimmten Fertilitätsweg einzuschlagen. Wir können jedoch den Weg ändern, wenn wir nach den Gesetzen der Natur leben und auf unsere Gesundheit achten, indem wir die in diesem Buch enthaltenen Informationen nutzen und auf unseren Körper achten.

In meiner Klinik habe ich bereits Frauen behandelt, deren Mütter Fertilitätsprobleme hatten und denen Fertilitätsmedikamente gegeben worden waren. Sie stellten fest, dass ihre eigene Fertilität gestört ist, allerdings in einem viel jüngeren Alter. Dies ist etwas, das ich als ‚vererbte vorzeitige Unfruchtbarkeit' bezeichne. Einige Frauen, die in ihren 30ern sind, haben die Fertilität von 40 jährigen. Dieses ist auf ihre Konstitution zurückzuführen. Unsere Konstitution – wie gesund wir sind und demzufolge wie gut unsere Fertilität sein kann – haben wir durch die Gene von unseren Eltern geerbt. Falls Ihre Mutter beispielsweise Probleme mit ihrer Fertilität hatte, dann werden Sie höchstwahrscheinlich die gleichen Probleme haben, oder falls Ihre Mutter an Blutmangel litt, dann könnten auch Sie einen Blutmangel haben. Entsprechend auf der anderen Seite, wenn Ihre Mutter später im Leben Kinder bekam, dann könnten auch Sie dazu fähig sein.

Teil Zwei

Chinesische Medizin und Fertilität

Aus Sicht der Chinesischen Medizin ist Fertilität mehr als nur Eizellen und die Gebärmutterschleimhaut, in die sie sich einnisten. Die Chinesische Medizin zoomt heraus, um die Person ganzheitlich zu betrachten. Alle Aspekte einer Frau oder eines Mannes sind für deren Fertilität bedeutsam – nicht nur Muttern und Schrauben ihrer Reproduktionssysteme. Emotionen, Energieniveau, Gewicht, Ernährung, Sport, Schlaf, Blut, Kälte und Hitze haben zum Beispiel einen Einfluss auf den Körper und müssen ausbalanciert werden, um die Fertilität zu steigern. Dies sind Dinge, die Sie einfach selbst ausgleichen können, indem Sie die Ratschläge in diesem Buch befolgen.

Kapitel Fünf

Grundlagen der Chinesischen Medizin

Lassen Sie mich Ihnen zuerst Hintergrundwissen (Theorie) über Chinesische Medizin geben. Die Chinesische Medizin betrachtet alles in Dualität: Himmel-Erde, Yin-Yang, Sonne-Mond, männlich-weiblich, Spermium-Eizelle usw. Es muss ein Gleichgewicht zwischen diesen Elementen der Dualität herrschen, um einen guten Gesundheitszustand und Fertilität zu erlangen.

Yin und Yang

Yin und Yang ist das wichtigste Konzept der Chinesischen Medizin. Die meisten Menschen haben über Yin und Yang gehört, wissen aber vielleicht nicht, wie diese mit der Fertilität zusammenhängen. Frauen sind überwiegend Yin, während Männer überwiegend Yang sind. Östrogen ist Yin, während Testosteron Yang ist. Das follikelstimulierende Hormon (FSH) ist Yin, während das Lutein-Hormon (LH) Yang ist und so weiter. Yin und Yang sollten ausgeglichen sein. Wenn sie das Gleichgewicht verlieren, entstehen Krankheiten. Falls Sie zu viel Yang haben, dann werden Sie zu viel Hitze haben, die zu einer schlechten Spermienbeweglichkeit führen und eine Schwangerschaft verhindern kann. Wenn Sie einen Yin-Mangel haben, können Sie weniger Gebärmutterhalsschleim und schlechte Eizellen- und Spermienqualität haben. Alles kann auf

Yin oder Yang aufgeteilt werden (siehe Tabelle 5 auf Seite 93).

Yin und Yang können sich auch ineinander umwandeln. Dies wird in dem berühmten Yin- und Yang-Symbol mit dem kleinen Kreis im jeweiligen Teil dargestellt; der schwarze Punkt im Weißen und der weiße Punkt im Schwarzen (siehe unten). Das gleiche Prinzip lässt sich auf Fertilitätshormone anwenden. Wenn eine Frau zu viel Testosteron hat – ein männliches Yang-Hormon – erhöht es die männlichen Merkmale, wie etwa Gesichtsbehaarung, und kann Unfruchtbarkeit verursachen. Wenn ein Mann zu viele Östrogene (Yin-Hormon) hat, verursacht dies weibliche Merkmale, wie etwa vergrößerte Brüste, und kann die Fertilität vermindern.

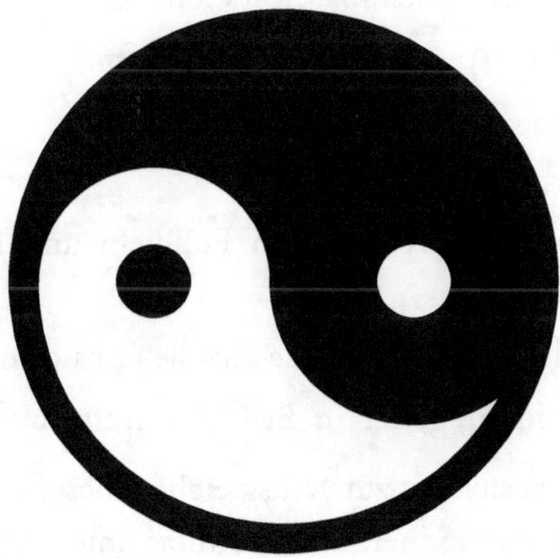

Abbildung 4. Yin-und-Yang-Symbol

Yin und Yang haben ihren Ursprung in der Natur. Sie kommen durch das Betrachten unserer Umwelt, die uns umgibt. Die Nacht ist beispielsweise die Zeit des Yin. Dies ist, wenn wir am inaktivsten sein sollten, ruhen und schlafen sollten. Wenn wir lange aufbleiben und bis spät in die Nacht arbeiten, leiden wir mehr an Mängeln, welche unser Yin und unsere Fertilität schädigen [116].

Sie können, indem Sie sich unten die Tabelle 6 anschauen, sehen, wie Probleme mit Yin und Yang auf die Fertilität übertragen werden können. Ein Yin-Mangel etwa, kann sich manifestieren als:

- Blutmangel (Anämie),
- Unregelmäßige follikuläre Phase,
- hohe FSH-Werte,
- wenig oder kein Gebärmutterhalsschleim,
- niedrige Östrogenwerte,
- Probleme mit entweder Spermien oder Eizelle,
- Wiederholte Fehlgeburten.

Ein Yang-Mangel kann sich manifestieren als:

- schlechter LH-Anstieg,
- niedrige Progesteronwerte,
- niedrige Testosteronwerte,
- Probleme mit der Ruptur von Follikeln und Freisetzung der Eizelle,
- Probleme der Spermien, in die Eizelle einzudringen,
- Embryo nicht fähig, sich in die Gebärmutterwand einzunisten.

Akupunktur eignet sich gut zum Ausgleichen dieser Kräfte im Körper, was die Allgemeingesundheit und Fertilität unterstützt. Akupunktur kann Ihnen jedoch nicht mehr Yin oder Yang, Energie oder Blut geben. Was sie tun kann ist, dem Körper zu helfen, diese selbst herzustellen. Chinesische Kräuter können dem Körper das geben, was er braucht, zum Beispiel mehr Energie (Qi), Blut, Yin oder Yang. Darum werden chinesische Kräuter stärker als Akupunktur angesehen und sind die beliebtere Behandlungsart in China.

Yin	Yang
Allgemein	
Weiblich	Männlich
Mond	Sonne
Wasser	Feuer
Erde	Himmel
Nacht	Tag
Mitternacht	Mittag
Kalt	Heiß
Passiv	Aktiv
Unten	Oben
Fertilität	
Antioxidantien	Freie Radikale
Blut	Energie (Qi)
Gebärmutterhalsschleim	Samen
Eizelle	Spermium
Essentielle Fettsäuren	Eiweiß
Follikuläre Phase	Lutealphase
FSH	LH
Einnistung	Embryo-Transport
Östrogene	Progesteron
Eisprung	Befruchtung
Oxytozin	Testosteron
Schwangerschaft	Geburt
Ruhe	Bewegung
Samenflüssigkeit	Spermien
Spermienkopf	Spermienschwanz
Spermienform (Morphologie)	Spermienbeweglichkeit (Motilität)
TH2	TH1

Tabelle 5. Ein Vergleich von Yin und Yang bei der Fertilität

Qi

Qi (Chi ausgesprochen) ist das Gleiche wie Energie. In Ostasien hat Energie jedoch mehr Funktionen als uns Schwung und Kraft zu verleihen [117]. Sie hält unsere Organe an Stelle, damit sie nicht absinken, einschließlich des Embryos oder des Fötus. Sie schützt auch den Körper vor Viren und Bakterien, indem sie das Immunsystem aufrechterhält. Sie hält den Körper warm, einschließlich der Gebärmutter, die sie zu einer geeigneten Umgebung für Ihr Baby macht, damit dieses wachsen kann. Aus diesem Grund ist Qi dem Yang-Symbol zuzuordnen.

Westliche Medizin kann den Energieverbrauch und die Energieaufnahme einer Person messen; sie kann jedoch nicht ihren aktuellen Energiestand messen. Die Chinesische Medizin kann den aktuellen Energiestand einer Person mittels Pulsdiagnose messen [118].

Das Energieniveau nimmt mit dem Alter ab. Sie können viel mehr junge Menschen bei kaltem Wetter mit weniger Kleidung herumlaufen sehen als andere. Dies ist, weil sie jung sind und mehr Energie haben, die sie warmhält (Yang). Älteren Menschen ist oft kalt und sie müssen ihre Häuser mehr heizen als jüngere Menschen, da sie weniger Energie (Yang) haben; sie diese während ihres Lebens verbraucht haben.

Um Ihnen zu verdeutlichen, wie Energie funktioniert und wie sie Ihre Gesundheit und Fertilität beeinflussen kann, werde ich eine einfache Analogie benutzen: Energie ist wie Geld. Wir wandeln unsere Energie durch Arbeit in Geld um, das wir verwenden, um Essen zu kaufen, das uns Energie gibt. Wir verbrauchen auch Energie, wenn wir übermäßig trainieren, uns überarbeiten und nicht ausreichend schlafen. Der Energieverbrauch der meisten Menschen ist höher als ihre Energieaufnahme, was den Körper schwächt und der Fertilität schadet. Sie verbrauchen mehr als sie aufnehmen. Mit der Zeit können Beförderungen, die Pflege von Kontakten und ‚das Leben in vollen

Zügen zu genießen' Ihren Körper physisch schwächen und einen Mangel auf Ihrem Fertilitätskonto hinterlassen (siehe Abbildung 5). Dies kann die Leptinwerte senken, was die normale Hormonfreisetzung im Hypothalamus beeinträchtigt. Es ist daher wichtig, dass Sie Ihren Energieverbrauch verwalten und einteilen, um Ihre Fertilität zu verbessern. Dies gelingt Ihnen, indem Ihnen Ihr Energieniveau und die Bedürfnisse Ihres Körpers bewusster werden. Es wird nicht lange dauern, bis Sie sich Ihrer Energie und der Frage, wo Sie diese verbrauchen, bewusster werden! Mit mehr Bewusstsein vergrößert sich die Fertilität!

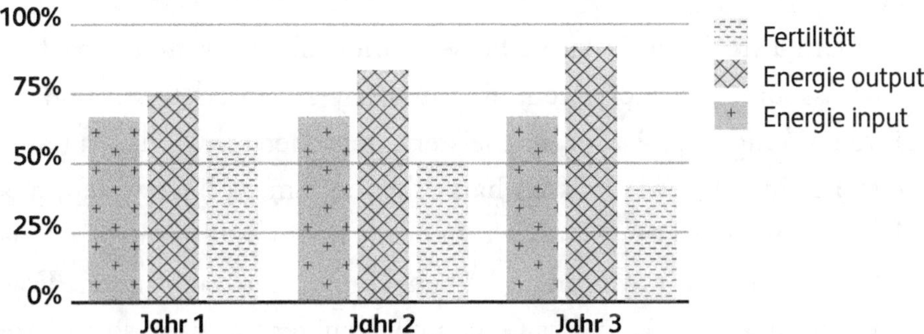

Abbildung 5. Geschätzte Entwicklung von Energieaufnahme und verbrauch, die die Fertilität im Laufe der Zeit beeinträchtigt

Wenn sie gefragt werden, sagen die meisten Menschen, dass ihr Energieniveau gut ist. Wenn ich jedoch ihren Puls messe, finde ich heraus, dass es schwach ist. Der Grund hierfür ist, dass die meisten Menschen auf ihre Verstandesebene fixiert sind. Wir sind mehr als unser Verstand; wir sind das Bewusstsein, das hinter dem Verstand sitzt. Falls sie ihr Bewusstsein von ihrem Verstand trennen und es auf ihren Körper richten könnten, würden die meisten Menschen feststellen, dass ihr Körper schwach ist und sie sich entspannen möchten. Sie können Ihr Bewusstsein von Ihrem Verstand durch Aktivitäten wie Meditation, Yoga und Achtsamkeit trennen.

Als potentieller Elternteil ist es wahrscheinlich, dass Sie einen Teil Ihrer Energie für Ihr Baby aufopfern, unglücklicherweise jedoch funktioniert Ihr Körper nicht auf diese Art und Weise. Er ist ein Überlebensorganismus, der das Baby nur dann unterstützen wird, wenn Ihnen als Mutter ausreichend Energie übrig bleibt, nachdem Ihre täglichen Bedürfnisse gedeckt wurden. Energie ist endlich – sie steht Ihnen nur in dem Maße zur Verfügung, wie Sie selbst Energie haben. Wenn Sie zu viel Energie beim Arbeiten, Pendeln, Kontakteknüpfen, Trainieren oder Benutzen von Technologie, wie etwa soziale Medien, verbrauchen, bleiben Ihnen weniger Energie und Ressourcen für Ihre Fertilität (siehe Abbildung 6).

Um Ihre Energie zu verbessern, müssen Sie weniger machen und Ressourcen konservieren, um Ihr Baby zu unterstützen und zu nähren. Weniger tun ist für die meisten Menschen schwierig, da unser Verstand uns sagt, wir müssen hart arbeiten, um zu bekommen, was wir möchten oder Dinge zu Ende zu bringen, die auf unserer ‚To-Do-Liste' stehen, bevor wir uns erlauben können zu entspannen. Was Fertilität anbelangt, ist es das Gegenteil: weniger tun kann sogar Ihre Fertilität verbessern. Versuchen Sie, eher auf Ihren Körper zu hören als auf Ihren Verstand, da es Ihr Körper ist, der das Baby austragen wird, nicht Ihr Verstand!

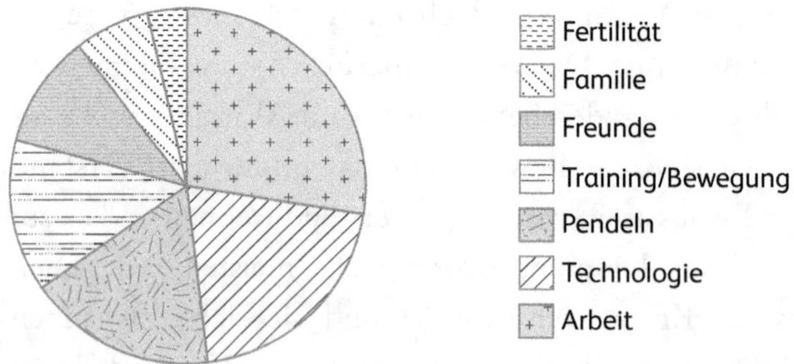

Abbildung 6. Geschätzter Energieverbrauch einer Durchschnittsperson

Blut

Blut ist in der Chinesischen Medizin gleich der westlichen Medizin. Falls Sie nach der westlichen Medizin anämisch sind, haben Sie nach der Chinesischen Medizin ebenfalls Blutmangel. Es gibt jedoch zwei wesentliche Unterschiede:

1. Chinesische Medizin wird bei Ihnen viel eher einen Blutmangel feststellen, als die westliche Medizin. Der Grund hierfür ist der, dass in der westlichen Medizin die Spannbreite, was eine normale Menge Blut darstellt, beschränkt ist und diese sich auf Krankheiten wie Anämie bezieht. Die Spannbreite in der Chinesischen Medizin ist viel breiter und erlaubt dem Therapeuten, einen Blutmangel eher zu erkennen und zu behandeln und somit die Gesundheit und Fertilität einer Person zu optimieren, lange bevor ein Problem entsteht.

2. Nach der Chinesischen Medizin kann Überanstrengung die Blutwerte im Körper senken. Genauso, wie wenn Sie zu viel machen und sich müde fühlen und einen Energiemangel haben, können Sie auch Blutmangel haben. Die Blutwerte können genauso wie das Energieniveau schwanken und Ihre Fertilität beeinträchtigen. Ein gutes Beispiel hierfür ist der weibliche Menstruationszyklus, dessen Blutverlust viele Frauen müde, erschöpft und schwindelig machen kann.

Blut macht viel mehr, als nur Sauerstoff im Körper zu bewegen; es befördert Ihre Fertilitätshormone und trägt das Immunsystem, es wird benötigt, um die Gebärmutterschleimhaut zu verdicken, die Plazenta wachsen zu lassen und Ihrem Baby beim Wachstum zu helfen. Blut geht Hand in Hand mit Energie. Dorthin wo Energie geht, geht auch Blut. Wenn wir müde sind, denken wir oft, dass es uns an Energie mangelt, wir können aber auch einen Blutmangel haben [105]. Das ist der Grund, warum die Einnahme eines eisenhaltigen Nahrungsergänzungsmittels, welches die Menge von roten

Blutkörperchen (Hämoglobin) im Körper erhöht, dazu beitragen kann, dass wir uns weniger müde fühlen.

Der Körper ist sehr im Hier und Jetzt und reagiert auf die Umwelt, in die er gesetzt wird. Lange Arbeits- und Pendelzeiten verbrauchen auch mehr Energie und Blut, da Menschen mehr ihrer körperlichen Ressourcen verbrauchen als sie über Nahrung und Schlaf erhalten. Der Körper reagiert einfach darauf und verbraucht diese Ressourcen zwangsläufig. Falls Ihr Job oder das Pendeln stressig sind, dann werden auch mehr Ihrer körperlichen Ressourcen verbraucht und Sie werden mehr unter Energie- und Blutmangel leiden, was Ihre Fertilität verschlechtert.

Ihr Körper merkt nicht, dass Ihre Arbeit nicht wichtiger ist als schwanger zu werden; er sieht nur was von Ihrem Energiekonto abgebucht wird und was für Ihre Fertilität übrigbleibt. Nach einigen Jahren dieses ständigen Mehrverbrauchs von Energie und Blut, mehr als Sie ‚einzahlen', können die Spermien- und Eizellenqualität, die Dicke der Gebärmutterschleimhaut und sogar Hormonwerte, wie etwa FSH (siehe Abbildung 5, Seite 95), beeinträchtigt werden. Schauen Sie sich Ihre Energieausgaben an und versuchen Sie herauszufinden, wo Sie Einsparungen machen können.

Eine leichte menstruale Blutung, die niemals stark wird, ist bequem für die meisten Frauen, da es weniger Mühe bedeutet. Aus Sicht der Chinesischen Medizin deutet dies tatsächlich auf einen Blutmangel und schlechte Fertilität hin. Eine gesunde Periodenblutung sollte zwischen fünf und sieben Tage dauern und die ersten 3-5 Tage lang stark sein, dann auf mittelstark reduziert sein, dann leicht. Schwindel während Ihrer Periode kann ein Zeichen für Blutmangel sein.

Da Blut eine Flüssigkeit ist, ist es als Yin charakterisiert. Die Umgebungstemperatur beeinflusst seine Fließeigenschaften. Wenn der Körper kalt ist, fließt das Blut nicht so gut durch den Körper wie es sollte. Kälte kann die Verteilung von Fertilitätshormonen beeinträchtigen [11]. Es ist daher wichtig, dass Sie Ihren Körper warmhalten, genügend warme Kleidung tragen, warmes Essen und warme Flüssigkeiten haben, um sicherzustellen, dass ihr Blut besser fließt und ihre Fertilitätshormone gut reguliert sind.

Jing

Jing lässt sich ins Deutsche als „Essenz" übersetzen [342]. Essenz ist eine konzentriertere Form von Yin. Es ist wie eine konzentrierte Feuchtigkeitscreme, allerdings in flüssiger Form, die der Körper benutzt. Es ist mit Eizellen- und Spermienqualität verwandt. Jede Chromosomenstörung der Eizelle, schlechte Eizellenreserven oder Morphologie (physische Struktur), Probleme mit Spermien, zeigen einen Jing-Mangel an. Jing ist in den Nieren beheimatet. Wir werden mit einer bestimmten Menge, die wir von unseren Eltern vererbt bekommen und die wir wiederum an unsere Kinder weitergeben, geboren.

Wenn Sie einen Jing-Mangel haben, ist Ihr Körper erschöpft, was Probleme mit der Empfängnis verursachen kann und ein Faktor bei wiederholten Fehlgeburten sein kann. Eine schlechte Ernährung, Gene oder lange Arbeitszeiten über mehrere Jahre können Jing verbrauchen. Das Verständnis darüber, welches Ungleichgewicht Sie haben, kann Ihnen helfen, sich auf das zu konzentrieren, was Sie verändern müssen, um Ihre Gesundheit zu verbessern und auf natürlichem Wege schwanger zu werden. Als Nächstes werden wir uns die verschiedenen Formen von Ungleichgewichten in der Chinesischen Medizin ansehen und wie Sie sie behandeln können.

Kapitel Sechs

Finden Sie Ihre Diagnose nach der Chinesischen Medizin

In diesem Kapitel werde ich jedes der Muster, das in der Chinesischen Medizin existiert, erklären. Es ist wichtig, dass Sie verstehen, in welche Kategorie Sie fallen, da dieses Verständnis Ihnen dabei hilft zu verstehen, wie sich ein Problem auf Ihren ganzen Körper, einschließlich Ihrer Fertilität, auswirkt und was Sie dagegen machen können. Indem Sie die Punkte zusammenaddieren und das größere Bild sehen, sind Sie in der Lage, Ihre Fertilität und Ihre Chancen einer natürlichen Schwangerschaft zu verbessern.

Nachdem Sie sich die verschiedenen Muster durchgelesen haben, werden Sie feststellen, dass auf Sie ein oder mehrere zutreffen. Dies ist, weil die Mehrheit der Menschen nicht in nur ein Muster fällt, sondern eine Kombination von Mustern, zum Beispiel ein Blutmangel mit Blutstasis, Nieren-Yang-Mangel mit Leber-Qi-Stagnation und Milz-Qi-Mangel hat. Der Trick dabei ist, zu bestimmen, welches Muster das dominante ist und dieses zuerst zu behandeln; wenn andere Muster dominant werden, fokussieren Sie sich darauf.

Qi-Mangel

In der Chinesischen Medizin gibt es viele verschiedene Energiearten, und ein Energiemangel kann mehr verursachen, als dass Sie sich müde fühlen.

Symptome

Symptome von Qi-Mangel sind:

- Ausbleiben der Periode (Amenorrhö),
- Kaffeesucht,
- Schwindel,
- starke Perioden (Menorrhagie),
- unregelmäßige Menstruationszyklen,
- weicher Stuhl,
- schmerzhafte Perioden (Dysmenorrhö),
- schlechter Appetit,
- Gebärmuttersenkung,
- wiederkehrende Erkältungen,
- Kurzatmigkeit,
- Schwitzen während des Tages,
- Verspannte Muskeln,
- Müdigkeit nach dem Sport,
- Schwäche.

Untersuchung

Es gibt verschiedene Wege, Ihr Energieniveau zu testen, über Ihren Puls oder nachdem Sie gewisse Aktivitäten gemacht haben. Falls Sie beispielsweise meditieren und dabei einschlafen, sind Sie müde, oder wenn Sie sich nach dem Sport müde fühlen, dann haben Sie ein schwaches Energieniveau. Grundsätzlich ist die Chinesische Medizin jedoch symptom-orientiert, falls Sie drei oder mehr der oben genannten Symptome haben, könnten Sie einen Qi-Mangel haben.

Gründe

Energie kann auf vielen Wegen verbraucht werden bzw. erschöpft sein: zu viel arbeiten oder trainieren, nicht genug essen, Diät halten, Schlafmangel, Angst, Stress usw. Emotionaler Stress kann Qi (Energie) aufbrachen, sodass Sie müde und niedergeschlagen sind. Dies ist in der westlichen Medizin als die Resistenzphase bekannt, wo der Anstieg von zirkulierenden Glukokortikoid-Hormonen den Energiebedarf erhöht. Leider ist der Versuch, schwanger zu werden, sehr emotional und dies an sich kann Energie verbrauchen, was die Leptinwerte senken und schwankende Hormonwerte verursachen kann.

Qi entsteht durch die Nahrung und Flüssigkeiten, die wir essen und trinken, und durch die Luft, die wir atmen. Daher ist die Qualität dessen, was wir essen, und der Luft, die wir atmen, für den Erhalt eines gesunden Energieniveaus wichtig. In der Chinesischen Medizin wird Qi erheblich der Milz zugeschrieben. Nahrungsmittel, die die Milzfunktion schädigen, wie übermäßiger Verzehr von Milchprodukten und Gluten, können das Energieniveau einer Person vermindern. Der Verzehr von Nahrungsmitteln, die verarbeitet oder von schlechter Qualität sind, wie etwa fertige Mikrowellengereichte, können auch das Energieniveau beeinträchtigen.

Eine solche Ernährungsweise über einen langen Zeitraum kann einen erheblichen Energiemangel verursachen (siehe Abbildung 5, Seite 95), was dann die Fertilität schädigen kann. Kaffee ist ein starkes Yang-bewegendes Aufputschmittel, daher sind viele Menschen, die unter Energiemangel leiden, süchtig danach.

Risiken

Die Gesundheitsrisiken eines Qi-Mangels umfassen:

- Eileiterschwangerschaft,
- Einnistungsfehler,
- Wiederholte Fehlgeburten,
- Idiopathische Unfruchtbarkeit.

Behandlung

Behandlungsstrategien, um das Energieniveau zu verbessern, beinhalten die Optimierung aller Aspekte des Lebens – von der Ernährung über den Schlaf bis zur Kleidung, die Sie tragen, – zusammen in einem Programm, um den Energieverbrauch zu senken und das Qi-Niveau aufzubauen.

Behandlungs-Checkliste ☑

- ☐ Vermeiden Sie den Verzehr von Imbiss- oder Mikrowellennahrung.
- ☐ Essen Sie nicht zu spät (nach 19 Uhr).
- ☐ Arbeiten Sie nicht mehr als 40 Stunden pro Woche.
- ☐ Essen Sie hochwertige, biologisch erzeugte Früchte und Gemüse.
- ☐ Essen Sie nur biologisch erzeugtes, frisches Fleisch (keine Tiefkühlware).
- ☐ Trainieren Sie dreimal pro Woche, aber nicht mehr.
- ☐ Gehen Sie wöchentlich zur Akupunkturbehandlung und nehmen Sie chinesische Kräuter wie etwa Ginseng zu sich.
- ☐ Wenn Sie unter chronischem Stress leiden, gehen Sie zur Therapie.
- ☐ Praktizieren Sie Qi Gong-Übungen.
- ☐ Reduzieren Sie Ihren Kaffee-, Zucker-, Gluten- und Milchkonsum.
- ☐ Reduzieren Sie Ihre Stressexposition oder emotionale Niedergeschlagenheit, indem Sie sich mit schönen, lustigen Dingen ablenken.
- ☐ Gehen Sie vor 22 Uhr schlafen.

Blutmangel (Anämie)

Innerhalb des Verständnisses der westlichen Medizin wird ein Blutmangel als ein Mangel an roten Blutzellen (Hämoglobin [Erythrozyten]) bezeichnet. Dieser Zustand kommt vor allem bei Frauen häufig vor, weil sie jeden Monat durch ihren Menstruationszyklus Blut verlieren.

Symptome

Symptome eines Blutmangels spielen in der Chinesischen Medizin eine wichtige Rolle und die meisten Frauen werden einige der folgenden Symptome haben:

- Ausbleiben der Periode (Amenorrhö),
- Ausbleiben des Eisprungs (Anovulation),
- Kaffeesucht,
- Angst,
- Kalte Hände und Füße,
- Heißhunger auf Süßes,
- Depression,
- Schwindel,
- Träume,
- Trockene Haut,
- Hohe FSH-Werte,
- Insomnie,
- Schwankende Hormonewerte,
- Gereiztheit,
- Verspätete Perioden,
- Geringe Menstruationsblutung,
- Taubheit und Kribbeln der Hände und Füße,
- Blasser Teint,
- Blasse Fingernägel,
- Blasse Lippen,
- Polyzystisches Ovarsyndrom (PCOS),
- Schlechtes Gedächtnis,
- Spärliche Perioden,
- Müdigkeit,
- Dünne Gebärmutterschleimhaut.

Untersuchung

Ein Mangel an Hämoglobin entsteht oft auf Grund von Eisenmangel. Es gibt sechs Klassifikationen/Formen des Eisenmangels in der westlichen Medizin, wobei die letztgenannte die schwerste Form ist:

1. Eisenmangel,
2. Funktioneller Eisenmangel,
3. Eisenmangelanämie,
4. Eisenrefraktäre Eisenmangelanämie (IRIDA),

5. Anämie auf Grund von chronischen Erkrankungen,

6. Eisenmangel und Anämie auf Grund von chronischen
   Erkrankungen [119].

Eisenmangelanämie bleibt oft unerkannt und unbehandelt [119]. Westliche Mediziner neigen dazu, Eisenpräparate nur zu geben, wenn sich die Eisenwerte im Rahmen einer Eisenmangelanämie befinden (Kategorie 3) [119]. Zu diesem Zeitpunkt wurde Schaden an der Gesundheit und Fertilität angerichtet. Den meisten Menschen ist nicht bewusst, dass sie eine Anämie haben [120]. Ein Blutmangel wird in der Chinesischen Medizin früher festgestellt und kann eher behandelt werden, sodass Schäden an der Fertilität vermieden werden.

Ursachen

Es gibt drei Organe, die nach der Chinesischen Medizin bei der Herstellung von Blut involviert sind: Milz, Niere und Leber. Die Milz wandelt Nahrungsmittel und Flüssigkeiten, die wir zu uns nehmen, in Energie und Blut um. Die Niere beherbergt das Yin und Jing, die zur Blutbildung beitragen. Die Leber bewegt und speichert das Blut.

Die Geschmacksrichtung, die mit der Milz assoziiert wird, ist süß. Süße Nahrungsmittel helfen, das Blut zu bilden. Wenn Menschen Verlangen nach Zucker haben, haben sie oft einen Blutmangel. In der westlichen Medizin ist dies ähnlich. Blutzuckerwerte beeinträchtigen das Energieniveau. Menschen mit einem niedrigen Blutzuckerspiegel (Hypoglykämie) werden oft sehr müde und blass sein, was innerhalb der Chinesischen Medizin Symptome eines Blutmangels sind.

Die Leber und das Gehirn benötigen eine konstante Versorgung mit Blutzucker. Emotionaler Stress beeinträchtigt die Leber, kann den Bedarf an Blutzucker erhöhen und die Person sich schwach fühlen lassen. Übermäßige geistige Tätigkeit, wie etwa Angst und andauernde Stresssituationen, verbrauchen auch viel Blutzucker, was wiederum eine Person sich schwach fühlen lässt; ihre Fertilität wird durch niedrige Leptinwerte beeinträchtigt, was schwankende Fertilitätshormonwerte des Hypothalamus verursacht.

Überarbeitung, spätes Zubettgehen oder lange Perioden von Schlafentzug, schlechte Ernährung, Diäthalten, übertriebener Sport oder Blutverlust durch Operationen, Verletzungen oder starke Menstruationsblutungen können allesamt zu einem Blutmangel führen. Medikamente, wie etwa Glukokortikoide, Salicylate, nicht-steroidale entzündungshemmende Medikamente (NSAID) und Protonenpumpenhemmer, können die Eisenwerte im Körper, die wiederum andere Blutwerte beeinträchtigen können, herabsetzen [105].

Risiken

Blut spielt eine wichtige Rolle bei der Regulation von Fertilitätshormonen und des Immunsystems. Ferner ernährt es die Gebärmutterschleimhaut, bereitet sie für die Einnistung vor und macht einen großen Teil des Mutterkuchens (Plazenta) aus. Blut arbeitet zusammen mit Qi, welches das Blut bewegt und dabei hilft, es in alle Regionen des Körpers zu transportieren, in denen es gebraucht wird. Die Risiken eines Blutmangels sind:

- Ausbleiben der Periode (Amenorrhö),
- Endometriose,
- Einnistungsfehler,
- Unregelmäßiger Menstruationszyklus,
- PCOS,
- Wiederholte Fehlgeburten,
- Idiopathische Unfruchtbarkeit.

Behandlung

Anstelle von zuckerhaltigen Nahrungsmitteln, die einen kurzen Energieschub geben, sollten Sie mehr Lebensmittel zu sich nehmen, die mehr Eiweiß und Eisen enthalten, da diese eine langanhaltende Versorgung des Blutes sicherstellen. Kaffee bewegt das Blut, die Kehrseite der Medaille jedoch ist, dass Kaffee das Blut und die Fertilität schädigen kann. Nehmen Sie an Stelle von Kaffee ein Ginseng-Getränk zu sich. Nehmen Sie auch ein Eisenpräparat zu sich (siehe Seite 220).

> **Behandlungs-Checkliste** ☑
>
> ☐ Vermeiden Sie raffinierten Zucker und Kaffee.
>
> ☐ Haben Sie keine langen Zeiträume mit Schlafentzug.
>
> ☐ Trainieren Sie nicht, wenn Sie Ihre Menstruationsblutung haben.
>
> ☐ Arbeiten Sie nicht mehr als 40 Stunden pro Woche.
>
> ☐ Essen Sie eiweiß- und eisenreiche Lebensmittel.
>
> ☐ Gehen Sie wöchentlich zur Akupunkturbehandlung und nehmen Sie täglich chinesische Kräuter zu sich.
>
> ☐ Verringern Sie Ihren Energieverbrauch und trainieren Sie weniger.
>
> ☐ Gehen Sie vor 22 Uhr schlafen.
>
> ☐ Nehmen Sie Eisenpräparate (20 mg) zu Ihren pränatalen Nahrungsergänzungsmitteln.

Qi-Stagnation

Bei einer Qi-(Energie)-Stagnation fließt die Energie nicht ordentlich.

Symptome

Eine Qi-Stagnation kann folgende Symptome verursachen:

- Ausbleiben der Periode (Amenorrhö),
- Brustknoten,
- Brustweichheit,
- Neigung zu starken Blutergüssen,
- Zysten,
- Depression,
- Hämorrhoiden,
- Unregelmäßige Menstruationszyklen,
- Gereiztheit,
- Stimmungsschwankungen,
- Muskuläre Verspannungen,
- Schmerz,
- Schmerzhafte Perioden (Dysmenorrhö),
- Prämenstruelles Syndrom

(PMS),

- Wiederholtes Seufzen,

- Jahreszeitlich bedingte Depressionen (SAD).

Untersuchung

Um zu testen, ob Sie eine Qi-Stagnation haben, schauen Sie sich die oben genannten Symptome an und sehen Sie, ob Sie drei oder mehr von ihnen haben. Falls dies der Fall ist, ist es möglich, dass Sie eine Qi-Stagnation haben.

Ursachen

Eine schlechte Ernährung, übermäßiges Trainieren oder nicht-ausreichendes Trainieren können eine Qi-Stagnation verursachen. Emotionales Ungleichgewicht, wie etwa Frustration, Kummer und Sorge, kann auch zu einer Qi-Stagnation führen. Wenn Qi stagniert, wird Blut auch stagnieren, denn wo Energie fließt, fließt Blut.

Während der Wintermonate spüren wir oft die Auswirkungen einer Qi-Stagnation, da Qi zur Stagnation neigt, wenn es kalt ist. Es ist auch dunkler draußen, was sich negativ auf unsere Stimmung und unseren Energiefluss auswirkt. Während dieser Monate hilft es unserer Gesundheit, wenn wir es ruhig angehen lassen, weniger tun, mehr schlafen und essen, so, als würden wir einen Winterschlaf halten und uns auf die bevorstehenden, aktiveren Sommermonate vorbereiten. Dies hilft dabei, ein wichtiges Niveau an Qi, Blut und Yin für den späteren Einsatz bzw. für Ihre Fertilität zu bewahren.

Risiken

Eine Qi-Stagnation kann verursacht werden durch:

- Unregelmäßige Menstruationszyklen,

- Idiopathische Unfruchtbarkeit.

Behandlung

Die Leber ist das am meisten beeinträchtigte Organ, wenn eine Qi-Stagnation existiert, da die Leber für die Regulation von Qi im

Körper zuständig ist. Der Versuch, ein Kind zu bekommen, und nicht schwanger zu werden oder wiederholte Fehlgeburten zu erleben, verursacht eine emotionale Belastung, die zu einer Qi-Stagnation führen kann. In solchen Fällen werden Ihnen Gespräche über Ihre Gefühle mit Ihrem Partner, Freunden, Verwandten oder einem professionellen Therapeuten helfen, diese aufzulösen, und dem Qi erlauben, besser zu fließen, und somit Ihre Fertilität verbessern.

Behandlungs-Checkliste ☑️

- ☐ Essen Sie keine Nahrung, von der Sie Blähungen bekommen, wie etwa Gluten und Junkfood.
- ☐ Trainieren Sie drei- bis viermal pro Woche.
- ☐ Gehen Sie wöchentlich zur Akupunkturbehandlung.
- ☐ Vergewissern Sie sich, dass Sie genügend Kleidung tragen, um Ihren Körper warm zu halten.
- ☐ Meditieren Sie und üben Sie sich in Achtsamkeit.
- ☐ Üben Sie regelmäßig Yoga oder Tai Qi.
- ☐ Verringern Sie Ihre Exposition gegenüber Kälte.
- ☐ Gehen Sie vor 22 Uhr schlafen.
- ☐ Reden Sie mit jemandem über Ihre Gefühle.

Leber-Qi-Stauung

Leber-Qi-Stauung ist die Stagnation von Energie in der Leber.

Symptome

- ein Knoten in der Kehle (Kloß-Gefühl im Hals), der nicht heruntergeschluckt werden kann,
- Angst,
- besseres Energieniveau nach dem Sport,
- Brustknoten,

- kalte Hände und Füße,
- Zysten,
- Depression,
- Traurigkeit,
- sich überdreht/aufgezogen fühlen,
- Kopfschmerzen,
- unregelmäßiger Menstruationszyklus,
- Gereiztheit,
- Menstruationsschmerzen,
- Stimmungsschwankungen,
- Muskelverspannungen,
- Schmerz oder Überdehnung an einer Körperstelle (Hypochondrium), Abdomen oder Brust,
- Prämenstruelles Syndrom (PMS),
- regelmäßiges Seufzen,
- geschwollene und gespannte Brüste vor der Menstruation,
- Schwindelgefühl.

Untersuchung

Wenn Sie drei oder mehr der obengenannten Symptome haben, insbesondere das prämenstruelle Symptom, dann könnten Sie unter einer Leber-Qi-Stauung leiden.

Ursachen

In der Chinesischen Medizin ist die Leber für die Kontrolle des Menstruationszyklus verantwortlich. Diese wird schnell von Frustration und Stress beeinträchtigt, was zu Wut, Trauer und unterdrückten Emotionen führen kann. Es ist das Hauptorgan für Frauen und dasjenige, das oft behandelt werden muss, um die Fertilität zu verbessern.

Der Wunsch ein Kind zu bekommen, ist emotional sehr aufwühlend, mit den Hochs und Tiefs eines Menstruationszyklus: niedergeschlagen, wenn die Blutung beginnt, dann optimistisch um den Eisprung herum, zum Ende des Zyklus hin von Angst begleitet und abwartend, um zu sehen, ob Sie schwanger geworden sind oder nicht. In Kombination mit dem Anblick von anderen Frauen um Sie herum, die augenscheinlich leicht schwanger werden, können

Frustration und Trauer (Leber-Qi-Stauung) ausgelöst werden.

Risiken

Die Risiken einer Qi-Stagnation in der Leber sind:

- unregelmäßiger Menstruationszyklus,
- idiopathische Unfruchtbarkeit.

Behandlung

Falls Sie unter einer Leber-Qi-Stagnation leiden, machen Sie sich keine Sorgen – die meisten Menschen leiden darunter. Übernehmen Sie die Kontrolle, gehen Sie zur Akupunktur, die sehr wirksam in der Behandlung dieses Beschwerdebildes ist, und wenn es schwerwiegend sein sollte, nehmen Sie chinesische Kräuter zu sich und suchen Sie einen erfahrenen Kinderwunschtherapeuten auf. Sie können eine simple Atemübung machen, um sich zu helfen. Atmen Sie durch Ihre Nase und sagen Sie ‚Ich‘, atmen Sie durch den Mund aus und sagen Sie ‚lasse los‘.

Beim Ausgehen und wenn Sie Freunde und Familie treffen, fühlen Sie sich wohl. Es ist zudem eine schöne Ablenkung von dem ständigen Gedanken, schwanger werden zu wollen. Dies bedeutet nicht, dass Sie es nicht ernst genug nehmen oder dass Sie nicht 100 Prozent geben. Im Gegenteil – Sie brauchen eine Pause, Erholung und Balance, was Ihrer Fertilität enorm zugutekommen wird.

Behandlungs-Checkliste ☑

☐ Trainieren Sie drei- bis viermal pro Woche.

☐ Haben Sie Spaß/Freude und lenken Sie sich von Ihrer Kinderwunsch-Reise ab.

☐ Gehen Sie wöchentlich zur Akupunkturbehandlung.

☐ Praktizieren Sie Yoga, Tai Qi oder Meditation.

☐ Nehmen Sie chinesische Kräuter zu sich, in schwerwiegenden Fällen, und gehen Sie zur Beratung/Therapie.

☐ Schauen Sie sich Komödien an (Lachtherapie).

Blut-Stase

Eine Blut-Stase (Stagnation) tritt auf, wenn das Blut nicht frei im Körper fließen kann. Um eine Analogie zu benutzen, die Blut-Stase ist wie das Wasser, das in den Leitungen während eines zu kalten Winters gefriert. Das Wasser bewegt sich nicht (Stase) und das Platzen der Leitungen ist der Punkt von Blut-Stase. Manchmal kann eine Blut-Stase schmerzhaft sein; der Durchbruch von Wasser durch die Leitungen ist wie der Zeitpunkt des Schmerzes, den wir in unseren Körpern fühlen.

Symptome

Symptome einer Blut-Stase sind:

- Ausbleiben der Periode (Amenorrhö),
- Brustknoten,
- Klumpen im Menstruationsfluss,
- Dunkles Menstruationsblut,
- Endometriose,
- fixierte, abdominale Schmerzen,
- Kopfschmerzen,
- starke Perioden (Menorrhagie),
- geistige Ruhelosigkeit,
- schmerzhafte Perioden,

- PCOS,
- Prämenstruelles Syndrom,
- bläulich gefärbte Nägel und Lippen,
- Gebärmutterschleimhaut verschmilzt mit dem Gebärmuttermuskel (Adenomyose).

Untersuchung

Falls Sie drei oder mehr der oben genannten Symptome haben, dann haben Sie wahrscheinlich eine Blut-Stagnation. Sie könnten auch eine Qi-Stagnation oder einen Qi-Mangel haben. Die meisten Menschen haben dies.

Ursachen

Dies ist ein häufiger Zustand, der leicht durch Stress, Frustration, übermäßiges Trainieren, Kälteexposition, schlechte Ernährung und Lebensstil entsteht. Die Ursachen einer Blut-Stase sind:

- Blutmangel (Anämie),
- Qi-Mangel (Energie),
- übermäßige/exzessive Kälte (Yin) im Körper,
- Qi-Stagnation.

Risiken

Wenn die Blut-Stase nicht behandelt wird, kann sie die Funktionen des Körpers verlangsamen und viele Probleme verursachen, einschließlich der Bildung von Knoten im Körper. Diese Knoten sind hart und schmerzhaft, wenn sie berührt werden. Endometriose und PCOS sind auch Formen einer Blut-Stase. Die Risiken einer Blut-Stase sind:

- Eileiterschwangerschaft,
- Einnistungsfehler,
- Myomen (gutartige Tumore),
- schmerzhafte Perioden (Dysmenorrhö),
- idiopathische Unfruchtbarkeit.

Behandlung

Das Ziel der Behandlung ist es, Blut zu bewegen. Sie benötigen mehr Blut, mehr Energie oder mehr Hitze, um das Blut zu bewegen. Verbesserungen der Ernährungs- und Lebensstilgewohnheiten können enorm zur Besserung bei einer Blut-Stase führen und Ihre Fertilität verbessern. Sie können vor dem Eisprung (nicht danach) eine Wärmeflasche auf Ihren unteren Rücken legen, um den Blutfluss zu Ihrer Gebärmutter zu unterstützen. Akupunktur ist gut, um das Blut zu bewegen, da sie ein großartiger Regulator ist. Chinesische Kräuter sind jedoch oft besser, da sie sowohl Blut bewegen als auch mehr Blut bilden können.

Behandlungs-Checkliste ☑

- ☐ Wenden Sie Wärme an, wie etwa eine Wärmeflasche auf Ihrem unteren Rücken, aber nur, wenn Sie dazu neigen zu frieren, und nur, bevor Sie den Eisprung haben.

- ☐ Essen Sie wärmende Nahrungsmittel wie etwa Ingwer, Kurkuma und Kardamom.

- ☐ Wenn Ihre Füße kalt sind, benutzen Sie ein warmes Fußbad.

- ☐ Betrachten Sie Ihre Emotionen, um zu sehen, ob Sie an ihnen arbeiten müssen.

- ☐ Reduzieren Sie Ihren Energieverbrauch: trainieren Sie nicht mehr als dreimal pro Woche, arbeiten Sie keine Nachtschichten und nicht mehr als 40 Stunden pro Woche.

- ☐ Tragen Sie ausreichend Kleidung, um Ihren Körper warm zu halten, als auch warmes Schuhwerk.

Yin-Mangel

Ein Yin-Mangel ist ein Mangel an Körperflüssigkeiten, zum Beispiel Gebärmutterhalsschleim, Samenflüssigkeit oder eine sich schnell lösende Gebärmutterschleimhaut. Yin steht in Verbindung mit Jugendlichkeit, Fertilität und Langlebigkeit. Es sitzt in den Nieren.

Symptome

Die Nachtzeit ist Yin-Zeit, während die Tageszeit Yang-Zeit ist. Nachtschweiß weist auf einen Yin-Mangel hin. Die Körpertemperatur einer Frau nimmt vom Eisprung an zu und steigt, bis entweder die Blutung beginnt oder ein Schwangerschaftstest positiv ist. Zu diesem Zeitpunkt ist einigen Frauen nachts heiß und sie schwitzen. Dies zeigt an, dass Sie zu viel Hitze (Yang) auf Grund eines Yin-Mangels haben. Der Schweiß an sich ist Yin, da er eine Flüssigkeit ist.

Symptome eines Yin-Mangels sind:

- Ausbleiben der Periode (Amenorrhö),
- Mangel an Gebärmutterhalsschleim,
- Angst,
- trockene Haut und/oder Augen,
- verfrühte Perioden,
- übermäßiger Haarausfall,
- Müdigkeit,
- abends mehr Durstempfinden,
- abends größeres Wärmeempfinden,
- starke Perioden (Menorrhagie),
- Schmerzen im unteren Rücken,
- schlechte Spermienmotilität,
- schlechte Spermienviskosität,
- vorzeitiger Samenerguss,
- verlängerte Perioden,
- Nachtschweiß.

Untersuchung

Falls Sie drei oder mehr der oben genannten Symptome haben, dann könnten Sie einen Yin-Mangel haben.

Ursachen

Eine hektische Lebensführung kann leicht das Yin schädigen; spätes Zubettgehen und frühes Aufstehen ,verbrennt die Kerzen an beiden Enden', was eine treffende Analogie für aufgebrauchtes und beschädigtes Yin ist. Eine schlechte Ernährung, Diäthalten, Überarbeitung, übermäßiger Sport oder körperliche Arbeit, Samenverlust bei Männern und übermäßiger Blutverlust bei Frauen, können alle einen Yin-Mangel verursachen. Es ist wichtig, einen Lebensstil zu pflegen, der das Yin erhält, nicht nur in Bezug auf die Fertilität, sondern auch für eine gute Gesundheit, Schönheit und Langlebigkeit.

Risiken

Die Risiken von Yin-Mangel sind:

- eine dünne Gebärmutterschleimhaut,
- Leere-Follikel-Syndrom,
- Einnistungsfehler,
- schlechtes Follikelwachstum,
- schlechte Spermienqualität,
- vorzeitiges Altern,
- wiederauftretende Fehlgeburten,
- idiopathische Unfruchtbarkeit.

Behandlung

Heutzutage praktizieren Menschen in China immer noch Yin-erhaltende Techniken. Yin aufbauen und erhalten ist mehr, als nur Präparate und Kräuter zu sich zu nehmen, es ist ein Lebensstil!

Behandlungs-Checkliste ☑

- ☐ Streichen Sie Alkohol.

- ☐ Streichen Sie jegliche scharfe Nahrungsmittel.

- ☐ Trainieren Sie nicht übermäßig viel. Stattdessen praktizieren Sie sanfte Übungen, wie etwa Yoga oder Tai Qi.

- ☐ Arbeiten Sie nicht mehr als 40 Stunden pro Woche.

- ☐ Arbeiten Sie keine Nachtschichten.

- ☐ Trinken Sie 2 Liter Wasser pro Tag.

- ☐ Essen Sie viele Meeresfrüchte, die kein Quecksilber enthalten (siehe Seite 169).

- ☐ Essen Sie regelmäßig und halten Sie keine Diät.

- ☐ Für Männer: verlieren Sie nicht zu viel Samen. Setzen Sie diesen nur um den Eisprung Ihrer Partnerin herum frei, wenn Sie versuchen, ein Kind zu zeugen.

- ☐ Gehen Sie vor 22 Uhr schlafen.

- ☐ Gehen Sie wöchentlich zur Akupunkturbehandlung und nehmen Sie täglich chinesische Kräuter zu sich.

- ☐ Nehmen Sie Eisenpräparate zu sich (20 mg): gute Mengen an Blut helfen beim Wiederherstellen von Yin.

Yang-Mangel

Yang ist wie eine Kombination aus Energie und Hitze. Es hilft uns, die Bewegung aufrechtzuerhalten, und hält uns warm.

Symptome

Yang-Mangel-Symptome sind:

- frühmorgendlicher, weicher Stuhl,
- Kältegefühl und schnelles Frieren,
- Impotenz,
- verspätete Perioden,
- Schmerzen im unteren Rücken,
- Antriebslosigkeit,
- schmerzhafte Periode (Dysmenorrhö),
- blasser Urin,
- schlechter LH-Anstieg,
- spärliche Perioden,
- Müdigkeit,
- idiopathische Unfruchtbarkeit,
- Drang, sich einzuigeln.

Untersuchung

Die Tageszeit ist Yang, vor allem morgens. Ein Kältegefühl zu dieser Tageszeit betont einen Yang-Mangel. Falls Sie abgesehen davon drei oder mehr der oben genannten Symptome haben, dann könnten Sie einen Yang-Mangel haben.

Ursachen

Ursachen eines Yang-Mangels sind:

- Trinken von kalten Getränken,
- Verzehr von Rohkost wie Salaten oder Smoothies,
- Verzehr von ungekochten Lebensmitteln,
- übermäßiger Gebrauch von Medikamenten,
- Kälteaussetzung,
- Leben in kalten Wohnräumen,
- Überarbeitung.

Risiken

Wenn Ihnen zu kalt wird, setzt eine Stase ein und verursacht schwankende Hormonwerte, die im Körper zirkulieren. Andere Risiken eines Yang-Mangels sind:

- wiederauftretende Fehlgeburten,
- idiopathische Unfruchtbarkeit.

Behandlung

Während des 17. Jahrhunderts haben Menschen natürliche, heiße Quellen als Heilmittel bei Unfruchtbarkeit von Frauen angewendet [121]. Der Grund, warum es bei Unfruchtbarkeit geholfen hat, ist, dass das Baden im heißen Wasser das Yang-Niveau und den Blutfluss im Körper verbessert hat. Blut ist eine Flüssigkeit und wird durch Temperatur beeinflusst. Wenn es wärmer ist, fließt es besser. Ein verbesserter Blutfluss verbessert die Regulation von Fertilitätshormonen, die im Blut enthalten sind, aber auch das Follikelwachstum und die Follikelreifung.

Behandlungs-Checkliste ☑

- ☐ Verwenden Sie mehr Gewürze in Ihrer Ernährung.
- ☐ Essen Sie keine rohen oder kalten Nahrungsmittel.
- ☐ Trocknen Sie Ihre Haare nach dem Waschen.
- ☐ Gehen Sie wöchentlich zur Akupunkturbehandlung und nehmen Sie täglich chinesische Kräuter zu sich.
- ☐ Verringern Sie Kälte- und Durchzugsexposition, inklusive Klimaanlagen.
- ☐ Wenden Sie eine Wärmeflasche auf Ihrem unteren Rücken an.
- ☐ Tragen Sie mehr Kleidung und Thermobekleidung.

Jing-Mangel

Jing bedeutet ‚Essenz' auf Chinesisch [122]. Bei Männern ist es ihr Samen und bei Frauen sind es ihre Eizellen. Während der Schwangerschaft nährt das Jing den Fötus und nach der Geburt kontrolliert es Wachstum, sexuelle Reife, Fertilität und Entwicklung. Es sitzt in den Nieren und wird uns von unseren Eltern vererbt. Wenn diese gesund und stark waren, dann werden wir ihre Stärke und Fertilität erben, ähnlich der Vererbungslehre.

Symptome

- Burnout,
- DNS-Fragmentierung,
- chromosomale Fehlbildungen,
- chronische Infertilität,
- Leere-Follikel-Syndrom,
- fehlende oder verspätete Pubertät,
- schwache Anti-Müller-Hormon-Werte (AMH-Werte),
- schlecht Embryoqualität,
- schlechte Samenmorphologie,
- durchscheinende Zähne,
- schwache Knochen.

Untersuchung

Auf die westliche Medizin übertragen ist Jing eng mit AMH und der Samenqualität verbunden. Indem Sie Ihre AMH-Werte und die Samenqualität zusammen mit den oben genannten Symptomen untersuchen, erlangen Sie ein bessere Verständnis dafür, ob Sie einen Jing-Mangel haben.

Ursachen

Jing kann beschädigt werden durch:

- übermäßigen Samenverlust,
- extremes Training oder Arbeiten,
- lange Perioden der
- Nachtschichtarbeit,
- Fehlgeburten oder Schwangerschaftsabbrüche,
- übermäßigen Gebrauch von

Medikamenten,

- anhaltenden Konsum von

illegalen Drogen,

- schlechte Genetik.

Risiken

Die Risiken eines Jing-Mangels sind:

- Geburtsschäden,
- chromosomale Fehlbildungen,

- Unfruchtbarkeit,
- wiederauftretende Fehlgeburten.

Behandlung

Jing, Yin und Blut ähneln einander und beziehen sich aufeinander. Ausreichende Mengen an Blut nähren das Yin und das Jing. Ausreichende Mengen an Jing werden auch für die Blutproduktion benötigt. Daher ist es wichtig, Blut, Yin und Jing für eine gesunde Fertilität zu nähren.

Behandlungs-Checkliste ☑

☐ Arbeiten Sie nicht mehr als 40 Stunden pro Woche.

☐ Arbeite Sie keine Nachtschichten.

☐ Halten Sie einen Mittagsschlaf.

☐ Gehen Sie wöchentlich zur Akupunkturbehandlung und nehmen Sie täglich chinesische Kräuter zu sich.

☐ Praktizieren Sie sanfte Übungen wie etwa Yoga, Tai Qi und Qi Gong.

☐ Ruhen Sie sich so viel wie möglich aus.

☐ Gehen Sie vor 22 Uhr schlafen.

☐ Nehmen Sie Präparate wie Gelée Royale (100 mg), Blütenpollen (2-5 mg), Koenzym Q10 (600 mg), Myo-Inositol (250-500 mg) und DHEA (25-75 mg) ein (siehe Kapitel Zwölf für weitere Information über Präparate).

Feuchtigkeit

Feuchtigkeit ist stagnierendes Yin, wie ein Sumpf, Moor oder Nebel.

- Zwischenblutung,
- Blähungen,
- Endometriose,
- übermäßiger vaginaler Ausfluss,
- genitales Ekzem,
- fettige Haut,
- Hämorrhoiden,
- weicher und klebriger Stuhl,
- Übergewicht,
- Schmerz und Taubheitsgefühl,
- schmerzhafte Perioden (Dysmenorrhö),
- PCOS,
- schlechter Appetit,
- schlechte Spermienqualität,
- Wassereinlagerungen.

Untersuchung

Falls Sie drei oder mehr der oben genannten Symptome haben, dann könnten Sie unter Feuchtigkeit leiden.

Ursachen

Die Hauptursache von Feuchtigkeit ist eine falsche Ernährung. Der Verzehr von Gluten, Junkfood oder zu vielen Milchprodukten kann zu Feuchtigkeit führen, da das Verdauungssystem mehr arbeiten muss, um diese Nahrungsmittel zu verarbeiten; es wird dadurch geschwächt. Dieses Schwächen reduziert die Flüssigkeit innerhalb des Stoffwechsels und führt zu einer Yin-Stagnation, die Feuchtigkeit verursacht. Haben Sie sich jemals gewundert, warum ein Glas Milch abends Ihnen hilft zu schlafen? Es kommt daher, weil es für die Milz schwierig ist, Milch zu verarbeiten, da ihre Feuchtigkeit die Milz schwächt. Wenn die Milz geschwächt wird, fühlen wir uns müde und es fällt uns leichter zu schlafen.

In der nassen Jahreszeit, von Herbst bis Frühling, können Menschen an Feuchtigkeit leiden. Wir vergessen oft, dass wir inmitten eines Ökosystems leben und von diesem beeinflusst werden. Energie und Blut fließen bei Menschen mit innerer Feuchtigkeit schwerer durch den Körper, vergleichbar mit dem Waten durch einen Sumpf. Feuchtigkeit lässt Energie und Blut langsamer fließen und verursacht Stagnation.

Die Feuchtigkeit kann in den Körper eindringen und ihn sich kälter anfühlen lassen, als er tatsächlich ist; daher fühlt es sich in Gegenden, in denen es feucht ist, kühler an, als in Gegenden, in denen es trocken ist und eine niedrigere Luftfeuchtigkeit herrscht.

Der Aufenthalt in einem feuchten Raum, das Tragen von feuchter Kleidung oder das Sitzen auf feuchtem Boden können auch zu Feuchtigkeit führen. Übermäßige Sorge und Antibiotika können die Milz schwächen und Feuchtigkeit verursachen.

Falls Feuchtigkeit für einen langen Zeitraum unbehandelt bleibt, kann sie Hitze verursachen. Das ist der Fall, weil die Stagnation größer wird und Reibung verursacht, die schlussendlich Hitze generiert. Um eine Analogie zu benutzen, wenn es zu einem Stau auf der Straße kommt, können Sie die Hitze, die von den Automotoren kommt, spüren, weil der Verkehr auf der Straße stockt. Wenn es keinen Stau gibt und die Autos freie Fahrt haben, fühlen Sie die Hitze nicht. Wenn sich Feuchtigkeit mit Hitze vermischt, wird ein neues Syndrom erzeugt, feuchte Hitze genannt, das eine verlängerte Form von Feuchtigkeit ist, die schwerer loszuwerden ist.

Risiken

Die Risiken von Feuchtigkeit sind:

- Unfruchtbarkeit (und idiopathische Unfruchtbarkeit),
- männliche Unfruchtbarkeit,
- PCOS.

Behandlung

Eine Veränderung Ihrer Ernährung wird den größten Einfluss auf die Beseitigung von Feuchtigkeit im Körper haben. Dies bedeutet das Weglassen von vielen Lebensmitteln, die in der westlichen Kultur als normal gelten, wie etwa Gluten (Brot, Pasta), Milchprodukte, Zucker und verarbeitete Nahrungsmittel. Wenn Sie diese aus Ihrer Ernährung eliminieren, wird Ihr Körper beginnen, besser zu arbeiten, daher nehmen Menschen, die diese Lebensmittel aus ihrer Ernährung weglassen, auch an Gewicht ab.

Behandlungs-Checkliste ☑

- ☐ Streichen oder reduzieren Sie enorm Ihren Milchverbrauch.
- ☐ Gehen Sie wöchentlich zur Akupunkturbehandlung und nehmen Sie täglich chinesische Kräuter ein.
- ☐ Reduzieren oder streichen Sie Gluten und Fastfood von Ihrem Ernährungsplan.
- ☐ Reduzieren Sie Ihre Exposition in feuchter Umgebung, sowohl innerhalb als auch außerhalb von Gebäuden.
- ☐ Versuchen Sie, positiv zu denken und praktizieren Sie Achtsamkeit und Meditation.

Schleim

Schleim ist eine chronische Form von Feuchtigkeit. Er ist klebriger als Feuchtigkeit und verhindert noch mehr den Energie- und Blutfluss. Er kann Form annehmen und Knoten produzieren, die weich sind, wie zum Beispiel in den Brüsten oder Eierstöcken [43].

Symptome

Symptome von Schleim sind:

- aufgedunsenes Gesicht,
- verstopfte Eileiter,

- Brustknoten,
- Gefühl von Schwere und Trägheit,
- schwammiger Kopf,
- fettige Haut,
- Fettleibigkeit (Adipositas),
- Polypen,
- feuchte Genitalien,
- geschwollene Finger und Zehen,
- Gebärmutterverschluss.

Untersuchung

Falls Sie drei oder mehr der oben genannten Symptome haben, dann könnten Sie unter Schleim leiden.

Ursachen

Die Hauptursache für Schleim ist eine schwache Milz. Die Milz ist das Hauptorgan für den Transport und die Umwandlung von Flüssigkeit im Körper. Wenn sie durch Sorge, schlechte Ernährung oder Einwirkung von Feuchtigkeit geschwächt wird, ist sie weniger in der Lage, Körperflüssigkeiten zu verarbeiten, diese werden angesammelt, stagnieren und werden erst in Feuchtigkeit und dann in Schleim umgewandelt. Schleim ist schwer und sinkt in den unteren Bereich des Körpers, wo er Blockaden und Gewebemassen um die Fortpflanzungsorgane herum verursacht.

Risiken

Die Risiken von Schleim sind:

- Zysten, Myome und Polypen,
- Eileiterschwangerschaft,
- Unfruchtbarkeit,
- PCOS.

Behandlung

Anders als bei Feuchtigkeit reichen Änderungen in der Ernährung nicht aus, um Schleim loszuwerden. Weitere Maßnahmen, wie regelmäßiges Training, Akupunktur und chinesische Kräuter sind nötig, um die Stagnation stark zu bewegen und die Milz zu stärken.

Behandlungs-Checkliste ☑

☐ Versuchen Sie, Sorgen zu vermeiden, indem Sie im Hier und Jetzt leben; Meditieren oder Achtsamkeit werden Ihnen dabei helfen.

☐ Streichen Sie Milchprodukte, Bananen, Avocados, Lamm und Gluten aus Ihrer Ernährung.

☐ Trainieren Sie drei- bis viermal pro Woche.

☐ Gehen Sie wöchentlich zur Akupunkturbehandlung und nehmen Sie täglich chinesische Kräuter zu sich.

☐ Versuchen Sie, zu vermeiden, Ihren Körper nasser oder feuchter Umgebung auszusetzen.

Exzessives Yang (Hitze)

Ein exzessives Yang ist das Gleiche als hätten Sie zu viel Hitze in Ihrem Körper.

Symptome

Symptome von exzessivem Yang sind:

- Angst,
- dunkler Urin,
- Kopfschmerzen,
- starke Perioden (Menorrhagie),
- Nachthitze,
- Gereiztheit,
- rotes Gesicht,
- ruheloser Schlaf,
- reduzierte Spermienmotilität,
- gestresst sein,
- Nachtschweiß,
- Durst,
- Schwindel (Vertigo).

Untersuchung

Falls Sie drei oder mehr der oben genannten Symptome haben, könnten Sie an einem Yang-Exzess leiden.

Ursachen

Männer neigen eher dazu, an diesem Zustand zu leiden, als Frauen. Dies ist, weil Männer von Natur aus mehr Yang sind und dazu tendieren, mehr typische Yang-Nahrungsmittel und Getränke zu sich zu nehmen, wie etwa rotes Fleisch, Chili und Alkohol. Eine übermäßige Yang-Zufuhr in den Körper durch übermäßigen Konsum von Alkohol, rotem Fleisch, Kaffee, Zucker und scharfen Lebensmitteln (Chili), Substanzen wie beim Rauchen (Einatmen von Feuer/ Rauch) vergrößert die Menge von Yang im Körper, das wiederum Yin verbrennt und schädigt und dazu führt, dass der Körper sich von innen heraus selbst ‚kocht‘!

Ein gutes Beispiel für einen Yang-Exzess wird bei männlichen Köchen beobachtet. Die Umgebung, in der sie arbeiten, ist heiß und stressig, was beides Hitze verursacht. Ihre Hoden sind auf der gleichen Höhe wie der Herd oder die Kochplatte, was sie zu hoher Hitze aussetzt. Eine heiße Umgebung und die direkte Einwirkung der Wärme eines Herdes oder einer Kochplatte lassen die Temperatur um die Hoden herum steigen, machen diese zu heiß, um ordnungsgemäß Spermien zu produzieren. Stress erzeugt Hitze, die die Leber beeinträchtigt. Der Leber-Meridian verläuft in den Lenden, was dazu führen kann, dass Hitze von der Leber in die Lendengegend bewegt wird und die Hoden zu heiß werden; all dies kann die Produktion von Spermien beeinträchtigen.

Risiken

Exzessives Yang kann sowohl männliche als auch weibliche Fertilität beeinträchtigen:

- Mangel an Gebärmutterhalsschleim,
- schlechte Spermienqualität,
- wiederauftretende Fehlgeburten,
- idiopathische Unfruchtbarkeit.

Behandlung

Veränderungen in der Ernährung haben den größten Einfluss bei den meisten Menschen. Der Verzicht auf Alkohol, Zucker, Chili und rotes Fleisch reduziert die Ausbreitung eines exzessiven Yangs im Körper enorm. Das Entfernen von bereits vorhandener exzessiver Hitze im Körper braucht Zeit. Chinesische Kräuter eignen sich besonders gut beim schnellen Ausleiten von Hitze aus dem Körper. Eine Verringerung von Stress verringert ebenfalls die Hitze im Körper.

Behandlungs-Checkliste ☑

- ☐ Vermeiden Sie sehr heiße Bäder oder Duschen, Kochplatten, geheizte Autositze, Laptops auf dem Körper bzw. auf dem Schoß, heiße Umgebungen, wie etwa Küchen, Saunas, Solarien, und Sonnenbaden.

- ☐ Reduzieren Sie den Verzehr von schwarzem Tee, Kaffee, Alkohol, rotem Fleisch und Zucker.

- ☐ Streichen Sie Chili und, falls chronisch, auch milde Gewürze, wie etwa Knoblauch, Zwiebel und Koriander.

- ☐ Gehen Sie wöchentlich zur Akupunkturbehandlung und nehmen Sie täglich chinesische Kräuter zu sich.

- ☐ Reduzieren Sie die Exposition gegenüber stressvollen Situationen.

Exzessives Yin (Kälte)

Ein Yin-Exzess bedeutet zu viel Kälte, Feuchtigkeit und Schleim.

Symptome

Symptome eines exzessiven Yins sind:

- abdominale Schmerzen,
- Angst,
- kalte Hände und Füße oder Kälte am ganzen Körper,
- übermäßiges Schwitzen,

- Kältegefühl,
- weicher Stuhl,
- Schmerzen,
- heller Urin,
- PCOS.

Untersuchung

Falls Sie drei oder mehr der oben genannten Symptome haben, dann könnten Sie unter exzessivem Yin leiden.

Ursachen

Zu viel Kälte kann durch einen Mangel an Yang, Qi, Blut oder von einer Kälteeinwirkung verursacht sein. Nicht nur Menschen im antiken Asien waren die Folgen von Kälte bekannt, auch die alten Griechen kannten sie. Hippokrates von Kos schrieb über ihre Folgen bei Männern im 5. Jhd. v. Chr.: ‚Auf Grund von Kälte und Müdigkeit vergessen sie ihren sexuellen Trieb und ihren Wunsch, sich mit dem anderen Geschlecht zu vereinigen‘; über Frauen notierte er: ‚...noch ist ihr menstrualer Ausfluss so wie er sein sollte, aber wenig und mit zu langen Intervallen‘ [123]. Dies ist das Gleiche wie in der Chinesischen Medizin.

Kälte beeinträchtigt das Blut, da Blut eine Flüssigkeit ist. Kälte führt dazu, dass die Schilddrüse mehr arbeiten muss, um den Körper warm zu halten, was zu Unfruchtbarkeit führen kann. Hinzu kommt, dass Ihre Fertilitätshormone in Ihrem Blut transportiert werden, und eine reduzierte Rate im Blutfluss verursacht einen verlangsamten Hormonfluss, der zu einem möglichen hormonellen Ungleichgewicht und Unfruchtbarkeit führt. Untersuchungen haben gezeigt, dass die Einwirkung einer kalten Umgebung die follikuläre Entwicklung verzögern, die Antwort der Eierstöcke auf FSH vermindern sowie eine Ursache für PCOS sein kann [124].

Moderne, klimatisierte Büros können die Luft zu stark abkühlen, was den Blutfluss beeinträchtigen, das Yang schädigen, Erkältungen und sogar Unfruchtbarkeit verursachen kann. Menschen, die aus wärmeren Gebieten stammen, neigen eher dazu, von exzessiver Kälte betroffen zu sein, wenn sie in kälteren Gebieten leben.

Kälte kann in den Körper durch Hautporen, Schweißdrüsen, Akupunktur-Leitbahnen und Körperöffnungen eindringen, wie etwa die Vagina. Es ist wichtig, warme Kleidung zu tragen, damit Sie sich vor der Kälte, die in Ihren Körper eindringt und Ihre Fertilität schädigt, schützen. Der Begriff ‚sich eine Erkältung einfangen' bezieht sich wortwörtlich darauf, den Körper der Kälte aussetzen, die in den Körper eindringt und die Gesundheit schädigt. Das Tragen von Hosen anstatt Röcken im Winter kann helfen, die Gebärmutter vor dem Eindringen von Kälte zu schützen. Wenn die Außentemperatur unter 10 °C liegt, hilft das Tragen von Thermobekleidung, die Wärme innen und die Kälte draußen zu halten.

Der Verzehr von kalten Nahrungsmitteln, wie etwa Salaten, Eiscreme, Eis, kalten Getränken und Sandwiches, kann dazu führen, dass Kälte in den Körper eindringt.

Risiken

Die Risiken eines Yin-Exzesses sind:

- Schlechtes, fötales Wachstum,

- langandauernde Unfruchtbarkeit,

- auftretende Fehlgeburten.

Behandlung

Ausreichend Kleidung zu tragen hat den größten Einfluss auf dieses Problem. Leider ist die weibliche Mode nicht immer vorteilhaft für die Gesundheit und die Fertilität! Fügen Sie Gewürze zu Ihrer Ernährung hinzu und trinken Sie immer warme Flüssigkeiten.

Behandlungs-Checkliste ☑

☐ Vermeiden Sie kaltes Essen, wie etwa Salate, Smoothies, kalte Sandwiches oder kalte Getränke.

☐ Vermeiden Sie eine Exposition gegenüber kalten Umgebungen.

☐ Trinken Sie warme Flüssigkeiten.

☐ Essen Sie wärmende Nahrungsmittel, wie etwa Ingwer, Chili und Zimt.

☐ Gehen Sie wöchentlich zur Akupunktur und nehmen Sie täglich chinesische Kräuter zu sich.

☐ Falls Ihre Füße kalt sind, nehmen Sie ein warmes Fußbad.

☐ Legen Sie eine Wärmeflasche auf Ihren unteren Rücken.

☐ Verwenden Sie eine elektrische Heizdecke bei niedriger Temperatur abends, bevor Sie zu Bett gehen.

☐ Tragen Sie mehr Kleidung, eventuell Thermobekleidung.

☐ Tragen Sie zu Hause Hauschuhe und wenn Sie draußen sind, Schuhe, die Ihre Füße gut bedeckt und warm halten (keine Turnschuhe oder Pumps).

Teil Drei

Wie Sie Ihre Fertilität verbessern können

Ein Kind auf die Welt zu bringen ist lebensverändernd. Sich auf eine Schwangerschaft vorzubereiten, kann viele Veränderungen bedeuten. Diese Veränderungen könnten alles sein, was nötig ist, damit Sie Ihre Fertilität zu verbessern und zu Ihrem Baby gelangen. Am wahrscheinlichsten werden es viele kleine Veränderungen sein, aber es können auch einige große dazugehören. Bei großen Veränderungen ist es wichtig, sich der Prioritäten im Leben bewusst zu werden: was ist das Wichtigste und worauf sollten Sie sich fokussieren. Ich sehe oft Paare, die ein Baby haben möchten; die erfolgreiche Karriere; den straffen, fitten Körper; das saubere und makellose Haus… In Wahrheit, wollen sie alles bestimmen. Es ist der Verstand, der möchte, dass alles perfekt ist. Dieser Perfektionismus ist jedoch unrealistisch und zehrt den Körper aus, was der Fertilität schadet.

Da ist ein wenig Kompromissbereitschaft nötig. Prioritäten müssen aufgelistet werden und in manchen Fällen müssen Opfer erbracht werden, damit Sie Ihr Baby bekommen. Bei den meisten Männern und Frauen kann dies bedeuten, dass sie ihre Ernährung ändern, weniger Stunden arbeiten, früh zu Bett gehen, auf Fastfood verzichten, weniger Alkohol trinken, entweder mehr oder weniger Sport treiben müssen etc. Bei manchen Frauen könnte es bedeuten, dass sie sogar Teilzeit arbeiten oder ihre Arbeit komplett aufgeben müssen, um den Körper ausreichend zu regenerieren, damit sie ein Baby zur Welt bringen können. Jeder ist unterschiedlich; die einen werden weniger, die anderen mehr Veränderungen machen müssen. Um zu wissen, welche Veränderungen Sie machen müssen, müssen Sie zuerst Ihren Körper verstehen und auf ihn hören.

Die Vorbereitung Ihres Körpers, Ihres Geistes und Ihrer Emotionen kann eine wichtige Rolle bei der Verbesserung Ihrer Fertilität spielen. Im Wesentlichen lebt der Geist in der Zukunft; der Körper lebt in der Vergangenheit; und die Emotionen sind im Jetzt. Der Schlüssel zu einem gesunden Leben und einer guten Fertilität ist, diese drei Aspekte Ihres Wesens in den gegenwärtigen Augenblick, in dem wir alle leben, zu bringen. Dann sind Sie im Gleichgewicht. Sie werden voll funktionsfähig sein, mit einer besseren Regulation Ihrer Hormone, ohne Energie an Ihre Vergangenheit oder Zukunft zu verlieren. Und auf Grund dessen wird Ihr gegenwärtiger Augenblick bereichernder, fröhlicher sein und Ihre Fertilität wird sich verbessern.

Ich würde vorschlagen, dass Sie Ihren Körper und den Ihres Partners mindestens 3 – 6 Monate lang vorbereiten, bevor Sie versuchen, ein Kind zu zeugen. Dies sollte Ihnen genügend Zeit geben, um Ihren Körper zu entgiften, sich zu regenerieren und jegliche Defizite oder Exzesse, die Sie haben könnten, zu beseitigen. Sich für diese Vorbereitung Zeit zu nehmen hilft, wie bei den meisten Dingen im Leben, dem Endergebnis. Indem Sie sich vorbereiten, erhöhen Sie enorm Ihre Chancen, auf natürlichem Wege schwanger zu werden und die Gesundheit Ihres Babys zu verbessern. Untersuchungen, die in Australien erhoben wurden, haben herausgefunden, dass eine Verbesserung des Lebensstils und der Ernährung zusammen mit einer viermonatigen Anwendung von Akupunktur und chinesischen Kräutern doppelt so wirksam ist wie eine IVF-Behandlung [125].

Kapitel Sieben

Vorbereitung Ihres Körpers

Der Körper neigt dazu, in der Vergangenheit zu leben. Unsere Körper speichern Lebenstraumata und Stress, vergleichbar mit gespeicherten Daten auf einer Festplatte, die mit uns in unseren Muskeln und Organen verbleiben und gesundheitliche Probleme verursachen können. Wenn Sie beispielsweise durch schwierige Phasen extremen Stresses in Ihrem Leben gegangen sind, die die Menge des Stresshormons Cortisol in Ihrem Körper erhöht haben, hat dies im Gegenzug die Produktion von Fortpflanzungshormonen beeinträchtigt, was zu einem unregelmäßigen Menstruationszyklus, starken Perioden, Muskelverspannungen und idiopathischer Unfruchtbarkeit führt.

Der emotionale Stress, den Sie mit sich in Ihrem Körper herumtragen, muss aufgelöst und freigesetzt werden, damit er Sie nicht davon abhält, schwanger zu werden. Akupunktur und Psychotherapie sind gut, um emotionalen Stress aus dem Körper loszuwerden, wodurch die Hormonregulation und die Fertilität verbessert werden. Sie können dies auch mit Meditation und Achtsamkeit machen. Falls es Ihnen schwerfällt, alleine zu meditieren, können Sie an einem Kurs teilnehmen oder eine App auf Ihr Mobiltelefon herunterladen.

Auf Ihren Körper zu hören ist wichtig, wenn Sie versuchen schwanger zu werden. Es hilft Ihnen zu verstehen, was Ihr Körper benötigt, um Ihre Fertilität zu verbessern, und wann der beste Zeitpunkt da ist, um zu versuchen, schwanger zu werden. Die meisten Menschen haben kein Körperbewusstsein; viele Frauen wissen beispielsweise weder, wann sie einen Eisprung haben, noch Einzelheiten über ihren Menstruationszyklus, geschweige denn etwas über ihr Energieniveau. Der Verstand wird selten müde, was Menschen fälschlicherweise denken lässt, dass Ihr Energieniveau gut ist. Ein überaktiver Verstand kann den Körper schwächen. Wenn wir unser Unterbewusstsein von unserem Verstand abkoppeln und uns mit unserem Körper verbinden, können wir wahrnehmen, was er uns mitteilt und was er braucht. Übungen wie Achtsamkeit sind eine tolle Art, unser Unterbewusstsein mit unserem Körper wieder zu verbinden.

Der Körper sendet viele kleine Zeichen, die in Kapitel Sechs (Seite 100) aufgeführt sind, die, wenn Sie zusammengetragen werden, ein Muster ergeben, welches Ihnen erlaubt zu sehen, was in Ihrem Körper vor sich geht. Indem Sie auf diese Zeichen achten, wird Ihnen bewusster werden, was Ihr Körper braucht, um schwanger zu werden. Es ist eine Lernkurve, die Sie auch befähigt, denn die Wahrnehmung Ihres Körpers hilft Ihnen, sich bewusster zu werden, wer Sie sind. Dies kommt mit der Übung und wird vertieft, indem wir lernen, besser und bewusster mit uns umzugehen.

Wenn Sie in ein neues Haus einziehen, stellen Sie zuerst sicher, dass es Sie vor äußeren Einflüssen schützt, dass es warm ist und es keine Feuchtigkeit und kein Wasser gibt. Daher ist es sinnvoll, sicherzustellen, dass Ihre Gebärmutter, die das Zuhause für Ihr Baby für die nächsten neun Monate sein wird, warm genug ist, ausreichend Energie und Blut hat, nicht feucht ist und vor der umgebenden, rauen Umwelt, die wir Erde nennen, geschützt wird. Die Gebärmutter ist ein Ort für Ihr Baby, wo es wachsen kann, fungiert aber auch als Übergangszuhause, das Ihrem Baby erlaubt, sich unserer Umwelt anzupassen.

Ihren Lebensstil zu optimieren ist ein leichter Weg, Kontrolle über Ihre Fertilität zu erlangen und proaktive Schritte zu unternehmen, um Ihre Chancen zu verbessern, schwanger zu werden. Uns wird oft gesagt, dass es ein guter Lebensstil sei, Gewicht zu verlieren (nach der neuesten „Celebrity-Diät") und Sport zu machen (wie ein Marathonläufer), während wir gleichzeitig arbeiten gehen, eine erfolgreiche Karriere haben, uns nach den neuesten Modetrends anziehen, ein schönes, sauberes Haus haben, ein großartige/r Koch/Köchin und ein geselliger Mensch sein sollen. Aus Sicht der Chinesischen Medizin verbraucht das Streben danach, dies alles zu erreichen, Energie und Blut. Dies führt zu reduzierten Leptinwerten und schwankenden Hormonwerten, was Unfruchtbarkeit verursachen kann.

Um die Fertilität zu verbessern, müssen Energie- und Blutwerte erhöht werden. Daher sollten Sie Ihre Energie sparen und speichern, anstatt sie zu verbrauchen, um so Ihren Körper aus der ‚Fertilitätsfalle' herauszuholen. Sie können Ihrer Gebärmutter dabei helfen, ein besseres Zuhause für Ihr Baby zu werden, indem Sie die Art und Weise wie Sie essen, was Sie essen, die Zeitmenge, die Sie schlafen, das eigene Trainingspensum, die Zeitdauer, die Sie auf Arbeit verbringen und die Art von Kleidung, die Sie tragen, verändern, um sicherzustellen, dass genügend Energie und Blut für Ihr Baby zur Verfügung stehen.

Schlaf

Schlaf kann die Fertilität enorm beeinflussen. Um Mitternacht oder danach schlafen zu gehen schädigt das Yin, da Mitternacht der höchste Punkt des Yin ist. Dies kann die Eizellen- und Spermienqualität beeinträchtigen. Ein Sprichwort besagt: ‚Zwei Stunden vor Mitternacht sind mehr wert als 10 danach.' Ich kann dem nur zustimmen! Diese zwei Stunden vor Mitternacht bewahren Ihr Yin für Ihre Fertilität. Um Ihre Fertilität zu verbessern, versuchen Sie, nicht später als 22 Uhr schlafen zu gehen. Es wird einige Übung brauchen, wenn Sie es nicht gewohnt sind, aber Sie werden feststellen, wie viel besser Sie sich fühlen. Untersuchungen haben gezeigt, dass Frauen, die abends oder in Nachtschichten arbeiten weniger Eizellen zur Verfügung haben [126]. Dies ist der Fall, weil Ihr Jing durch den übermäßigen Yin-Verlust erschöpft ist.

Untersuchungen haben gezeigt, dass Frauen, die 7-8 Stunden pro Nacht schlafen, eine bessere Fertilität haben [127], während Frauen, die 4-6 Stunden schlafen und diejenigen, die 9-11 Stunden schlafen, eine reduzierte Fertilität haben. Eine Schlafdauer von 4-6 Stunden reduziert die Menge an Energie, Blut, Leptin und Melatonin im Körper und schadet dabei der Fertilität; während Frauen, die 9-11 Stunden pro Nacht schlafen, einen Mangel haben, was bedeutet, dass ihre Fertilität bereits beschädigt ist und der Körper versucht, sich durch mehr Schlaf zu regenerieren.

Mittagsschlaf ist ein hervorragender Weg, wie Sie Ihr Energieniveau erhöhen und Ihre Fertilität verbessern können. Sie brauchen nur 20 Minuten lang einzunicken, um Ihre Körperenergie zu beleben.

Nicht nur die Quantität Ihres Schlafes ist wichtig, sondern auch die Qualität. Die Schlafqualität kann durch Angst, lebhafte Träume, nächtlichen Harndrang, Lärmbelästigung oder ein unbequemes Bett beeinträchtigt werden. Eine bequeme Matratze und ein bequemes Kissen sind wesentlich, weil Sie so viel Zeit darauf verbringen — durchschnittlich verbringen Sie 26 Jahre Ihres Lebens mit Schlafen! Investieren Sie in eine Matratze und ein Kissen, die Sie am bequemsten finden und Ihnen erlauben, in einen tiefen, traumlosen Schlaf zu fallen. Träumen während der Nacht ist nach Chinesischer Medizin nicht gut. Es bedeutet, dass Ihr Geist immer noch arbeitet, wenn er in Wirklichkeit Zeit braucht, um abzuschalten und sich zu erholen; andernfalls kann der Schlaf gestört werden und reduzierte Energie- und Blutwerte nach sich ziehen, was die Fertilität schädigt. Wenn Sie lärmempfindlich sind, benutzen sie Ohrstöpsel. Falls Sie nachts aufstehen müssen, um auf die Toilette zu gehen, versuchen Sie ungefähr eine Stunde, bevor Sie ins Bett gehen, keine Flüssigkeiten zu trinken. Ein guter Schlaf ist Gold wert!

Falls es Ihnen schwerfällt zu schlafen oder Sie während der Nacht oder um 5 Uhr morgens aufwachen, dann ist Ihr Geist höchstwahrscheinlich ruhelos und ängstlich. Versuchen Sie runterzukommen, bevor Sie ins Bett gehen. Schauen Sie kein Fernsehen und benutzen Sie nicht Ihr Mobiltelefon, Computer oder Tablet mindestens eine Stunde lang, bevor Sie sich schlafen legen, da viele Reize Sie wachhalten können, vor allem das blaue Licht. Stattdessen lesen Sie ein fiktives Buch, hören Sie Musik oder praktizieren Sie Yoga, um die Anstrengungen des Tages „wegzudehnen". Dies wird Ihnen helfen, abzuschalten, zu entspannen und das (Ein-) Schlafen leichter machen.

Baden versus Duschen

Mehr als nötig neigen Frauen dazu, heiße Bäder zu nehmen, während Männer es bevorzugen, warm zu duschen. Ein Bad nach dem Eisprung zu nehmen ist ein No-Go, da die Hitze um die Gebärmutter herum dafür sorgen kann, dass sich der befruchtete Embryo von der Gebärmutterschleimhaut löst, und eine frühe Fehlgeburt verursachen kann. Es ist jedoch in Ordnung, ein Bad vor dem Eisprung zu nehmen – nur nicht danach. Männer müssen auch vorsichtig sein, wie viel Hitze sie sich aussetzen, vor allem in der Lendengegend. Die Hoden eines Mannes befinden sich außerhalb seines Körpers, um sie für eine optimale Spermienproduktion kühl zu halten. Übermäßige Hitze in der Lendengegend schadet der Spermienproduktion, der Spermienmotilität und der DNS, die sich im Spermienkopf befindet. Aus diesen Gründen sollten Männer im Allgemeinen Bäder meiden und stattdessen nur warm duschen. Sie sollten aus gleichem Grund auch Saunas und Jacuzzis meiden.

Nasses Haar führt dazu, dass Hitze (Yang) über den Kopf

verloren geht. Wir haben Haare auf unseren Köpfen, um uns vor der Sonne zu schützen und um Wärme im Körper zu behalten. Trocknen Sie Ihr Haar sofort, nachdem Sie es gewaschen haben, und gehen Sie nie mit nassem Haar aus dem Haus. Nasses Haar kann die Temperatur des Körpers reduzieren, den Blutfluss verlangsamen und dazu führen, dass der Körper wichtige Energiereserven aufbrauchen muss, um Sie warm zu halten, die ansonsten für Ihre Fertilität benutzt werden könnten. Kälte kann auch die Schilddrüse beeinträchtigen und eine schilddrüsenbedingte Unfruchtbarkeit sowie eine reduzierte Ausschüttung des follikelstimulierenden Hormons (FSH) an die Eierstöcke verursachen.

Sport

Regelmäßiger Sport ist sowohl für männliche als auch für weibliche Fertilität gut. Ich würde empfehlen, ca. 30 Minuten (gelenkschonendes) Ausdauertraining, wie etwa Fahrradfahren, Rudern oder Cross-Training, dreimal pro Woche, zu betreiben. Dies hilft, den Energie- und Blutfluss im Körper zu regulieren und Stresshormone zu reduzieren, wie etwa das Cortison, das Unfruchtbarkeit verursachen kann. Weniger gelenkschonende Sportarten, wie Laufen, Tennis und Badminton, können dazu führen, dass sich ein eingenisteter Embryo von der Gebärmutterwand löst und es zur Fehlgeburt kommt. Sanftere Übungen, die dem Körper helfen zu entspannen, sollten mit Ausdauertrainingseinheiten kombiniert werden. Übungen wie Yoga oder Pilates zum Beispiel, plus Ausdauertraining dreimal pro Woche.

Zu viel Training ist schädlich, sowohl für männliche als auch für weibliche Fertilität. Fit sein heißt nur, fit zu sein, es bedeutet nicht, dass Sie gesund sind! Dies ist ein Irrtum in der westlichen Kultur. Aktuelle Untersuchungen haben gezeigt, dass Frauen, die zu viel Sport treiben, weniger Eizellen zur Verfügung stehen [107]. Training verbraucht eine Menge an körperlichen Ressourcen – Qi, Blut, Yin und Jing – und lässt weniger für die Fertilität übrig.

Menschen trainieren oft, damit sie mehr Energie bekommen. Dies funktioniert, indem das Herz Blut durch den Körper pumpt, auf diese Weise den Blutfluss reguliert und dem Körper erlaubt, Beschwerden, die er haben könnte, zu überwinden; tatsächlich jedoch verleiht dies Ihnen nicht mehr Energie, sondern bewegt das Blut nur besser durch den Körper, reguliert es und gibt Ihnen das Gefühl, Sie hätten mehr Energie. Nur Übungen, wie etwa Qi Gong, können Ihnen tatsächlich mehr Energie geben. Anderenfalls kommt Energie aus gutem Schlaf und gutem Essen.

Sitzender Lebensstil

Neue Untersuchungen haben gezeigt, dass Männer, die viel Zeit sitzend vor dem Fernseher verbringen, einen niedrigen Testosteronspiegel und eine niedrige Spermienanzahl haben [128]. Dies ist wahrscheinlich auf Grund der übermäßigen Hitze, die sich beim Sitzen im Bereich der Hoden bildet, wo es an zirkulierender Luft fehlt, um sie abzukühlen. Dies kann ein echtes Problem für Computerspieler sein. Ich empfehle, dass Männer ihre Nutzung des Internets für Computerspiele und sitzende Tätigkeiten auf wenige Stunden am Stück reduzieren sollten.

Frauen, die einen sitzenden Lebensstil führen, neigen eher dazu zuzunehmen, vor allem um den Bauch herum, was in der Chinesischen Medizin eine Stagnation verursachen kann, die die Regulation des Blutflusses zur Gebärmutter und der Fortpflanzungshormone zu den Eierstöcken verlangsamen und zu Unfruchtbarkeit und PCOS führen kann.

Tempo

Das Tempo des heutigen modernen Lebens trägt nicht im Geringsten dazu bei, die Fertilität zu unterstützen. Je schneller wir uns bewegen oder Dinge erledigen, desto mehr Energie verbrauchen wir. Es ist mit einem schnellen Auto vergleichbar: ein Auto mit größerem Motor und mehr Zylindern verbraucht mehr Benzin (Energie), während ein Auto mit kleinerem Motor und weniger Zylindern weniger Energie verbraucht. Indem wir uns mit schnellem Tempo bewegen, verbrauchen wir mehr Energie und Blut, was zur Senkung der Leptinwerte führen kann, was wiederum die Regulation von Hormonen, die vom Hypothalamus abgegeben werden, beeinträchtigt.

Wenn wir uns mit einem langsameren Tempo bewegen und mehr Geduld an den Tag legen, verbrauchen wir weniger Energie und sind in der Lage mehr davon für unsere Fertilität zu speichern.

Drogenkonsum

Männer sollten keine illegalen Drogen, wie etwa Kokain, MDMA oder THC, mindestens sechs Monate lang, bevor sie versuchen, ein Kind zu zeugen, konsumieren, da sie dadurch die Spermien-DNS schädigen. Sie verbrauchen Jing (Essenz) nach Chinesischer Medizin [129] [130], was bei Frauen auch die Eizellenqualität schädigen kann.

Sowohl Männer als auch Frauen sollten aufhören, Zigaretten zu rauchen, einschließlich EZigaretten, da Nikotin die Samenqualität schädigen kann; bei einer Frau kann Nikotin den Eisprung verhindern sowie die Einnistung des Embryos in die Gebärmutterwand beeinträchtigen [68] [69].

Ich würde empfehlen, dass sowohl Männer als auch Frauen ihren Alkoholkonsum auf nicht mehr als zwei Gläser Rotwein (125 ml/1,4 Einheiten pro Glas) pro Woche reduzieren.

Kleidung

Kleidung und ihrem Einfluss auf die Fertilität wird bei einer Kinderwunschbehandlung selten Beachtung geschenkt. In der heutigen Welt sind wir oft von der Umwelt der Erde isoliert. Wir schauen aus dem Fenster, aus unserem klimatisierten Zuhause, und versuchen vorherzusagen wie die Temperatur draußen sein wird.

Indem Sie die passende Kleidung entsprechend der Jahreszeiten tragen, können Sie Ihre Fertilität enorm verbessern. Untersuchungen haben gezeigt, dass die Einwirkung von Kälte die FSH-Werte der

Eierstöcke beeinträchtigt [11]. Wenn die Außentemperatur unter 10 °C liegt, ist es besser für Ihre Gesundheit und Ihre Fertilität, wärmende Unterwäsche zu tragen, um die Wärme zu speichern, insbesondere die der Beine. Die meisten Menschen tragen drei oder vier Schichten auf ihrem Körper, haben aber nur eine Schicht an ihren Beinen! Die Beine beinhalten unsere größten Muskelgruppen und wenn sie kalt werden, kann dies den Blutfluss und die darin enthaltenen Hormone beeinträchtigen.

Es ist wichtig, dass Sie Ihre Gebärmutter warmhalten und vor Kälte schützen. Sie würden auch nicht die Türen oder gar Fenster im Schlafzimmer Ihres Babys geöffnet lassen und die Kälte hineinlassen, warum also sollten Sie es mit Ihrer Gebärmutter tun? Das Tragen von Thermo-Unterwäsche, wenn es kalt ist, ist genauso, als würden Sie Ihr Haus isolieren, um keine Wärme (Energie) zu verlieren. Ähnlich verhält es sich mit Ihrer Gebärmutter, die Sie schön warmhalten und zu einem perfekten Zuhause für Ihr neues Baby machen möchten. Vor dem Eisprung können Sie eine Wärmflasche auf Ihrem unteren Bauch anwenden, um den Blutfluss zu den Follikeln und der Gebärmutter zu unterstützen. Wenden Sie nach dem Eisprung keine Wärme auf Ihrem Bauch an; stattdessen wenden Sie sie, wenn Ihnen kalt ist, auf Ihrem unteren Rücken an, was Ihr Yang unterstützen und Sie warm halten wird.

Menschen werden im Winter krank, weil die Kälte den Blutfluss verlangsamt und das Immunsystem weniger wirksam bei der Bekämpfung von Viren macht, vergleichbar mit einem Krankenwagen, der im Verkehr steckenbleibt. Mit dem Aufkommen der ‚modernen Medizin' durch das letzte Jahrhundert hindurch, haben sich die Menschen daran gewöhnt, weniger Kleidung um der Mode willen zu tragen und dann Acetaminophen (Paracetamol) oder Antibiotika einzunehmen, wenn sie krank werden. Dies ist weder für unsere Gesundheit, noch für unsere Fertilität von Vorteil. Falls nicht ausreichend Kleidung getragen wird, entweicht Energie, die andernfalls genutzt werden könnte, um die Leptinwerte zu erhöhen, eine ordnungsgemäße Hormonregulation und bessere Fertilität zu ermöglichen.

Falls Ihnen zu warm ist, dann kann dies ebenfalls Ihre Gebärmutter, die neun Monate lang das Zuhause für Ihr Baby sein soll, zu einer unwirtlichen Umgebung machen und zu einer Fehl- oder Frühgeburt führen. Wenn Ihnen zu warm ist, müssen Sie Veränderungen in Ihrer Ernährung vornehmen, um sich abzukühlen, und Sie sollten darüber hinaus Ihren Körper nicht übermäßiger Hitze aussetzen, einschließlich Sport, Stress, Saunas und Sonnenbänke.

Männern ist tendenziell wärmer als Frauen und Ihre Hoden bzw. Spermien können von zu viel Hitze Schaden nehmen. Sie sollten weite Unterwäsche und Hosen tragen, in denen die Luft zirkulieren kann.

Schuhwerk

Das Schuhwerk und die Fertilität scheinen nichts miteinander zu tun zu haben, allerdings kann das Tragen von passendem Schuhwerk einen großen Einfluss auf Ihre Gesundheit und Fertilität haben. Indem Sie die Temperatur Ihrer Füße regulieren, können Sie auch ganz leicht Ihre Körpertemperatur regulieren. Warme Füße bedeuten warmer Körper; kalte Füße bedeuten kalter Körper! Dennoch tragen einige Menschen im Winter kein geschlossenes Schuhwerk, um ihre Füße warm zu halten. Wie ich bereits sagte, Blut ist eine Flüssigkeit, die durch Temperatur beeinflusst wird. Wenn Sie kalte Füße haben, fühlt sich Ihr Körper auch kalt an und der Blutfluss im Körper und zur Gebärmutter wird verlangsamt, wodurch die Hormonregulation und die Fertilität beeinträchtigt werden können.

Ich ermahne des Öfteren Patienten, die im Winter in Turnschuhen, Halbschuhen, Pumps oder Slippern zu mir in die Praxis kommen. Die Sohlen dieser Schuhe sind nicht dick genug, um zu verhindern, dass die Bodenkälte in die Füße zieht und die Füße durchfrieren. Die Füße sollten im Winter gut gegen Bodenkälte geschützt werden. Turnschuhe (Sneaker) bestehen oft aus Mesh-

Material, durch das Luft in die Schuhe gelangt, um die Füße während des Laufens zu kühlen. Im Winter werden die Füße durch eindringende kalte Luft stark abgekühlt, wodurch die Durchblutung ins Stocken gerät. Tragen Sie Turnschuhe (Sneaker) nur beim Sport, im Winter in Gebäuden und im Sommer im Freien.

Sie sollten Ihre Füße auch warm halten, wenn Sie drinnen sind, besonders im Winter, in kalten Gebäuden oder auf kalten Böden. Tragen Sie zu Hause Socken und Hausschuhe, um die Durchblutung Ihres Körpers zu regulieren und Ihre Hormonregulierung und Fertilität zu verbessern. Wenn Sie oft sehr kalte Füße haben, empfehle ich Ihnen ein tägliches Fußbad, das den Blutfluss anregt und Ihre Durchblutung verbessert.

Blutspenden

Blutspenden haben in der heutigen Gesellschaft einen hohen Stellenwert und sind sehr zu begrüßen, denn sie helfen Menschen in Not. Ohne die Hilfe von Blutspenden würden viele Menschen sterben. Während Sie versuchen, schwanger zu werden, ist es jedoch für Ihre Fertilität entscheidend, dass Sie Ihren Blutspiegel erhalten und erhöhen. Frauen verlieren bereits jeden Monat Blut und müssen dieses wieder nachbilden. Aufgrund von Alltags- und Karrierestress, übermäßigem Training, zu vielen sozialen Aktivitäten und schlechter Ernährung, ist der Blutspiegel bei vielen Frauen niedriger als er sein sollte. Frauen, die schwanger werden möchten, können es sich nicht leisten, Blut abzugeben, denn sie benötigen dieses für ihre eigene Fruchtbarkeit, das Wachstum ihrer Plazenta und die Versorgung ihres Babys. Bei Blutspendern ist das Risiko eines Eisenmangels, der sich auf Fertilität und Schwangerschaft auswirken kann, höher [119]. Aus diesen Gründen rate ich Frauen, die schwanger werden möchten, davon ab, Blut zu spenden. Bei Männern, die ein Kind zeugen möchten, sind Blutspenden hingegen unbedenklich, da Männer nicht bereits jeden Monat Blut verlieren.

Diäten

Viele Frauen sagen, wenn sie das erste Mal zu mir kommen, dass sie abnehmen und ein Baby bekommen möchten. Es kann nötig sein, etwas abzunehmen, wenn das Taille-Hüfte-Verhältnis über 0,8 liegt, um die Fertilität zu verbessern. In solchen Fällen lässt sich am besten durch Sport und eine gute Ernährung Gewicht verlieren. Diäten sind jedoch nicht ratsam, denn sie schwächen den Körper und senken die LH- und Leptinwerte, was die Fertilität beeinträchtigen kann. Befolgen Sie stattdessen lieber die folgenden Ratschläge, wenn Sie abnehmen möchten:

- Nutzen Sie Akupunktur, denn diese hat sich in Studien als hilfreich beim Abnehmen erwiesen [131].

- Verzichten Sie auf Gluten – dadurch verlieren Sie schnell Gewicht, denn Gluten kann die Funktion der Milz schwächen, was zur Gewichtszunahme führt.

- Verzichten Sie bei Ihrer Ernährung auf Raffinadezucker.

- Essen Sie nicht zu spät, d. h. nicht nach 19 Uhr.

- Achten Sie auf eine gute, ausgewogene Ernährung (Näheres siehe Kapitel Elf).

- Nehmen Sie Nahrungsmittel zu sich, die viel Kupfer enthalten, da Kupfer wichtig für den Fettstoffwechsel ist [132]. Kupferhaltige Nahrungsmittel sind unter anderem Getreide, Bohnen, Nüsse, Kartoffeln, dunkelgrünes Blattgemüse und Trockenpflaumen.

- Machen Sie drei Mal pro Woche Sport (Kardio), jedoch nicht mehr.

Bei Frauen, die während einer Diät schwanger werden, ist die Schwangerschaft gefährdet, denn ihr Körper ist geschwächt. In solchen Fällen sind Akupunktur und chinesische Kräuter äußerst wichtig, um die Frau und ihr Baby besonders in den ersten 12 Wochen zu unterstützen.

Verbessern des Menstruationszyklus

Den Menstruationszyklus zu verbessern ist der wichtigste Aspekt der Fertilitätsbehandlung von Frauen und bildet einen Grundstein der Chinesischen Medizin, wird jedoch von der westlichen Medizin wenig beachtet. Indem Sie Ihren Menstruationszyklus verbessern, werden das Wachstum und die Reifung der Eizelle sowie ihre Einnistung in die Gebärmutterwand befördert. Außerdem wird durch einen ausreichenden Blutfluss zur Gebärmutter und eine gute Hormonregulierung das Risiko einer frühen Fehlgeburt reduziert.

Durch folgende Schritte können Sie Ihren Menstruationszyklus verbessern:

1. Ruhen Sie sich während Ihrer Periode aus und treiben Sie keinen Sport, da es andernfalls zu einem Blutmangel kommen kann.

2. Reduzieren Sie Ihre verwendeten Kosmetika auf höchstens zwei oder drei Produkte. Verwenden Sie zum Beispiel nur Deodorant und Hand-/Gesichtscreme und verzichten Sie auf Lippenstift, Nagellack und Parfum. Wenn Sie nicht sicher sind, was Ihre Kosmetika enthalten und ob deren Verwendung ungefährlich ist, laden Sie eine App auf Ihr Smartphone, die Ihnen diese Informationen liefert. Suchen Sie im App Store zum Beispiel nach ‚Think Dirty' oder ‚Healthy Living'.

3. Früh zu Bett zu gehen tut Ihrem Energieniveau gut, wenn dieses während Ihrer Monatsblutung niedrig ist. Dabei ist es ideal, vor 22 Uhr einzuschlafen und 7-8 Stunden lang zu schlafen.

4. Heißhunger auf Süßes während Ihrer Periode ist darauf zurückzuführen, dass Ihr Körper schnell neue Energie benötigt, da Sie mit Ihrem Menstruationsblut Energie verlieren. Dies kann auf einen Blutmangel hindeuten. Nehmen Sie mehr Eisen und Eiweiß zu sich und ruhen Sie sich aus.

5. Schauen Sie sich Ihr Menstruationsblut an. Ist dieses eher

dunkel oder knallrot? Enthält es Klümpchen? Dunkles Blut mit Klümpchen deutet auf eine Blut-Stase (Stagnation) hin, wobei das Blut nicht ungehindert fließt. Dies kann durch Enttäuschung darüber, nicht schwanger geworden zu sein, oder durch Kälteeinwirkung verursacht werden. Üben Sie Achtsamkeit und wenden Sie während Ihrer Blutung eine Wärmflasche auf Ihrem Unterleib an. Werden Sie sich wieder Ihres Körpers bewusst!

6. Wenn Sie Schmerzen haben, wenden Sie eine Wärmflasche oder Akupunktur an, um die Schmerzen zu lindern, und verzichten Sie auf Schmerzmittel. Schmerzen werden nach der Chinesischen Medizin durch Stagnation verursacht. Wärme bringt das Blut als Flüssigkeit wieder in Bewegung und sorgt so für Abhilfe bei Stagnation. Auf diesem Wege lindert Akupunktur Schmerzen. Schmerzmittel haben Nebenwirkungen, die sich nachteilig auf Ihre Fertilität auswirken können.

7. So leid es mir tut, verwenden Sie anstelle von Tampons lieber Menstruationstassen oder Binden. Tampons führen eher zu Blutstauungen als dass sie das Blut frei abfließen lassen. Dadurch können sich Blutrückstände bilden, die zu einer Blut-Stase in der Gebärmutter führen. Eine solche Blut-Stase kann die Bildung der neuen Gebärmutterschleimhaut beeinträchtigen; und auch Spermien davon abhalten, zur Eizelle zu gelangen. Blutrückstände können außerdem Endometriose, Polypen und Myome verursachen.

8. Halten Sie Ihren Unterleib bedeckt, sodass dieser nicht der Kälte ausgesetzt ist und warm bleibt. Dies befördert einen ungehinderten Blutausfluss und wärmt Ihre Gebärmutter behaglich vor, damit Ihr neues Baby sich dort geborgen fühlt.

9. Wenn Sie während Ihrer Periode empfindlicher auf Menschenansammlungen oder Schmerzen reagieren, kann dies einen Energiemangel aufzeigen. Wir benötigen eine bestimmte Energiemenge, um mit Menschen zu verkehren oder Schmerzen

auszuhalten. Nehmen Sie Ginseng und Eisenpräparate zu sich und optimieren Sie Ihre Ernährung (Näheres dazu siehe Kapitel Elf und Zwölf).

10. Wenn Sie unter prämenstruellen Symptomen wie Krämpfen, Schmerzen, PMS und empfindlichen Brüsten leiden, so deutet dies darauf hin, dass Sie unzufrieden und gestresst sind. Begeben Sie sich an einen ruhigen Ort und entspannen Sie, meditieren Sie und praktizieren Sie Achtsamkeit, oder suchen Sie einen Akupunkteur auf.

11. Beachten Sie, dass Reisen zwischen verschiedenen Zeitzonen, zum Beispiel MEZ und PST, sich auf die Länge Ihres Menstruationszyklus und den Zeitpunkt Ihres Eisprungs auswirken können.

12. Gehen Sie mindestens ein Mal wöchentlich zur Akupunkturbehandlung. Eventuell sollten Sie auch chinesische Kräuter einnehmen.

Verbessern der Eizellenqualität

Die Ausentwicklung einer reifen Eizelle dauert insgesamt 85 Tage. Die drei aufeinanderfolgenden Phasen der Eizellenentwicklung sind:

1. Die Alarmphase (Stufe 1),

2. Die Widerstandsphase (Stufe 2),

3. Die Erschöpfungsphase (Stufe 3) [30].

Während jeder dieser Phasen kann die Entwicklung und damit die Qualität der Eizelle durch folgende Faktoren beeinträchtigt werden:

- Leptinwerte, die den Hypothalamus, die Hirnanhangdrüse und Fertilitätshormone wie FSH und LH regulieren. Leptin wird durch Ihr Energieniveau beeinflusst. Wenn Sie Ihre Energie gut erhalten, steigen Ihre Leptinwerte und Ihre Hormonregulierung und Eizellenqualität werden verbessert.

- Komplexe Kohlenhydrate, die benötigt werden, damit das Hormon FSH das Follikelwachstum auslösen und die Follikelreifung, den Eisprung und die anschließende Befruchtung unterstützen kann [133] [134]. Es ist daher wichtig für die Eizellenqualität, dass Frauen viele komplexe Kohlenhydrate zu sich nehmen, etwa 250-350 g täglich, siehe Seite 190.

- Auf den Körper einwirkende Chemikalien aus Kosmetika, Rauch, Verpackungen, Kunststoffen und Lebensmitteln wirken sich auf Hormone im Körper und auf die Eizellenqualität aus (Näheres dazu siehe Kapitel Vier).

- Emissionen aus dem Straßenverkehr. Tragen Sie gegen Luftschadstoffe einen Atemschutz oder meiden Sie große Straßen mit starkem Verkehr und U Bahnen.

- Nährstoff-, Vitamin- und Mineralstoffmangel. Nehmen Sie ein hochwertiges Nahrungsergänzungsmittel für Schwangere ein (siehe Kapitel Zwölf).

- Stress, übermäßiges Training, Nachtschichten oder Heben schwerer Gegenstände. Reduzieren Sie Ihre Stressbelastung, arbeiten Sie keine Nachtschichten und praktizieren Sie Achtsamkeit, Meditation oder Yoga.

- Einnahme von Paracetamol (Acetaminophen, Tylenol) oder Aspirin, die sich auf den Eisprung auswirken können. Nehmen Sie keine Schmerzmittel ein. Greifen Sie stattdessen auf Heizkissen, Wärmepflaster, Gele, Salben oder Akupunktur zurück [135].

Durch folgende Verhaltensweisen können Sie die Qualität Ihrer Eizellen verbessern:

- Verzehren Sie keine soja- oder koffeinhaltigen Lebensmittel.

- Meiden Sie cadmium- oder quecksilberhaltige Substanzen (Näheres dazu siehe Seite 168 & 169).

- Trinken Sie gefiltertes Leitungswasser. Verwenden Sie

Plastikflaschen nicht wieder.

- Nehmen Sie Eiweiß, komplexe Kohlenhydrate und essentielle Fettsäuren in ausreichenden Mengen zu sich (Näheres dazu siehe Kapitel Zehn).

- Befolgen Sie meine Ernährungspläne für die Frau und den Mann (siehe Kapitel Elf).

- Gehen Sie wöchentlich zur Akupunkturbehandlung.

- Sorgen Sie dafür, dass Sie mit Ihrer Ernährung ausreichende Mengen an Calcium aufnehmen, das die Eizellenreifung unterstützt. Gute Calciumquellen sind unter anderen: Mandeln, Paranüsse, Haselnüsse, Kelp, Nori-Algen, Petersilie, Quinoa, Sardinen und Sonnenblumenkerne.

- Schlafen Sie 7-8 Stunden pro Nacht.

- Reduzieren Sie Ihre verwendeten Kosmetika auf höchstens zwei Produkte, z. B. Deodorant und Hand-/Gesichtscreme.

- Nehmen Sie vor dem Schlafengehen ein wirkungsvolles Antioxidans ein, z. B. Melatonin (3 mg), um die Eizellenqualität zu schützen.

- Nehmen Sie täglich chinesische Kräuter ein (siehe Kapitel Vierzehn).

- Nehmen Sie täglich Präparate wie DHEA (25-75 mg), Koenzym Q10 (600 mg) und Gelée Royale (1000 mg) ein.

Verbessern der Spermienqualität

Eine bessere Spermienqualität lässt sich hauptsächlich durch Veränderungen in der Ernährung des Mannes erreichen. Dabei hat sich gezeigt, dass der Verzicht auf Fleisch, Chili, Alkohol (den die meisten Männer im Übermaß konsumieren) und Kuhmilch und der ersatzweise Verzehr von Fisch, Algen (Spirulina und Chlorella) und Wasser die Samenqualität verbessern. Auch Akupunktur und chinesische Kräuter können die Spermienqualität verbessern.

Männer sollten zudem Wärmeeinwirkungen in der Leistengegend und im Schritt vermeiden, die durch Laptops auf dem Schoß, engsitzende Unterwäsche, Sauna- oder Solariumbesuche entstehen können. Auch Stress und Überstunden sowie spätes Zubettgehen (nach 22 Uhr) sollten vermieden werden. Männer sollten mit ihrer Ernährung viele Antioxidantien aufnehmen, die Spermien vor Schäden durch freie Radikale schützen können, und cadmium-, blei- und quecksilberhaltige Substanzen meiden (siehe Seite 00-00). Nahrungsergänzungsmittel, welche die Samenqualität verbessern können und täglich eingenommen werden sollten, sind unter anderem:

- Koenzym Q10 (600 mg),
- Essentielle Fettsäuren: Omega-3 (14 g),
- LArginin (15 g),
- Lycopin (5-10 mg),
- Selen (200 mcg),
- Vitamin C (1 g) [136],
- Vitamin E (100-400 mg),
- Zink (15-66mg) [137].

Männer sollten darauf achten, nicht übermäßig viel Samen zu verschenken, da dies den Körper schwächen kann. Idealerweise sollte nur um den Eisprung der Frau herum ejakuliert werden, wenn es darum geht, ein Kind zu zeugen.

Unterstützen der Einnistung

Wie die Einnistung verläuft wird durch verschiedene Faktoren bestimmt: den Embryo, das Immunsystem der Mutter, die Werte des Leukämiehemmenden Faktors (LIF) und die Werte von Glykierungsendprodukten (AGE). Der LIF ist ein Zytokin (Immunbotenstoff), das die Regulierung der Immunfunktion in der Gebärmutter unterstützt. AGE wiederum entstehen aus der Reaktion von Eiweißen oder Fetten mit Kohlenhydraten und können die Gebärmutterschleimhaut zu einem feindlichen Ort für einen Embryo machen.

- Eine hohe Eizellen- und Spermienqualität (siehe oben) bringen einen starken Embryo hervor, der problemlos schlüpfen und mit seiner Einnistung in die Gebärmutterwand beginnen kann.

- Die Einnistung findet nur in einem begrenzten Zeitfenster von 4-5 Tagen statt, in dem die Gebärmutter aufnahmebereit ist und das zwischen Tag 20 und 24 des regulären Menstruationszyklus liegt [62]. Das Immunsystem der Mutter wird nach dem Eisprung zurückgefahren (TH1-Werte sinken), damit sich ein Embryo einnisten kann [62]. Bei Frauen, die mehr TH1-Immunzellen in ihrem Körper haben als normal, ist es dem Embryo unmöglich, sich einzunisten. Akupunktur kann die TH1/TH2-Werte regulieren und die LIF-Werte erhöhen, was beides für eine normale Einnistung nötig ist [64] [62].

- Auch ein entspannter und stressfreier Zustand kann Immunfaktoren, welche die Embryo-Einnistung beeinträchtigen können, reduzieren.

- Die Aufnahme vieler essentieller Fettsäuren, wie Omega-3, trägt zur Regulierung der Immunfunktion und damit zur möglichen Einnistung eines Embryos in die Gebärmutterwand bei [138].

- Der Verzehr von weniger Nahrungsmitteln und Getränken mit Zucker kann die AGE-Werte senken, was die Einnistung beeinträchtigt [1].

Die Einnahme von Ginseng-Präparaten kann die TH2-Werte erhöhen, wodurch ein sich in die Gebärmutterschleimhaut einnistender Embryo geschützt wird [336].

Kapitel Acht

Vorbereitung von Geist und Emotionen

Wir haben viel über den Körper und die Fertilität gesprochen, aber der Geist und die Emotionen können eine vergleichbar wichtige Rolle beim Kinderwunsch spielen. Der Geist hat sich entwickelt, um uns am Leben zu halten – er ist unser größtes Überlebenswerkzeug. Er hilft uns, zu planen und Probleme zu lösen, was uns vor tausenden von Jahren geholfen hat in der Wildnis zu überleben. Er mag keine Überraschungen; sie erregen ihn, was sich in Angst ausdrückt. Er mag es, wenn das Leben vorhersehbar ist, was ihm Sicherheit gibt und aus diesem Grund, mag er Kontrolle. In unserer heutigen Gesellschaft ist unser Geist überbeansprucht. Wir sorgen uns darüber, was kommt und versuchen, für unsere Zukunft, Ausbildung, Karriere, Renten usw. zu planen und vorzusorgen. Die meisten Menschen fokussiert ihren Geist auf die Kontrolle der Zukunft.

Unsere Emotionen leben im Hier und Jetzt. Sie reagieren auf das, was wir über unser Leben glauben und was uns gesagt wurde, dass die Wahrheit sei. Unsere Emotionen brodeln ständig an der Oberfläche, vermischen sich mit Gedanken und nicht (vollständig) verarbeiteten Traumata, die in unserem Körper aus der Vergangenheit gespeichert wurden. Beim Versuch, ein Baby zu bekommen, stehen Emotionen im Zentrum. Der Wunsch nach einem Baby enthüllt ein sehr tiefverwurzeltes emotionales Bedürfnis. Beim Versuch, auf natürlichem Wege schwanger zu werden, können emotionale Hochs und Tiefs während des menstrualen Zyklus erlebt werden. Viele Frauen beispielsweise fühlen ein emotionales Tief, wenn Ihr menstrualer Zyklus beginnt, weil Sie nicht schwanger sind. Dann bauen sie sich auf und denken bis zum nächsten Eisprung positiv, sagen sich: ‚Es wird am Zyklus liegen!'. Nachdem der Eisprung stattgefunden hat, kommt das Gefühl von Angst und Zweifel wieder, mit Fragen wie etwa: ‚Bin ich oder bin ich nicht schwanger?', die bis zum Ende des Menstruationszyklus bleiben.

Probleme mit der Fertilität können viel Angst auslösen. Angst, wie auch Stress, ist eine negative Emotion, die einen geringen positiven Nutzen hat, dem Körper einfach wichtige Energie- und Blutreserven entzieht, ihn damit schwächt und auf diese Weise der Fertilität schadet. Je ängstlicher wir sind, desto mehr Energie verbrauchen wir und desto schlechter wird unsere Fertilität. Daher ist es wichtig, dass Sie Ihren Geist kontrollieren.

In der Chinesischen Medizin wird jedes Organ mit einer bestimmten Emotion assoziiert: emotionale Belastung, Ärger und Frustration beeinträchtigen die Leber, Sorge schädigt die Milz, Furcht schwächt die Nieren und Angst beeinflusst das Herz.

Es ist schwierig, nicht emotional zu werden, wenn Sie versuchen, schwanger zu werden. Menschen werden oft zu Ihnen sagen: ‚Entspannen Sie sich und lassen Sie es passieren.' Wenn Entspannen nur so leicht wäre! Den meisten Menschen fällt es in der heutigen modernen Welt schwer, sich zu entspannen. Anstatt zu versuchen, sich zum Entspannen zu zwingen und Ihre Emotionen zu zügeln, was sehr schwierig ist, empfehle ich Ihnen stattdessen, Spaß zu haben. Das Schauen von Komödien, zum Mittag- oder Abendessen auszugehen, ins Kino zu gehen, Shoppen mit Freunden und Ähnliches hilft Ihnen dabei, sich nicht gestresst und ängstlich zu fühlen. Es bringt Freude in

Ihr Leben zurück, und Freude ist das Gegenteil von Angst. Glücklich zu sein hilft dem Körper, zu entspannen und dies wiederum verbessert den Energie- und Blutfluss im Körper. Es hilft, die Hormone und den Menstruationszyklus zu regulieren, und verbessert die Fertilität. Untersuchungen haben gezeigt, dass Akupunkturbehandlungen Stress, der durch Unfruchtbarkeit verursacht wird, reduzieren [139].

Andere Untersuchungen haben endlich bestätigt, was östliche Philosophien seit Jahrhunderten gewusst haben – nämlich dass unsere Belastungen und Emotionen an unsere Kinder weitergegeben werden können [140]. Dies wiederum wirkt sich wie eine emotionale Behinderung aus, die das Kind erbt. Es trägt die Last, diese Behinderung zu lösen, um ein glückliches Leben führen zu können. Das Auflösen von negativen Emotionen, bevor Sie schwanger werden, verschafft Ihrem Kind einen Vorsprung, ein einfacheres Leben mit weniger emotionalen Problemen, an denen es arbeiten muss.

Wenn sie versuchen, ein Kind zu zeugen, beginnen die meisten Menschen Nahrungsergänzungsmittel einzunehmen, um ihren Körper zu stärken und ihre Fertilität zu verbessern; während sie dabei ihren Geist und ihre Emotionen außer Acht lassen. Wenn der Geist und die Emotionen keine Beachtung finden, verbrauchen sie Energie und Blut und machen den Körper schwach, was die Leptinwerte reduzieren und die Hormonregulation schädigen kann – selbst wenn Sie Präparate für Energie und Blut einnehmen. Um Ihre Fertilität zu verbessern, ist es wichtig, dass Sie Ihren Geist und Ihre Emotionen, als auch Ihren Körper vorbereiten. Es ist oft schwieriger, Ihren Geist und Ihre Emotionen vorzubereiten, da wir dazu neigen, uns beider nicht bewusst zu sein. Über unsere Gefühle und Ängste zu sprechen stellt einen Teil des Weges dar, auf dem wir den Geist und die Emotionen vorbereiten und unsere Fertilität verbessern können. Dies könnte mit Freunden, Familie, in Online-Foren, mit Ihrem/Ihrer Arzt/Ärztin, Ihrem/Ihrer Akupunkteur/in oder anderen ausgebildeten Fachpersonen, wie etwa einem/einer Fertilitätsberater/

in, erfolgen. Nachdem Sie über die negativen Emotionen gesprochen haben, diese belüftet wurden, Ihnen Raum gegeben wurde, um diese Emotionen zu konfrontieren, werden sie sich auflösen und nicht weiterhin Lebensenergie und Blut verbrauchen, die sonst für Ihre Fertilität genutzt werden könnten.

Sie sind nicht Ihr Geist; Sie sind das Bewusstsein, das hinter dem Geist sitzt. Indem Sie mental einen Schritt zurücktreten und beobachten, was Sie denken, können Sie die Gedanken identifizieren, die Sie daran hindern könnten, schwanger zu werden. Negative Denkmuster, beispielsweise Sorge und Angst, sind alles Erkrankungen des Geistes. Diese Erkrankungen regen eine hormonelle Veränderung im körperlichen Selbst an, was zu Unfruchtbarkeit führen kann.

Es braucht Zeit und Übung, um einen Schritt von Ihren Gedanken zurückzutreten und sie beobachten zu können. Genauso wie Sie Ihre Muskeln im Fitnessstudio trainieren müssen, müssen Sie das Gleiche mit Ihrem Geist machen, anstatt allerdings Ihren Geist größer zu machen, wie einen Muskel im Fitnessstudio, müssen Sie das Gegenteil tun und ihn kleiner machen. Dies kann durch verschiedene Techniken erreicht werden, wie etwa Meditation, Achtsamkeit, Yoga, Tai Qi oder einfach durch Spaziergänge in der Natur. Sie können dann jegliche negative Denkmuster, die Sie haben könnten, ausfindig machen, sich anschauen, woher sie stammen und sie verändern. Ein negatives Denkmuster über Ihre Unfruchtbarkeit könnte beispielsweise in dem Glauben verwurzelt sein, dass Sie ‚nicht gut genug' sind, ein Elternteil zu sein, oder sich emotional und finanziell nicht bereit fühlen.

Ihr Geist ist wie ein Garten: was Sie pflanzen (denken), ist was Sie gedeihen lassen (fühlen). Das Entfernen von negativen Gedanken und Glaubenssätzen ist wie das Entfernen von Unkraut aus Ihrem Garten. Mehr über sich selbst zu lernen und negative Denkmuster zu verändern, um eine bessere Person zu werden, und folglich ein besserer Elternteil, sind die Lichtblicke im Ringen mit Unfruchtbarkeit.

Stressreduktion, Kräfteaufbau und Spaßhaben!

Stress ist eine der größten Ursachen für Unfruchtbarkeit [19] [141] [142] [143] [144] [145]. Er verursacht Frustration, Groll und sogar Wut, die die Cortisolwerte im Körper erhöhen, was zur Beeinträchtigung des gesunden Gleichgewichts der Fortpflanzungshormone führt. Dies beeinträchtigt im Gegenzug die Leber und führt zu einem unregelmäßigen Menstruationszyklus und dadurch zur Schädigung der Fertilität.

Langandauernder Stress (länger als ein paar Wochen) schwächt den Körper. Wie wir beobachtet haben, hat der Körper drei Stufen von Stress:

1. Die Alarmphase (Stufe 1),
2. Die Widerstandsphase (Stufe 2),
3. Die Erschöpfungsphase (Stufe 3) [30].

Die meisten Menschen leben in der Widerstandsphase (Stufe 2). Die Widerstandsphase verursacht einen Anstieg bei der Freisetzung von Nebennierenhormonen (Glukokortikoiden), der wiederum einen Anstieg im Energiebedarf verursacht und die Lipidreserven und Leptinwerte herabsenkt. Lipide bestehen aus Fetten und Ölen und sind von Natur aus Yin. Diese bilden das Fundament einer guten Gesundheit und Fertilität. Es ist daher wichtig, eine Ernährung, die reich an essentiellen Fettsäuren ist, zu haben, wie etwa diejenigen von fettreichem Fisch oder Leinsamen, um auf diese Weise hohe Lipidwerte beizubehalten und die Nebenwirkungen von Stress aufzuwiegen. Menschen wird oft empfohlen hohe Eiweißmengen zur Steigerung der Fertilität zu essen, dies reicht jedoch nicht aus. Hohe Omega-3-Werte sind genauso wichtig. Sie unterstützen auch die Regulation des Immunsystems und die Einnistung.

Langandauernder Stress kann das Immunsystem beeinträchtigen und einen Anstieg der Cortisolwerte verursachen, welcher die Anzahl von TH2-Zellen reduziert. TH2-Zellen sind wichtig, um die

Einnistung eines Embryos in die Gebärmutter zu unterstützen [145]. Chronischer Stress kann zur langanhaltenden Freigabe von Cortisol führen, bei der die weißen Blutzellen eine gegenregulierende Antwort aufbauen, indem sie ihre Cortisol-Rezeptoren herabsenken. Dieses Herabsenken reduziert die Fähigkeit der Zellen, auf antientzündliche Signale zu antworten, und erlaubt, dass zytokinvermittelte, entzündliche Prozesse gedeihen und die Werte von TH1-Zellen erhöht werden. Große Mengen an TH1-Zellen können den Embryo daran hindern, sich in die Gebärmutterwand einzunisten.

Akupunktur eignet sich sehr für eine Reduktion von Stress, indem die Werte des Stresshormons und der Hypothalamus reguliert werden; beide regulieren die Fortpflanzungshormone und den Menstruationszyklus [146].

Die Kombination aus einer Akupunkturbehandlung und dem Liegen auf einer Behandlungsliege führt dazu, dass sich Menschen entspannen. Zusammen mit Wärme und Entspannungsmusik, wird die Person in einen tiefen Entspannungszustand versetzt. In diesem Zustand befindet sich der Körper nicht mehr in einer Widerstandsphase. Er ist in der Lage loszulassen und bekommt eine Gelegenheit sich selbst zu heilen und so in einen Zustand des Gleichgewichts zurück zu finden.

Beim Versuch, schwanger zu werden, ergreifen die meisten Frauen die Initiative; sie recherchieren und versuchen alles, um ein Kind zu bekommen. Wenn Sie sich jedoch zu sehr anstrengen, um schwanger zu werden, kann dies zu Stress und Angst führen, einen Anstieg von Stresshormonen und einen unregelmäßigen Menstruationszyklus verursachen sowie wichtige Energie verbrauchen, die für Ihre Fertilität genutzt werden könnte. Manchmal muss ich meinen Patienten sagen, dass sie sich nicht zu sehr anzustrengen und stattdessen entspannen sollen. Spaß zu haben hilft, Stress zu reduzieren, den Blutfluss und Ihren Menstruationszyklus zu verbessern, was nachweislich Ihrer Fertilität zugutekommen wird. Es ist wichtig, dass Sie all die Techniken, die in diesem Buch beschrieben werden, ausprobieren. Es wird Ihre Chancen, schwanger zu werden, enorm erhöhen. Praktizieren Sie diese Techniken allerding nur bis zu dem Punkt, bis zu dem sie Ihnen keinen Stress bereiten. Darüber hinaus können sie eher hinderlich werden. Falls dies passiert, denken Sie daran loszulassen, lassen Sie sich mal gehen und haben Sie Spaß. Energie und Blut fließen besser, wenn Sie glücklich sind. Und wenn Blut besser fließt, werden Ihre Hormone besser fließen und somit wird es auch um Ihre Fertilität besser bestellt sein.

Visionstafel

Sie können eine Visionstafel benutzen, um Ihre Fertilität zu verbessern. Eine Visionstafel ist, wie der Name schon sagt, eine Tafel, auf die Sie Ihre positiven Bilder aufkleben, damit Sie diese jeden Tag betrachten können; wie zum Beispiel ein positiver Schwangerschaftstest, ein Baby, Sie und Ihr Partner ein Baby haltend, ein Kinderbett, ein Kinderwagen usw. Indem Sie sich diese Bilder jeden Tag anschauen, wird es Ihnen gelingen, sie in Ihr Leben hineinzuprojizieren, sie als einen Teil Ihrer Realität zu akzeptieren und sie zur Wirklichkeit werden zu lassen.

Visionstafeln sind auch ein nützlicher Weg, um in sich hineinzuschauen und emotionale Blockaden zu finden, die Ihrem Kinderwunsch im Wege stehen könnten. Wenn Sie etwa auf ihre Visionstafel schauen und ihr nicht glauben, dann verfolgen Sie diesen negativen Gedanken zurück bis an den Punkt, wo er entstanden sein könnte, seinem Ursprung, und konfrontieren Sie ihn und versuchen Sie ihn zu verändern. Sie können dies tun, indem Sie sich in einen stillen Raum setzen und Ihre Gedanken analysieren – betrachten Sie sie und sehen Sie, wohin sie führen.

Was wir denken, bestimmt wie wir uns fühlen und was wir glauben. Wenn wir denken, dass wir nicht gut genug sind oder ein/e Versager/in, dann wird der Körper darauf hören und so agieren. Aus

Sicht der Chinesischen Medizin senkt der Glaube, dass Sie ein/e Versager/in oder nicht gut genug seien, Ihr Energieniveau; er verursacht eine Reduktion in der Energie- und Blutherstellung, lässt das Leber-Qi stagnieren und verursacht dadurch eine Blut-Stase, die zu einem unregelmäßigen Menstruationszyklus führt. Diese ist nicht nur schmerzhaft, sondern schädigt zudem das Nieren-Qi, was die Eizellen- und Spermienqualität beeinträchtigt. Glauben Sie an sich!

Optimistisch bleiben

Negative Denkmuster kommen allgemein von einem negativen Gedanken, den wir in uns selbst haben, wie etwa ‚Ich bin nicht gut genug' oder ‚Ich verdiene das nicht'. Diese Gedanken wurzeln in der Furcht und nicht in der Selbstliebe. Um dies zu ändern, können Sie positive Affirmationen, wie etwa ‚Ich liebe mich selbst' oder ‚Ich bin schwanger' oder ‚Ich lasse los' in Ihren Alltag einbauen, vor allem, wenn Sie gestresst sind. Nehmen Sie sich jetzt fünf Minuten Zeit, um eine dieser Techniken zu praktizieren. Atmen Sie ein und sagen Sie ‚Ich', atmen Sie aus und sagen Sie eine der oben genannten Affirmationen, wie etwa ‚Ich bin schwanger'. Die Atmung ist ein nützliches Affirmationswerkzeug, da das Einatmen einen Zustand hier auf unserem Planten darstellt, der für das Leben schlechthin steht, während das Ausatmen den Ausdruck der Überzeugung dessen, was Sie sagen, abbildet.

Untersuchungen haben gezeigt, dass Frauen, die negativ über Ihre Fertilität denken, eher scheitern [147]. Es ist wichtig, dass Sie Ihre Exposition negativen Einflüssen gegenüber reduzieren, und dies bedeutet, keine Zeit mit negativen Menschen zu verbringen und sich keine Horrorfilme oder Dokumentationen anzuschauen, auch das Schauen und Lesen von negativen Nachrichten ist zu vermeiden. Schauen Sie sich stattdessen Komödien an, positive Nachrichten oder lesen Sie lustige Romane, die Ihrem Geist erlauben, vom ständigen Nachdenken über negative Dinge abzuschalten und Sie selber in einen positiven Geisteszustand zu versetzen.

Kapitel Neun

Optimieren Sie Ihre Umwelt

Unser Einfluss auf die Umwelt wird uns immer bewusster, wir denken jedoch selten darüber nach, wie dies unsere Fähigkeit, Kinder zu bekommen, beeinträchtigt. Alles ist miteinander verbunden. Das Plastik etwa, das unsere Ozeane verschmutzt, beeinträchtigt auch unsere Hormone und verursacht Unfruchtbarkeit. Indem Sie verstehen, wie unsere Umwelt unsere Fertilität beeinflusst, wird Ihnen auch bewusst werden, wie Sie die Natur beeinflusst. Wir sind ein Teil der Natur. Wenn wir der Natur schaden, schaden wir uns selbst.

Reduzieren Sie Ihre Exposition gegenüber Chemikalien

Unsere Körper sind von etwa 80.000 Chemikalien umgeben, von Duftstoffen in Seifen, Shampoos und Parfüms, Make-up, Reinigungsprodukten als auch Hygieneartikeln wie etwa Tampons [148], ohne dass wir uns bewusst sind, dass dies unsere Gesundheit und Fertilität beeinträchtigt. Es ist besser für Ihre Fertilität und die Zukunft Ihres Babys, wenn Sie die Mengen an Chemikalien in Ihrem Zuhause (einschließlich Ihrem Garten) und Ihrem Körper reduzieren. Es ist beispielweise besser, einen natürlichen Bodenbelag anstatt Teppich, der fleckenabweisende Chemikalien enthält, in Ihrem Zuhause zu haben.

Unten sind Chemikalien aufgeführt, die bekannt dafür sind, männliche und weibliche Fertilität zu beeinträchtigen. Diese Listen sind nicht vollständig, da die meisten der 80.000 Chemikalien in unserer Umgebung auf das menschliche Fortpflanzungssystem noch getestet werden müssen.

Chemikalien, die weibliche Fertilität beeinträchtigen

Diese Chemikalien haben in Untersuchungen gezeigt, dass sie die weibliche Fertilität schädigen:

- 8-Prenylnaringenin,
- Anilin,
- Anthrachinon,
- BPA,
- BPS,
- DDE,
- DDT,
- Deoxymiroestrol,
- Dibenzofurane,
- Hexachlorobenzol,
- Miroestrol,
- Octamethylcyclotetrasiloxan,
- Organophosphat,
- PAK,
- Parabene,
- Feinstaub (Partikelgröße $PM_{2,5}$),
- PCB,
- PFC,
- PFOA,
- PFOS,
- Phthalate,
- Polychlorierte Biphenyle,
- Polychlorierte Dibenzodioxine.

Chemikalien, die männliche Fertilität beeinträchtigen

Diese Chemikalien haben in Untersuchungen gezeigt, dass sie die männliche Fertilität schädigen:

- Anilin,
- APE,
- DDD,
- DDT,
- Parabene,
- PBDE,
- PCB,
- PFC,

- PFOA,
- PFOS,
- Phthalate,
- THC.

Kennen Sie sich mit Plastik aus?

Die Verwendung von Plastik wird zunehmend zum Problem, nicht nur für die Umwelt, sondern auch was die männliche und weibliche Fertilität anbelangt. Kunststoffe werden nach Inhaltsstoffen und Recycelbarkeit klassifiziert. Die Nummer des Recyclingcodes zeigt an, aus welcher Art von Plastik ein Produkt hergestellt ist. Die Verwendung von Plastikprodukten mit den Recyclingcodes 2, 4 und 5 gilt im Allgemeinen als unbedenklich (siehe unten). Vermeiden Sie jedoch Plastikprodukte mit den Recyclingcodes 3 und 6. Plastikprodukte mit dem Recyclingcode 7 können verwendet werden, solange sie als ‚PLA' ausgewiesen oder mit einem Blattsymbol versehen sind. Recyclingcode 1 kann verwendet werden, sollte jedoch nicht wiederverwendet werden (Plastikflaschen mit diesem Code z. B. nicht wiederauffüllen). Plastikbehälter stets vor Wärme und Sonneneinstrahlung schützen, da ansonsten Chemikalien aus dem Behälter freigesetzt werden können, die dann in Ihre Nahrung und Getränke gelangen. Versuchen Sie stets, Nahrungsmittel zu kaufen, die nicht in Plastikverpackungen vorverpackt sind, und verwenden Sie zum Einpacken von losem Obst und Gemüse Papiertüten.

Plastikarten nach Recyclingcode

1. Polyethylenterephthalat (PETE oder PET): ist in durchsichtigen Plastikflaschen für Wasser und alkoholfreie Getränke enthalten. Sie werden allgemein als unbedenklich für den Gebrauch angesehen, verwenden Sie sie allerdings nicht wieder.

2. Polyethylen hoher Dichte (HDPE): kommt in blickdichten Milchflaschen, Reinigungsmittelflaschen, Saftflaschen, Butterdosen und Parfümflacons vor. Sie werden allgemein als unbedenklich für den Gebrauch angesehen.

3. Polyvinylchlorid (PVC): ist in Klarsichtfolie (Nahrungsmittelverpackungen), Bratölflaschen und Wasserrohrleitungen enthalten. Bereiten Sie kein Essen in diesen Plastikbehältern zu und versuchen Sie, ihren Gebrauch für jegliche Art von Nahrung zu minimieren (benutzen Sie Wachspapier, Küchenfolie oder Glasbehälter anstatt Klarsichtfolie). Vermeiden Sie es, wo immer dies möglich ist!

4. Polyethylen niedriger Dichte (LDPE): kommt in Einkaufstüten, einigen Klarsichtfolien, verformbaren Flaschen und Brotbeuteln vor. Sie werden allgemein als unbedenklich für den Gebrauch angesehen.

5. Polypropylen (PP): ist in den meisten Joghurtbechern, Teebeuteln, trüben Wasserflaschen, Saucen- und Sirupflaschen enthalten. Sie werden allgemein als unbedenklich für den Gebrauch angesehen.

6. Polystyrol/Styropor: kommt in Einwegtellern, Bechern und Verpackungsmaterial vor. Bereiten Sie keine Nahrung zu und stellen Sie keine heiße Nahrung in diese Plastikbehälter. Vermeiden Sie sie, wo immer dies möglich ist!

7. Alle anderen Plastikprodukte, die nicht in den anderen Kategorien einbezogen und nicht mit den Plastikprodukten 1 bis 6 vermischt wurden, sind mit einer 7 gekennzeichnet. Polymilchsäure bzw. Polylactide (PLA) sind ein Plastikrohstoff, der aus Pflanzen hergestellt wird und auch mit einer 7 gekennzeichnet ist. PLA-Plastik enthält kein BPA, das schädlich ist (siehe unten). Es wurden keine Sicherheitsbedenken über den Gebrauch von PLA-Plastik im Zusammenhang mit Nahrungsmitteln geäußert. Es ist schwierig, den Unterschied zwischen einem PLA-Plastik der Nummer 7 und einem BPA-haltigen Plastik der Nummer 7 zu erkennen. Bereiten Sie

keine Nahrung in Plastikprodukten zu, die nicht aus PLA sind, und vermeiden Sie solche Plastikprodukte bei jeglichen Nahrungsmitteln. Für Bürowasserspender werden nicht selten wiederverwendbare Plastikflaschen verwendet, die aus Polycarbonat der Nummer 7 hergestellt werden und BPA enthalten. Meiden Sie diese, wo immer dies möglich ist!

BPA

Bisphenol A (BPA) wurde zuerst 1891 als synthetisches Östrogen hergestellt. Heute wird es verwendet, um Flaschen hart zu machen, Papier zu beschichten (Kassenbons) und Konserven und Deckel von Nahrungsmitteln und Getränken auszukleiden [85]. Produkte, die BPA enthalten könnten, sind:

- Plastikbecher, Plastik-Kochutensilien und Plastikgeschirr,
- Plastikgeschirr, Messer, Gabeln und Stäbchen,
- Wasserflaschen, Becher und Nahrungsmittelbehälter,
- Küchenmaschinen und -mixer (Plastikbehälter und -deckel),
- Konserven (BPA ist in der Beschichtung von fast jeder Konserve),
- Becher zum Mitnehmen von heißen Getränken, z. B. Kaffee (BPA ist in der Beschichtung).

Auf diese Weise umgehen Sie BPA:

- Vermeiden Sie Plastikprodukte mit den Recyclingnummern 3, 6 oder 7.
- Vermeiden Sie Plastikwasserflaschen. Benutzen Sie filtriertes Leistungswasser und füllen Sie es in wiederverwendbare Metall- oder Glasflaschen.
- Bedecken Sie Nahrung lieber mit Pergamentpapier als mit Klarsichtfolie (Plastikfolie) oder Küchenfolie [331].
- Trinken Sie keine Heißgetränke aus „Coffee-to-go-Bechern".
- Benutzen Sie nicht die Mikrowelle bzw. erhitzen Sie nichts in Plastikbehältern.

- Gießen Sie keine heißen Getränke in Plastikbehälter ein.
- Geben Sie keine heißen Nahrungsmittel in Plastikbehälter.
- Reduzieren Sie Ihren Gebrauch von Konserven.
- Verwenden Sie Glas, Porzellan oder rostfreie Metallbehälter, um Nahrung zu transportieren und zu lagern.

Klimaanlagen

Die meisten Büros und Geschäfte haben Klimaanlagen. Menschen übersehen oft Klimaanlagen und deren Einfluss auf die Gesundheit und die Fertilität. Falls Sie eine Person kennen, die in einem Büro unterhalb einer Klimaanlage sitzt, dann sind die Chancen groß, dass diese Person dutzende Male krank war. An dem alten Sprichwort ‚Steh nicht in der Zugluft oder du wirst dir eine Erkältung einfangen' ist viel Wahres dran. Und wir bekommen eine Erkältung, wenn uns kalt ist. Die Kälte schwächt den Körper, da er Energie (Qi) verbrauchen muss, um uns warm zu halten. Die Kälte führt dazu, dass sich der Blutfluss verlangsamt. Ein reduzierter Blutfluss beeinträchtigt auch die Regulation der Fortpflanzungshormone, die im Blut transportiert werden. Indem mehr Energie dafür verbraucht wird, uns warmzuhalten, wird die Menge an Energie und Blut vermindert, die für die Fertilität zur Verfügung steht, was die Leptinwerte senkt und dazu führen kann, dass die Gebärmutter zu kalt wird. Eine kalte Gebärmutter kann zu idiopathischer Unfruchtbarkeit, Endometriose, Adenomyose (bei der die Gebärmutterschleimhaut durch den Muskel der Gebärmutterwand hindurchbricht) und zu wiederauftretenden Fehlgeburten führen.

Das Gleiche gilt, wenn die Klimaanlage auf eine hohe Stufe eingestellt wird. Dies kann zur Schilddrüsenüber- und -unterfunktion führen, übermäßiges Schwitzen, das Yin verbraucht, Unruhe und Gereiztheit verursachen, die den Menstruationszyklus beeinträchtigen können.

Vermindern Sie Ihre Exposition gegenüber Luftverschmutzung

Laut der Weltgesundheitsorganisation (WHO) leben mehr als 90 Prozent der Weltbevölkerung in Gegenden, in denen die Luftverschmutzung die Sicherheitsrichtlinien überschreitet [149]. Immer mehr Untersuchungen zeigen, dass Luftverschmutzung eine schädliche Auswirkung auf unsere Gesundheit hat. Es ist allseits bekannt, dass Luftverschmutzung das Atmungssystem beeinträchtigt und bei Menschen Atemprobleme, wie etwa Asthma, auslöst. Es ist allerdings weniger darüber bekannt, wie die Luftverschmutzung die Fertilität beeinträchtigt.

Untersuchungen haben nun gezeigt, wie die Exposition gegenüber Feinstaub, bekannt als $PM_{2.5}$, sowohl die männliche als auch die weibliche Fertilität beeinträchtigt [150] [151] [152]. Diese Partikel stammen aus der Schwerindustrie, der Verbrennung von fossilen Brennstoffen und aus Autoabgasen, vor allem Diesel.

Männer, die Luftverschmutzung ausgesetzt sind, haben ein großes Risiko oxidativen Stress zu entwickeln (siehe Seite 00). Spermien sind oxidativem Stress gegenüber sehr empfindlich und erleiden Schäden in der DNS, die sich im Kopf eines Spermiums befindet. Dies kann chromosomale Fehlbildungen beim Fötus und einen Anstieg von Fehlgeburten und Geburtsdefekten verursachen.

Frauen, die Luftverschmutzung ausgesetzt sind, haben eine veränderte Funktion der TH2-Zellen (CD4+), was einen Einfluss auf die Einnistung bzw. Fertilität (siehe Seite 61) haben kann. Die Einwirkung von Luftverschmutzung auf Frauen im Straßenverkehr kann die weibliche Fertilität, die Schwangerschaftsraten und die Antralfollikelzahl verringern [153].

Es wäre daher am besten, wenn Sie es vermeiden könnten, sich Luftverschmutzung auszusetzten während Sie versuchen, schwanger zu werden, oder bereits schwanger sind. Vermeiden Sie es, entlang viel befahrener Straßen zu laufen, lange an Kreuzungen zu stehen, die

U-Bahn zu benutzen oder Verbrennungsrauch (Zigaretten, BBQ, Feuer) einzuatmen. Falls Sie nicht verhindern können, dass Sie sich Luftverschmutzung aussetzten, können Sie sich auf drei verschiede Weisen schützen:

1. Frühere Untersuchungen haben gezeigt, dass hohe Dosen an B-Vitaminen – B_9 (2,5 mg), B_6 (50 mg) und B_{12} (1 mg) – die schädlichen Auswirkungen von Luftverschmutzung auf den Körper reduzieren können [151].

2. Tragen Sie eine Maske gegen Luftverschmutzung. Es gibt viele auf dem Markt, die für jeden Stil und Geschmack etwas bieten, mit einem militärspezifischen Filter.

3. Tauschen Sie Ihr Auto gegen eins, das emissionsarm ist, d. h. eins, das keinen Dieselmotor, sondern einen Elektroantrieb hat.

Vermindern Sie Ihre Exposition gegenüber Schwermetallen

Die Exposition gegenüber Schwermetallen kann sowohl männlicher als auch weiblicher Fertilität schaden und Geburtsfehler verursachen. Schwermetalle können die Anzahl von freien Radikalen im Körper erhöhen, die Spermien und Eizellen schädigen und die Einnistung beeinträchtigen. Es wird seit langem vermutet, dass mindestens die Hälfte aller Fälle idiopathischer, männlicher Unfruchtbarkeit mit der Exposition gegenüber zahlreichen Schwermetallen im Zusammenhang stehen könnte [154]. Die wichtigsten Schwermetalle, die die Fertilität beeinträchtigen können, sind unten aufgeführt.

Cadmium

Das Schwermetall Cadmium ist ein Umweltgift, das oft in modernen industriellen Prozessen verwendet wird, zum Beispiel für die Verbrennung von fossilen Brennstoffen und bei der Herstellung von Nickel-Cadmium-Batterien. Cadmium wird in bedeutenden Mengen absorbiert, vor allem durch Zigarettenrauch und Schalentiere, z. B. Austern. Eine einzelne Zigarette enthält 2,8 µg Cadmium [155].

Cadmium ist dafür bekannt, unzählige und unerwünschte Auswirkungen auf die Gesundheit bei Menschen zu haben. Dies betrifft Nieren, Leber, Arterien und vor allem Venen; es verursacht auch oxidativen Stress (freie Radikale). Die Konzentration von Cadmium in den Eierstöcken steigt mit dem Alter und wurde mit der Störung der Eizellenentwicklung vom ersten bis zum zweiten Stadium, der Störung des Eisprungs, Einnistungsfehlern, frühem Schwangerschaftsverlust und Geburtsfehlbildungen assoziiert[156].

Leydig-Zellen, die in den männlichen Hoden vorkommen und Testosteron produzieren, das für die Spermienproduktion gebraucht wird, reagieren sehr empfindlich auf Cadmium[154]. Cadmium hat eine stark toxische Wirkung auf Spermien und kann die Spermiendichte, -beweglichkeit, -lebensfähigkeit und -morphologie beeinträchtigen[154]. Ein Ernährungsmangel an wichtigen Elementen, wie etwa Zink, könnte die Auswirkungen des Cadmium weiter verschlimmern[154].

Blei (Pb)

Blei kommt in allen Bereichen der Umwelt vor – in der Luft, im Boden, in Wasser und sogar innerhalb unseres Zuhauses in einer breiten Vielfalt von verschiedenen Produkten, einschließlich Farbe, Keramiken, Rohrleitungen und Installationsmaterialien, Spielzeug, Batterien, Munition und sogar Kosmetik. Unsere Aussetzung gegenüber Blei wird zusätzlich durch menschliche Aktivitäten gesteigert, wie durch das Verbrennen von fossilen Brennstoffen und durch die Verwendung von bleihaltigem Benzin in der Vergangenheit als auch durch den Einsatz von Blei in industriellen Anlagen.

Blei ist ein gut bekanntes Metallgift, von dem die menschliche Gesundheit Schaden nehmen kann. Studien haben gezeigt, dass es die Spermien schädigen kann und zu reduzierter Fertilität, Geburtsdefekten und verzögerter Empfängnis führen kann[157]. Bei Frauen kann die

Exposition gegenüber Blei zu einem erhöhten Risiko einer Fehlgeburt führen [158]. Blei kann sich mit der Zeit in unserem Körper anreichern, wo es in den Knochen zusammen mit Calcium gespeichert wird. Während der Schwangerschaft übernimmt das Baby die Hälfte des Calciums der Mutter und wird auf diesem Wege der Blei-Speicherung ausgesetzt [158].

Quecksilber

Bereits geringe Mengen an Quecksilber haben gezeigt, dass sie die männliche und die weibliche Fertilität senken [159]. Quecksilber kommt in Fischen vor, die weit oben in der Nahrungskette stehen, wie etwa Thunfisch, Schwertfisch, Königsmakrele, Hummer, spanische Makrele, Speerfisch, Zackenbarsch und Hai. Untersuchungen haben gezeigt, dass eine Ernährung, die reich an diesen Fischarten ist, die Fertilitätsrate bei Männern reduziert [160]. Hohe Quecksilberwerte werden auch in der Luft, verursacht durch Kohlerauch, und in saurem Regen gefunden. Hohe Quecksilberwerte reduzieren die Aufnahmen von Zink, was die Spermienproduktion beeinträchtigen kann. Vieh, das in einer Gegend, in der das Grundwasser mit Quecksilber verunreinigt ist, gehalten wird, kann es über sein Fleisch auf Menschen übertragen [161]. Bei Frauen hat Quecksilber gezeigt, dass es die Werte von Lymphozyten und natürlichen Killerzellen beeinträchtigt und immunsystembedingte Unfruchtbarkeit verursacht [161].

Verringern Sie Ihre Exposition gegenüber elektromagnetischen Wellen (EMW)

In der heutigen, modernen Welt werden wir ständig mit EMW bombardiert, von Funkanlagen, Telefonmasten, drahtlosen Geräten usw. Untersuchungen haben den Zusammenhang zwischen erhöhtem Mobiltelefongebrauch und reduzierter männlicher Fertilität gezeigt [162] [163]. Eine Samenanalyse von Benutzern von Mobiltelefonen hat eine gesenkte Spermienanzahl, -beweglichkeit, -lebensfähigkeit und -morphologie gezeigt. Je höher der Mobiltelefongebrauch war, desto größer war die Schädigung der Spermien. Dies könnte durch mehrere

Mechanismen verursacht sein:

1. Eine EMW-spezifische Auswirkung,

2. Eine wärmemolekulare Auswirkung (zu viel Hitze vom Telefon um die Lendengegend herum),

3. Empfindlichkeit der Leydig-Zellen gegenüber EMW, die zur Produktion von Testosteron führt,

4. EMW-abhängige Abnahme von Melatonin – einem Antioxidans – kann Spermien prädisponieren, auf oxidativen Stress zu reagieren (freie Radikale).

Bei Frauen können Mobiltelefone die Funktion der Schilddrüse beeinträchtigen und unregelmäßige TSH-Werte verursachen, die zu Unfruchtbarkeit führen [164].

Studien haben gezeigt, dass Männer, die einen Laptop benutzen, der mit dem Internet über das WLan verbunden ist, um im Internet länger als vier Stunden pro Tag zu surfen, eine signifikante Abnahme der progressiven Spermienbeweglichkeit bei Zunahme an nicht-beweglichen Spermien und einen signifikanten Anstieg der Spermien-DNS-Fragmentierung [165], die zu Unfruchtbarkeit und wiederholten Fehlgeburten führen kann, aufweisen. Dies kann ein Problem für Männer sein, die einen Schreibtischjob haben und ihre Freizeit mit Computerspielen verbringen. Die EMW-Werte werden wahrscheinlich mit der Einführung von 5G steigen.

Sie können sich vor EMW schützten, indem Sie Ihren Gebrauch von Geräten, die EMW ausstrahlen, reduzieren oder indem Sie Gegenstände kaufen, die sie neutralisieren, z. B. Halbedelsteine wie etwa Turmalin [166].

Verringern Sie die Einnahme von Medikamenten

Die meisten Menschen sind sich nicht bewusst, dass häufig eingenommene Medikamente die Fertilität beeinträchtigen können. Es ist wichtig zu wissen, welche Medikamente die Fertilität herabsetzen können und welche Alternativen Sie stattdessen wählen sollten.

Schmerzmittel

Schmerzmittel wie Acetamonphen (Paracetamol), Acetylsalicylsäure (Aspirin) und nicht-steroidale entzündungshemmende Arzneimittel (NSAID), wie etwa Ibuprofen und Indomethacin, können sowohl in die männliche als auch in die weibliche Fertilität eingreifen. Bei Männern reduzieren Paracetamol, Aspirin und Indomethacin die produzierte Menge von Testosteron, was dann zur Beeinträchtigung der Spermienproduktion führt [167]. Bei Untersuchungen hat sich gezeigt, dass die Einnahme von Paracetamol die männliche Fertilität beeinträchtigt und den Zeitpunkt der Schwangerschaft verzögert [88].

Bei Frauen haben nicht-steroidale entzündungshemmende Arzneimittel (NSAID) und Aspirin gezeigt, dass sie Nebenwirkungen bei der Hormonregulation (GnHR), dem Eisprung und der Befruchtung verursachen [168] [169]. Diclofenac ist, im Vergleich zu Naproxen und Etoricoxib, zum Beispiel der größte Hemmer des Eisprungs. Paracetamol kann bei Frauen den Eisprung verhindern [91]. Medikamente wie Aspirin und NSAID können die Produktion von Melatonin in der Epiphyse um 75 Prozent [170] reduzieren, was die Eizellen- und Spermienqualität beeinträchtigen kann.

Aus diesem Grund empfehle ich, keine Schmerzmittel einzunehmen, wenn Sie versuchen schwanger zu werden. Wenn Sie an Schmerzen leiden und eine Schmerzlinderung brauchen, ist Akupunktur sehr wirksam und hat keine negativen Nebenwirkungen [171]. Alternativ können Sie äußerlich auftragbare Gele oder Salben verwenden, um örtlichen Schmerz zu lindern. Suchen Sie in jedem Fall Rat bei Ihrem/Ihrer Arzt/ Ärztin.

Antidepressiva

Untersuchungen haben gezeigt, dass die Einnahme von Medikamenten, wie etwa selektiven Serotonin-Wiederaufnahmehemmern (SSRI) einen Monat vor der Empfängnis das Risiko eines Babys, einen Geburtsfehler zu entwickeln, erhöhen kann [172]. Wenn sie während der Schwangerschaft eingenommen werden, können SSRI das Risiko, dass ein Baby autistisch wird oder eine Geburts- oder Sprech-/Sprachstörung entwickelt, erhöhen [173] [174] [175] [176] [177] [178] [179] [180] [181] [182].

Wenn Sie unter Angst und Depression leiden, sind Akupunktur und chinesische Kräuter sehr wirksam bei der Linderung dieser Erkrankungen ohne jegliche Nebenwirkungen und können sicher während der Schwangerschaft angewendet werden [183]. Konsultieren Sie immer Ihre/n Arzt/Ärztin.

Antiepileptische Medikamente

Antiepileptische Medikamente wie Natriumvalproat können Geburtsfehler verursachen und das Risiko erhöhen, dass ein Baby Autismus entwickelt [184] [185] [186] [187]. Konsultieren Sie Ihre/n Arzt/Ärztin über die Einnahme von Natriumvalproat.

Statine

Medikamente wie Statine können die Koenzym-Q10-Werte im Körper reduzieren, was die Spermien- und Eizellenqualität verringern kann [332] [333] [334].

Hier ist eine Zusammenfassung der Dinge, die Sie tun können, um Ihre Fertilität zu verbessern: ☑

- ☐ Seien Sie optimistisch und fertigen Sie eine Visionstafel an.

- ☐ Kontrollieren Sie Ihr Taillen-Hüft-Verhältnis, um zu sehen, ob Ihr Gewicht stimmt.

- ☐ Halten Sie keine Diät; treiben Sie Sport, falls Sie Gewicht verlieren müssen.

- ☐ Nehmen Sie kein Bad, nachdem Sie Ihren Eisprung hatten; duschen Sie stattdessen.

- ☐ Heben Sie keine schweren Sachen.

- ☐ Rauchen Sie nicht und nehmen Sie keine illegalen Drogen.

- ☐ Arbeiten Sie nicht in Nachtschichten.

- ☐ Trinken Sie nicht mehr als zwei Gläser Rotwein pro Woche (125 m/1,4 Einheiten pro Glas).

- ☐ Trainieren Sie (Ausdauertraining) zwei- bis dreimal pro Woche und praktizieren Sie sanfte Übungen wie Yoga, Pilates, Tai Qi oder Qi Gong.

- ☐ Gehen Sie um circa 22 Uhr ins Bett und schlafen Sie sieben bis acht Stunden.

- ☐ Gehen Sie wöchentlich zur Akupunkturbehandlung und nehmen Sie täglich chinesische Kräuter zu sich.

- ☐ Hören Sie auf Ihren Körper; er weiß es am besten.

- ☐ Männer sollten nicht länger als ein paar Stunden am Stück sitzen.

- ☐ Praktizieren Sie Achtsamkeit und Meditation.

- ☐ Verringern Sie Ihre Exposition gegenüber Klimaanlagen.

- ☐ Verringern Sie Ihre Exposition gegenüber Luftverschmutzung oder tragen Sie eine Maske.

☐ Verringern Sie Ihre Exposition gegenüber Chemikalien und Schwermetallen.

☐ Verringern Sie Ihre Exposition gegenüber Pessimismus.

☐ Verringern Sie Ihre Exposition gegenüber Plastik.

☐ Reduzieren Sie Stress, indem Sie Spaß haben.

☐ Reduzieren Sie die Einnahme von Schmerzmitteln, Antidepressiva und antiepileptischen Medikamenten (konsultieren Sie immer zuerst Ihre/n Arzt/Ärztin).

☐ Reduzieren Sie Ihren Gebrauch von Technologie, z. B. Mobiltelefonen, Tablets, Laptops (EMW).

☐ Entschleunigen Sie.

☐ Tragen Sie Kleidung und Schuhwerk, die der Jahreszeit entsprechen.

☐ Frauen sollten vermeiden, zur Blutspende zu gehen.

Teil Vier

Wie Sie Ihre Ernährung optimieren

Wir alle kennen das Sprichwort „Man ist, was man isst", doch was bedeutet dies in Bezug auf unsere Fruchtbarkeit? Die Chinesen betrachten Nahrung nicht nur als etwas, das gegessen wird, sondern als Energiequelle und Heilmittel. Gesundheit und gute Fruchtbarkeit sind das Ergebnis einer ausreichenden Ansammlung und Bewegung von Energie im Körper. Da Nahrung als unsere tägliche Hauptenergiequelle gilt, ist die Wahl der richtigen Nahrungsmittel und des richtigen Zeitpunkts für die Nahrungsaufnahme wichtig, um die Energie so zu steuern, dass sich Ihr Gesundheitszustand und Ihre Fertilität verbessern.

Kapitel Zehn

Chinesische Ernährungstherapie

Über Jahrhunderte haben Chinesen bestimmte Nahrungsmittel zu ihrer Ernährung hinzugefügt, um ihre Gesundheit zu verbessern. Die Nahrung ist Gesundheitspflege. Medikamente sind nicht gesundheitserhaltend – sie sind krankheitsfördernd. Die Chinesen glauben, dass ein zufriedener Magen zu einem gesunden Körper führt, denn wenn der Magen zufrieden ist, wird er ausreichende Energie- und Blutmengen für die Bedürfnisse des Körpers produzieren. Daher vermeiden die Chinesen kalte Nahrungsmittel, die den Magen schädigen können, wie etwa Eis, Eiscreme, Salate, Smoothies und andere Rohkost. Dies ist der Grund, warum Sie nie Salat auf einer Speisekarte in einem chinesischen Restaurant finden werden. Diese Nahrungsmittel sind kalt und ungekocht, was dazu führt, dass der Magen schwerer arbeiten muss, um sie zu verdauen; er wird dadurch geschwächt. Das Gegenteil ist allerdings auch wahr: wenn der Magen zu heiß wird, wird er versuchen, die Magensäfte aufwärts loszuwerden, wie ein eruptierender Vulkan, und Sodbrennen (Säurereflux) verursachen. In solchen Fällen muss der Magen herunter gekühlt werden, indem weniger heiße, scharfe, fettige und dafür eher kühlende Nahrungsmittel wie Minze und Joghurt gegessen werden.

Der Magen muss bei richtiger Temperatur für die optimale Verdauung ausbalanciert werden. Aus diesem Grund gibt es ein altes chinesisches Sprichwort, das besagt: ‚Du solltest deine Getränke kauen und deine Speisen schlucken‘. Indem Sie Ihre Getränke kauen nehmen diese die Temperatur des Körpers an, bevor sie auf den Magen treffen, und auf diese Weise werden Schäden durch die Kälte vermieden. Wenn Sie Ihr Essen schlucken, dann wurde es ausreichend durchgekaut, sodass der Magen weniger Energie aufwenden muss, um es zu verarbeiten. Zufriedener Magen, zufriedener Körper!

Nahrungsmittel können in verschiedene Eigenschaften zusammengefasst werden: ‚heiß‘, ‚kalt‘, ‚feucht‘ oder ‚tonisierend‘. Pflanzen, die länger brauchen, um zu wachsen, wie etwa Karotten, Pastinaken und Kohl, sind mehr wärmend im Vergleich zu jenen, die schnell wachsen, wie etwa Kopfsalat, Kürbis, Radieschen und Gurken, die allesamt kühlend sind [188]. Tonika sind Nahrungsmittel, die die Energie (Qi) erhöhen, die allgemeine Gesundheit und das Wohlbefunden fördern und die Leptinwerte verbessern, was dabei hilft, die Hormonwerte zu verbessern. Feuchte Nahrungsmittel sind Milchprodukte, Käse, Gluten und reichhaltige Nahrungsmittel, die das Verdauungssystem schwerer arbeiten lassen.

Wenn eine Person ein Ungleichgewicht hat, kann sie dies beheben, in dem sie gegensätzliche Nahrung isst, zum Beispiel kalte (Yin) Nahrungsmittel bei zu viel Hitze (Yang) und heiße (Yang) Nahrungsmittel bei zu viel Kälte (Yin). Wenn eine Person Feuchtigkeit hat oder schwach ist, sollte sie tonisierende Nahrungsmittel essen. Das Ziel einer gesunden Ernährung ist, Ihr Yin und Yang auszugleichen und Ihre Energie- und Blutwerte anzukurbeln. Wenn Sie alle ausbalanciert sind und Ihr Energieniveau sich verbessert hat, wird Ihr Körper in einem guten Zustand sein, um schwanger werden zu können und eine gesunde Schwangerschaft aufrechtzuerhalten.

Die Chinesen glauben an den Verzehr von gleichaussehenden Nahrungsmitteln für ihr jeweiliges Gesundheitsproblem. Zum Beispiel Eier, um die Eizellenqualität zu verbessern (Hühnereier, Enteneier, Kaviar usw.), oder Rotwein und Rote-Bete-Saft, um das Blut zu verbessern, weil sie wie Blut aussehen.

Die meisten Menschen können eine Ernährungstherapie zusammen mit einem optimierten Lebensstil und Nahrungsergänzungsmitteln anwenden, was zur Verbesserung ihrer Fertilität führt. Bei Männern und Frauen, die älter und/oder schwächer sind, kann die Verbesserung ihrer Gesundheit mit diesen Maßnahmen länger dauern. Unter solchen Umständen können chinesische Kräuter verwendet werden, um den Prozess der Ausgleichung von Yin und Yang zu beschleunigen und Energie- und Blutwerte zu verbessern.

Untersuchungen haben gezeigt, dass Frauen, die Ratschläge über ihre Ernährung und ihren Lebensstil erhalten und Bewältigungsmechanismen beigebracht bekommen, um mit ihrer Unfruchtbarkeit umzugehen, eine deutliche Verbesserung bei den Schwangerschaftsraten aufwiesen [189]. Sie wurden schwanger und verloren auch Gewicht, hatten weniger Angst und Depression und ein besseres Selbstwertgefühl, was alles wichtige Aspekte bei der Fertilitätsbehandlung nach Chinesischer Medizin sind.

Die ideale Ernährung

Eine Optimierung Ihrer Ernährung bedeutet nicht nur den Verzehr von Nahrungsmitteln von guter Qualität, die gar fruchtbarkeitsfördernd sind, sondern auch regelmäßig zu essen, wenn Sie hungrig sind, und nicht unterwegs zu essen. Sie müssen daran denken, jede Mahlzeit und jedes Getränk, die und das Sie zu sich nehmen, zu optimieren. Alles zählt und ist wichtig bei der Unterstützung Ihrer Fertilität:

- Vermeiden Sie vorgefertigte, verarbeitete Nahrungsmittel.

- Frieren Sie kein Fleisch oder andere Nahrungsmittel ein – kochen Sie und essen Sie frisch.

- Erhitzen Sie keine Nehrungsmittel oder Getränke in der Mikrowelle, da wenig Energie in ihnen übrig bleibt und auch das Verdauungssystem irritiert werden kann (siehe Seite 195) .

- Essen Sie Bio-Nahrungsmittel.

Alle Arten von Nahrung werden entsprechend ihrer Qualität eingeordnet. Die Qualität unserer Nahrung kann unsere Gesundheit und Fertilität beeinträchtigen. Wenn Sie eine gute Fertilität haben möchten, dann müssen Sie Ihren Körper mit Nahrung von guter Qualität nähren. Menschen wählen oft billigste Nahrungsmittel und denken, diese sehen gleich aus, also werden sie auch gleich sein, sie gleichen sich allerdings nur oberflächlich. Nach näherer Betrachtung variiert die Nahrungsqualität enorm. Das Fleisch in einem Geschäft kann sich beispielsweise deutlich vom Fleisch in einem anderen Geschäft unterscheiden. Fleisch, das nicht aus ökologischer Landwirtschaft ist, enthält eine Vielzahl von Verunreinigungen, die sowohl die männliche als auch die weibliche Fertilität schädigen. Sie bekommen oft das, wofür Sie bezahlen. Wenn Sie daher ein wenig mehr für Nahrungsmittel von besserer Qualität zahlen, wird das Ihre Gesundheit und die Chancen, schwanger zu werden enorm verbessern. Sie können nicht bei Nahrungsmitteln sparen, wenn Sie eine gute Gesundheit haben möchten, oder wie ein Sprichwort besagt: ‚Bezahle jetzt den Bauern oder später den Arzt.‘

Eine typische westliche Ernährung tendiert dazu, viel Zucker und Gluten zu enthalten, die für das Verdauungssystem schwer verdaulich sind und es schwach und träge machen. Diese Nahrungsmittel reduzieren die Menge an produzierter Energie und Blut und schwächen den Körper und die Fertilität. Die ideale Ernährung ist eine Paleo-Ernährung, eine die sich über Millionen von Jahren bewährt hat. Eine Paleo-Ernährung beinhaltet alle Nahrungsmittel in Ihrer natürlichen Form, so wie in der Natur vorgesehen, frei von vom Menschen hergestellten Lebensmitteln wie zum Beispiel Brot, Pasta, raffinierter Zucker usw. Wir sollten stattdessen frisches Fleisch, Fisch, Getreide, Obst, Gemüse und Kohlenhydrate mit niedrigem glykämischen Index (GI), wie Quinoa, Hafer, brauner Reis und Süßkartoffeln, essen.

Die meisten Menschen essen mit ihren Augen und ihrem Mund anstatt mit ihrem Magen. Jegliche Nahrung, die lange benötigt, um verdaut zu werden, wie etwa Gluten, ist schlecht für den Magen. Untersuchungen haben gezeigt, dass Menschen, die empfindlich auf Gluten sind, eher dazu neigen, einen Eisenmangel zu haben, was die Fertilität beeinträchtigen kann [105]. In der Chinesischen Medizin ist dies bedingt durch eine geschwächte Milz, die nicht ausreichend Blut produziert. Für eine gute Gesundheit und Fertilität sollten Sie somit sowohl mit Ihrem Mund, als auch mit Ihrem Magen essen. Auf diese Weise wird die Nahrung, die Sie zu sich nehmen, am besten für Ihren Körper sein und ihn nicht schwächen. Es ist keine Überraschung, dass sich die chinesische Küche dahingehend entwickelt hat, um sowohl für den Mund, als auch für den Magen gut zu sein. Haben Sie jemals eine Mahlzeit in einem chinesischen Restaurant gegessen und sich dann nach mehreren Stunden wieder hungrig gefühlt? Das ist darauf zurückzuführen, dass sie für den Magen leicht verdaulich war und schonend zubereitet wurde. Darüber zu lernen, welche Nahrung für Ihren Magen leicht verdaulich ist, ist ein Entdeckungsprozess, der Zeit in Anspruch nehmen kann, aber die Belohnung ist enorm.

In den letzten Jahren gab es eine Explosion von neueröffneten Coffee-Shops. Nach Chinesischer Medizin haben Stimulanzien, wie das Koffein im Kaffee, eine Yang-Natur und verhalten sich wie Energieersatzmittel, die die Blutzirkulation unterstützen. Sie können jedoch gleichzeitig das Blut schädigen, im Gegensatz dazu wirkt der Zucker in Kuchen beispielsweise wie eine Art Kompensation für einen Blutmangel (niedriger Zuckerspiegel). Insbesondere Frauen haben oft ein Verlangen nach Zucker, wenn sie ihren Eisprung oder ihre Periode haben. Falls Sie ein Verlangen nach Kaffee oder Kuchen haben, braucht Ihr Körper eigentlich mehr Energie und Blut; Eisen und Ginseng können stattdessen genommen werden. Kaffee kann die Fertilität senken und sollte daher vermieden werden, wenn Sie versuchen, schwanger zu werden [190] [191]. Dunkle Schokolade (über 85% Kakao) hat schätzungsweise nur 1,7 Prozent des Koffeininhalts von Kaffee, daher ist es immer noch okay sie zu essen!

Kinderwunschkliniken und Ernährungsberater empfehlen oft, Eiweißpräparate zu nehmen, um die Fertilität zu verbessern, da Eiweiß das Follikelwachstum unterstützt. Meinen Untersuchungen zufolge ist die ideale Ernährung in Zusammenhang mit der Fertilität, eine Kombination aus Eiweiß, essentiellen Fettsäuren, komplexen Kohlenhydraten, Gemüse, das reich an Eisen ist, und Obst, das reich an Antioxidantien ist. Diese Lebensmittel werden in den Ernährungsplänen einbezogen, die in Kapitel Elf dargelegt werden.

Nahrungsmittelgruppen

Es gibt 10 Haupt-Nahrungsmittelgruppen:

1. Kohlenhydrate
2. Kalte Nahrungsmitte
3. Fette
4. Ballaststoffe
5. Heiße Nahrungsmittel
6. Eiweiß
7. Zucker
8. Tonika
9. Vitamine und Mineralien
10. Wasser

Eine ausgewogene Ernährung, die all diese Nahrungsmittelgruppen einschließt, ist wichtig für die Gesundheit und die Fertilität. Wie wir nun erörtern werden, sind einige wichtiger als andere.

Fette

Uns allen wurde gesagt, dass Fette schlecht für unsere Gesundheit sind, in Wahrheit brauchen wir alle einige Fette, nur nicht zu viel und nicht die ungesunden. Ungesunde Fette sind Transfettsäuren (gehärtete/gesättigte Fette), die in verarbeiteten Nahrungsmitteln vorkommen sowie im roten Fleisch, wo überwiegend gehärtete Fette zu finden sind, vornehmlich die, die Cholesterin enthalten. Unsere Körper benötigen zwar das Cholesterin, um gesund zu bleiben; es hilft Vitamin D in der Haut umzuwandeln, es wandelt Kohlenhydrate um, darüber hinaus ist es für die Produktion von männlichen und weiblichen Fortpflanzungshormonen unerlässlich [192]. Wir wollen nur nicht zu viel davon – nicht mehr als 200 mg/dl pro Tag. Idealerweise sollte Ihre Ernährung nicht mehr als 10 Prozent gesättigtes Fett pro Tag enthalten. Da die moderne Ernährung mehr rotes Fleisch und verarbeitete Nahrung beinhaltet, d. h. die beiden Lieferanten von Transfettsäuren schlechthin, kann sie dazu führen, dass viele Menschen versehentlich zu viel ungesunde Fette zu sich nehmen, und hohe Cholesterinwerte und Unfruchtbarkeit verursachen.

Um die Auswirkungen von Fetten auf unseren Körper zu reduzieren, können wir den Konsum von Lipotropics erhöhen. Lipotropics steigern die Produktion von Lecithin in der Leber, was die Cholesterinwerte niedrig hält. Lipotropics umfassen Methionin, Cholin, Inositol und Betain und sind in einer breiten Palette von Nahrungsmitteln anzutreffen, wie etwa in Paranüssen, Truthahn, Huhn, Eiern, Joghurt usw. Seien Sie vorsichtig, wenn Sie Nahrungsmittel auswählen, die proklamieren, dass sie entweder wenig Fett enthalten oder gar fettfrei sind, da die Hersteller die wohlschmeckenden Fette oft durch etwas noch schlimmeres für unsere Gesundheit ersetzt haben – raffinierten Zucker!

Zucker

Zucker ist der neue Übeltäter auf dem Markt, was einst Fette waren. Natürlich vorkommender Zucker, beispielsweise derjenige, der in Obst vorzufinden ist, ist im Grunde genommen gut für den Körper und hilft, Muskeln, Nerven und das Gehirn mit Energie zu versorgen. Es ist die raffinierte Form von Zucker, die das Problem darstellt. Viele Menschen haben ein Verlangen nach raffiniertem Zucker, der in Nahrungsmitteln wie etwa Kuchen, Keksen, Süßigkeiten und Limonaden vorzufinden ist. Das Verlangen nach Zucker ist wie eine Abhängigkeit und wirkt auf das Gehirn auf die gleiche Weise wie Kokain [193]. Raffinierter Zucker geht schnell in großen Mengen in das Blutsystem über und verursacht im

Magen und der Bauchspeicheldrüse einen Schock. Das Verdauungssystem ist dann geschwächt und das Essen kann nicht ordentlich verdaut werden. Dies führt zu einem Ungleichgewicht im Blutzuckerspiegel und zu weiterem Verlangen nach Zucker.

Wenn Sie ein Verlangen nach raffiniertem Zucker haben, ist Ihr Körper höchstwahrscheinlich müde und weist Mängel auf und möchte einen schnellen Energieschub. Anstatt ihm Zucker zu geben, halten Sie ein Nickerchen, reduzieren Sie Ihren Energieverbrauch, essen Sie mehr eiweiß- und eisenreiche Nahrungsmittel und nehmen Sie Ginseng und Eisenpräparate ein (siehe Seite 219 und 220). Der Körper möchte eher mehr Energie haben als mehr Zucker. Der Verzehr von zu viel Zucker kann Hitze verursachen (übermäßige Hitze) und das Yin verbrauchen, wobei die Fertilität beeinträchtigt wird. Eine Ernährung, die zu viel raffinierten, sprich verarbeiteten, Zucker enthält, beeinträchtigt auch die Insulinwerte. Hohe Insulinwerte steigern die Testosteronwerte im Körper und verursachen das polyzystisches Ovar Syndrom (PCOS). Neueste Untersuchungen haben gezeigt, dass der Verzehr von zu viel Zucker die Gebärmutterschleimhaut beeinträchtigt und sie zu einem feindlichen Ort für einen Embryo macht, der versucht, sich in die Gebärmutterwand einzunisten [1].

Essentielle Fettsäuren

Essentielle Fettsäuren (EFA) sind eine Gruppe von Fetten, die als langkettige, mehrfach ungesättigte Fettsäuren bekannt sind. Sie kommen in zwei Gruppen vor: Omega 3 (Linolensäure) und Omega 6 (Linolsäure). Omega 9 wird nicht als essentielle Fettsäure betrachtet, da unser Körper sie aus Omega-3 oder -6 herstellen kann. Unser Körper kann kein Omega 3 oder -6 herstellen, daher müssen wir sie durch unsere Nahrung aufnehmen.

Die moderne, westliche Ernährung neigt dazu, Omega 6 über- und Omega 3 unterzudosieren. Untersuchungen haben gezeigt, dass Männer, die mehr Omega 6 als Omega 3 in ihrem Körper haben, eine reduzierte Spermienqualität haben [194]. Omega 6-Fettsäuren kommen meistens in pflanzlichen Ölen vor, wie Sonnenblumenöl und Maiskeimöl, während die größte Menge von Omega 3-Fettsäuren in bestimmten Fischarten, Samen und dunkelgrünem Gemüse vorkommen, wie etwa:

- Anchovis,
- Butterfisch,
- Getreidegräser
  (Reis, Roggen, Hafer,
  Buchweizen, Hirse),
- Mangold,
- Chiasamen,
- Leinsamen,
- Hanfsamen,
- Hering,
- Petersilie,
- Sardinen,
- Kürbiskerne,
- Regenbogenforelle,
- Rapssamen,
- Lachs,
- Walnüsse.

Langandauernder Stress, wie etwa Angst oder Diäthalten, kann den Körper in einen Widerstandszustand versetzen – Stufe 2 der körperlichen Stressantwort (siehe Seite 157) – und so zu einer Reduktion der Fettreserven führen. Fettreserven sind biologische Verbindungen, die aus Fetten und Ölen bestehen, die wichtig für die Körperfunktionen und die Fertilität sind. Da die meisten Menschen mehr als zwei Stunden lang gestresst sind, was die Zeitspanne ist, die benötigt wird, um den Körper in einen Widerstandszustand zu versetzen, haben die meisten Menschen einen Mangel an Fetten und EFA (Omega 3). Zudem können schlechte Lebensgewohnheiten auch einen Einfluss auf die Verstoffwechselung von Omega 3 im Körper haben und die Fertilität verschlimmern. Dies schließt ein:

- einen Mangel an Vitamin
  B_6, Zink und Magnesium,
- Diäthalten,
- übermäßiger Konsum
  von Alkohol, Verzehr von
  Transfettsäuren, Zucker
  oder tierischem Fett,

- Exposition gegenüber
  Schadstoffen,

- Rauchen.

Frauen mit einem Mangel an Omega 3- und Omega 6-Fettsäuren (PUFA) in ihrer Ernährung könnten ein überaktives Immunsystem haben, das die Einnistung des Embryos in die Gebärmutterwand verhindern könnte. Untersuchungen haben gezeigt, dass Olivenöl, welches viel Omega 3 und 6 enthält, wichtige Immunbotenstoffe regulieren kann, sogenannte Zytokine, allen voran TH1, welches, wenn reduziert, einem befruchteten Embryo ermöglicht, sich einzunisten [138].

PUFA wie Omega 3 sind wichtig für eine gesunde Fertilität. Sie enthalten Antioxidantien, wie etwa Vitamin E, welche benötigt werden, um das Niveau von freien Radikalen im Körper, die Eizellen und Spermien schädigen und eine Einnistung verhindern können, auszugleichen. EFA werden als Energiequelle während der Reifung der Eizelle verwendet und während der Periode, in der sich die Eizelle entlang des Eileiters bewegt, bevor sie sich in die Gebärmutterwand einnistet.

EFA sind besonders wichtig während der Schwangerschaft, da sie für die Entwicklung des Gehirns und der Augen des Babys benötigt werden. Die empfohlene Tagesdosis von essentiellen Fettsäuren ist 14 g. Ein Esslöffel Leinsamenöl pro Tag liefert etwa einen EFA-Gehalt von 8,9 g.

Eiweiß

Eiweiß ist wichtig beim Aufbau von gesunden Fertilitätswerten, vor allem bei Männern und Frauen, die nicht viel rotes Fleisch essen oder Vegetarier bzw. Veganer sind. Ein Eiweißmangel kann mit folgenden Symptomen einhergehen: Muskelschwäche, Nagelbrüchigkeit, Haarverlust, Wundheilungsstörung, allgemeiner Energie- und Kraftmangel, schlechte Konzentration, emotionale Instabilität, anhaltende Infektionen und Allergien.

Einige Fertilitätskliniken empfehlen, täglich große Mengen Milch als Eiweißquelle zu trinken. Das Trinken von großen Milchmengen jeden Tag wird das Verdauungssystem schädigen, was wiederum die Fertilität schädigen wird. Unten ist eine Liste von tierischen und pflanzlichen Nahrungsmitteln, die mehr Eiweiß als Milch enthalten – 15 g Eiweiß pro 100 g – und Ihr Verdauungssystem nicht schädigen. Da das Eiweiß aus rotem Fleisch die Fertilität reduzieren kann, wurde es hier herausgenommen.

- Adzukibohnen,
- Anchovis,
- Barsch,
- Kabeljau,
- Eier,
- Geflügel,
- Hering,
- Seetang,
- Linsen,
- natürliche Hefe,
- Nori-Seegras,
- Quinoa,
- Sardinen,
- Sesamsamen,
- Dinkel,
- Sonnenblumensamen.

Faktoren, die das Eiweiß aufbrauchen/vermindern können, sind:

- schlechte Ernährung, raffinierter Zucker, Alkohol und Kaffee,
- Stress, Sorge, Überarbeitung und Traumata.

Rotes Fleisch

Rotes Fleisch ist gut für Ihre Gesundheit und Fertilität. Es ist eine reiche Eiweiß-, Eisen-, Zink- und Vitamin-B$_{12}$-Quelle. Wir brauchen etwas davon in unserer Ernährung, aber nicht zu viel. Übermäßiger Verzehr von rotem Fleisch kann sich ins Gegenteil verkehren und schlecht für die Gesundheit und die Fertilität sein. In den USA werden anabole Steroidhormone (z. B. das Sexualhormon Testosteron) dem Vieh oder anderen Tieren verabreicht, um das Wachstum 60-90 Tage vor der Schlachtung zu fördern [195]. Diese Praktik wurde in Europa in den 1980ern verboten. Es wurde bereits festgestellt, dass verarbeitetes rotes Fleisch im Vergleich zu anderen Fleischsorten höhere

Hormonkonzentrationsrückstände hat und der Verzehr dieser Fleischsorte wegen der potentiellen Risiken als bedenklich für das Fortpflanzungssystem anzusehen ist.

Das beste rote Fleisch, das Sie essen können, ist mageres Fleisch aus ökologischer Haltung, das nicht gefroren oder verarbeitet wurde; Untersuchungen haben gezeigt, dass der übermäßige Verzehr von rotem Fleisch aus konventioneller Landwirtschaft die männliche Fertilität schädigen kann, da rotes Fleisch viel gesättigte und wenig ungesättigte Fettsäuren (EFA wie Omega 3) enthält [195]. Daher sollten Männer ihren Konsum von rotem Fleisch reduzieren und diesen durch Fisch und Algen (Spirulina und Chlorella) ersetzen, um ihre Samenqualität zu verbessern.

Eiweißshakes

Der Verzehr von viel Eiweiß ist wichtig bei der Unterstützung der Fertilität, da dies das Follikelwachstum unterstützt und hilft, eine Schwangerschaft aufrechtzuerhalten. Ich empfehle, Eiweißpräparate zwischen den Mahlzeiten einzunehmen, beispielsweise einen Eiweißshake vor dem Mittagessen und einen vor dem Abendessen, wenn Sie versuchen, schwanger zu werden. Ein gutes Eiweißpräparat, das Sie zu sich nehmen können, ist Molkeneiweiß aus kontrolliert biologischem Anbau, das in den meisten Bioläden erhältlich ist.

Kohlenhydrate

Es gibt zwei Hauptarten von Kohlenhydraten; einfache und komplexe. Einfache Kohlenhydrate sind u. a. weißer und brauner Zucker, Glukose, Maissirup, Fruchtsäfte usw., welche ungesund sind. Komplexe Kohlenhydrate sind u. a. Vollkorngetreide, Yams, brauner Reis, Kartoffeln, Karotten, Broccoli, grüne Bohnen usw.

Komplexe Kohlenhydrate enthalten Monosaccharide, Sialinsäure genannt, welche für das Wachstum der Eizelle, ihre Reifung, den Eisprung und die nachfolgende Befruchtung wichtig sind [133]. Ausreichende Werte an komplexen Kohlenhydraten sind auch für das Hormon FSH wichtig, um die Follikel zu stimulieren und ihr Wachstum zu fördern [134]. Für die Eizellenqualität bzw. die Fertilität ist es daher wichtig sicherzustellen, dass die Frau viele komplexe Kohlenhydrate zu sich nimmt, circa 250-350 g pro Tag.

Vegetarismus

Immer mehr Menschen entscheiden sich für eine vegetarische Ernährung, vor allem angesichts des schlechten Tierwohls und dem Einsatz von Antibiotika und Steroiden in der Tierhaltung. Sich vegetarisch zu ernähren ist jedoch nicht einfach. Es bedarf einer abwechslungsreichen Ernährung, um sicherzustellen, dass diese alle wichtigen Mineralien und Vitamine enthält. Die meisten Vegetarier/innen ernähren sich nicht ausgewogen, werden schwach und entwickeln einen Eisen- und/oder Eiweißmangel, der zu einer schlechten Fertilität führt. Aus Sicht der Chinesischen Medizin haben die meisten Vegetarier/innen einen Blut- und Yang-Mangel. Vegetarier/innen neigen zudem dazu, niedrige Testosteron- und Vitamin B_{12}-Werte zu haben. Dies kann sich sowohl auf die männliche als auch auf die weibliche Fertilität auswirken.

Falls Sie Vegetarier/in sind, müssen Sie sehr sorgsam mit Ihrer Ernährung sein und ein breites Spektrum an Nahrungsmitteln von guter Qualität essen, um hohe Energie- und gute Blutwerte zu erhalten; genug Eiweiß und Omega 3 aus Quellen nicht tierischen Ursprungs essen. Bei dem hektischen Lebensstil von heute ist dies zwar eine Herausforderung, aber das Nichtbefolgen dieser Grundsätze kann zu einem Blutmangel führen. Die Hälfte der Frauen in Indien, wo ein großer Prozentsatz der Bevölkerung sich vegetarisch ernährt, ist anämisch [196].

Auch der Veganismus ist auf dem Vormarsch; mit der Sorge um Klimaveränderung, Tierwohl und gesundheit befolgen immer mehr Menschen einen auf Pflanzen basierenden Lebensstil. Veganismus kann jedoch gravierendere Folgen als Vegetarismus haben. Veganer/innen haben oft niedrige DHAE-Werte [343]. Höhere DHAE-Werte sind für das Eizellenwachstum besser. Sie haben auch höhere SHBG-Werte, was die Testosteronwerte reduziert und das Eizellenwachstum beeinträchtigt [344] [345]. Vegetarier/innen und Veganer/innen neigen zu Jodmangel [197]. Positiv anzumerken ist, dass Vegetarier/innen und Veganer/innen dazu tendieren, niedrigere Quecksilberwerte zu haben, da sie keinen Fisch essen, was gut für die Fertilität ist.

Koffein

Das Koffein ist vergleichbar mit dem Zucker – es ist ein Stimulans mit Nebenwirkungen. Koffein bringt das Blut in Bewegung und täuscht uns einen falschen Eindruck vor, mehr Energie zu haben, es schädigt allerdings auch gleichzeitig das Blut. Sowohl Kaffee als auch Tee enthalten Koffein. Koffein kann den SHBG-Wert erhöhen, wodurch mehr freies Testosteron gebunden wird, das eigentlich für die Eizellen- bzw. Spermienproduktion benötigt wird [346].

Männer neigen dazu, mehr Kaffee als Frauen zu trinken [198], allerdings haben Untersuchungen gezeigt, dass Kaffee die DNS, die sich im Spermienkopf befindet, schädigen kann [199] [191]. Frauen, die schwanger werden möchten, sollten keinen Kaffee konsumieren, da er die Absorption von Calcium, das zum Zeitpunkt der Befruchtung für die Aktivierung der Eizelle benötigt wird, verringert [200]. Untersuchungen haben auch gezeigt, dass Koffein die Dauer, die eine Frau benötigt, um schwanger zu werden, verzögern kann [190]. Entkoffeinierter Kaffee ist besser, aber es verbleiben in diesem immer noch Spuren von Koffein.

Falls Sie ein Verlangen nach Kaffee haben, dann benötigt Ihr Körper in Wirklichkeit mehr Energie. Falls Sie müde sind, versuchen Sie den Kaffee durch Ginseng zu ersetzen, ersetzen Sie auch Zucker durch Blattgemüse und nehmen Sie Eisenpräparate zu sich (siehe Seite 220).

Alkohol

Ich werde oft gefragt, ob Menschen weiterhin Alkohol trinken können, wenn sie versuchen, schwanger zu werden. Ich denke, dass zwei Gläser Rotwein (125 ml/1,4 Einheiten pro Glas) pro Woche eine förderliche Wirkung auf die Fertilität haben können, aber nicht mehr als diese Menge. Der Rotwein hilft, das Blut zu bewegen. Da die meisten Paare gestresst sind, verhilft der Alkohol auch zur Entspannung und zu einer lockeren Stimmung, was sehr nützlich sein kann, wenn Sie versuchen, schwanger zu werden. Indem Sie weiterhin etwas Alkohol trinken, können Sie vermeiden, in unangenehme Situationen mit Ihren Freunden zu geraten, wenn diese Sie fragen sollten, warum Sie nichts trinken. Meiner Meinung nach ist Rotwein vor allem deshalb akzeptabel, da er die Farbe des Blutes hat, was einen Teil der chinesischen Ernährungslehre darstellt, die den Verzehr von ähnlich aussehenden Nahrungsmitteln und Getränken präferiert (siehe Seite 178). Spirituosen tendieren dazu, sehr Yang-,lastig' zu sein, und Biere sind schwer verdaulich, aus diesem Grund empfehle ich nur Rotwein. Leider hat Weißwein nicht die gleiche positive Wirkung auf das Blut wie Rotwein, daher empfehle ich, diesen nicht zu trinken.

Frauen sollten drauf achten, nicht zu viel Alkohol zu trinken, da er ihre Fertilität reduzieren kann [201]. Auch Männer sollten vorsichtig sein und nicht zu viel Alkohol konsumieren, da er die Hitze in ihrem Körper erhöhen und die Spermienproduktion schädigen kann. Bei mehr als 5 bis 25 Alkoholeinheiten pro Woche, so zeigen Untersuchungen [202] [203], reduziert sich die männliche Fertilität signifikant. Ein übermäßiger Alkoholkonsum senkt die Testosteronwerte, die sowohl für die männliche als auch weibliche Fertilität wichtig sind, wobei eher die männliche betroffen ist. Zu viel Alkoholkonsum erhöht auch die Östrogenwerte, verursacht einen Libidoverlust bei Männern, eine vergrößerte Prostata und Müdigkeit [69]. Übermäßiger Alkoholkonsum beeinträchtigt auch die Hirnanhangsdrüse und ihre Freisetzung von männlichen Hormonen [69].

Wasser

Eine ausreichende Hydratation ist sehr wichtig. Wasser macht bis zu 55-60 Prozent unseres Körpers aus. Ein ausreichender Wassergehalt stellt sicher, dass das Blut gut zirkuliert und das Gewebe ernährt wird. Ich empfehle, dass Sie zwei Liter Wasser pro Tag trinken. Es hört sich viel an und so viel Wasser pro Tag zu trinken, kann Übung und Zeit erfordern. Falls Sie am Schreibtisch arbeiten, stellen Sie eine 2Liter-Glas- oder Metallflasche auf und trinken Sie diese während des Tages aus. Sie werden dann Ihr tägliches Kontingent erreichen.

Anfangs werden Sie höchstwahrscheinlich feststellen, dass Sie öfters auf die Toilette gehen müssen, bis sich Ihr Körper an die erhöhte Flüssigkeitsaufnahme gewöhnt. Sie werden auch feststellen, dass, indem Sie mehr trinken, Sie sich durstiger fühlen werden. Der Hintergrund ist der, dass der Körper glaubt, dass er nach langer Trockenperiode „an eine Oase gelangt ist" und jetzt seine Wasservorräte auffüllen möchte. Trinken Sie Wasser nicht direkt aus dem Wasserhahn; filtrieren Sie es um jegliche Spuren von Chemikalien und Medikamenten, die Ihre Gesundheit und Fertilität beeinträchtigen können, zu entfernen. Trinken Sie Wasser lieber aus einem Glas oder einem Porzellanbecher als einem aus Plastik.

Heiße Nahrungsmittel

Heiße Nahrungsmittel können in zwei Arten unterteilt werden; warm und heiß. Warme Nahrungsmittel beinhalten: Zwiebel, Knoblauch, Ingwer, Wasabi, Paprika und Kurkuma. Diese Nahrungsmittel sind oft gut für die Verdauung, da sie dabei helfen, den Bauch warm zu halten. Es ist nötig, dass der Bauch warm ist, um die Aufspaltung von

Nahrungsmitteln und somit die Verdauung zu erleichtern. Heiße Nahrungsmittel schließen Chili mit ein. Der Verzehr von Chili kann innere Hitze im Körper verursachen und Körperflüssigkeiten, wie etwa Gebärmutterhalsschleim und Samen, schädigen. Es gibt ein Ammenmärchen, einen landläufigen Glauben aus Indien, der besagt: ‚Wenn ein Mann Kinder haben möchte, sollte er aufhören, Chili zu essen.' Meine Empfehlung ist, dass Männer gar kein Chili essen. Frauen können Chili essen, wenn ihnen sehr kalt ist.

Kalte Nahrungsmittel

Kalte Nahrungsmittel sind Salate, Eis, Eiscreme und gekühltes Wasser. Im Westen werden Salate als gesund und förderlich betrachtet, da sie naturbelassen sind und wenige Kalorien haben. Salate sind jedoch kalt und roh, was den Magen schwerer arbeiten lässt, um sie zu verarbeiten. Dies schwächt den Magen, was die Verdauung beeinträchtigt und die Produktion von Energie und Blut reduziert. Kalte und rohe Nahrungsmittel schädigen auch das Yang[188]. Eis und Eiscreme machen dies ebenfalls – sie machen den Magen kalt und ineffizient. Der Magen mag es warm, daher sind Nahrungsmittel wie Ingwer gut für ihn.

Ein anderer Trend zurzeit ist das Trinken von Rohsäften. Rohsäfte können dem Magen auf gleiche Art und Weise stressen wie Salate, ihn schwächen und einen Yang-Mangel verursachen. Das Trinken eines warmen Ginseng-Getränkes am Morgen wäre für Ihre Verdauung, Energieniveau und Fertilität besser.

Tonika

Tonika sind Nahrungsmittel, die Ihr Verdauungssystem ankurbeln und unterstützen können. Wenn Ihr Verdauungssystem effizienter arbeitet, ist Ihr Energieniveau besser. Ein gutes Beispiel für ein Tonikum ist der Ginseng. Ginseng gibt Ihnen mehr Energie und kann das Verdauungssystem stärken, dabei den Stoffwechsel und die Blutbildung unterstützen. Er kann auch die Leptinwerte regulieren, was wiederum zur Regulierung von Fortpflanzungshormonen [204] und zur Erhöhung der TH2-Werte führt, wodurch ein sich in die Gebärmutterschleimhaut einnistender Embryo geschützt wird [336]. Ein weiteres Beispiel für Tonika sind die Probiotika. Probiotika erhöhen die guten Bakterien im Magen, verbessern die Magenfunktion, die Verdauung und die kognitiven Funktionen [205].

Nahrung aus der Mikrowelle

Mikrowellen sind in der heutigen Welt für die meisten Menschen zur Norm geworden, weil sie schnell und bequem sind. Untersuchungen haben jedoch gezeigt, dass Nahrungsmittel, die in der Mikrowelle erhitzt wurden, schädliche Chemikalien, die sich von Plastikbehältnissen in die Nahrung ausgelöst haben, enthalten können [206] [207].

Ich bin der Meinung, dass Nahrung, die in der Mikrowelle erhitzt wurde, einen geringen energetischen Wert aufweist. Ihre Energie wurde entzogen und ihr fehlt Vitalität. Im Wesentlichen ist es tote Nahrung! Verzehr von Mikrowellennahrung kann zu Energiemangel, Müdigkeit und einem schwachen Magen führen, da die Hitze von der in der Mikrowelle erhitzten Nahrung den Verdauungstrakt irritieren und schädigen kann [208] [209].

Mikrowellen funktionieren, indem sie Atome in der Nahrung aneinander reiben lassen, um Hitze zu generieren, die das Essen kocht. Während Sie jedoch die Nahrung zu sich nehmen, vibrieren die Atome immer noch, was die Zellen im Körper, mit denen sie in Berührung kommen, beeinflusst. Normalerweise merken Sie es, wenn die Nahrung in der Mikrowelle erhitzt wurde, da Ihr Magen nach einer in der Mikrowelle erhitzten Mahlzeit üblicherweise warm ist. Ich empfehle, wann immer es möglich ist, auf in der Mikrowelle erhitzte Nahrung oder Getränke zu verzichten. Bereiten Sie Nahrungsmittel immer frisch zu.

Nahrungsmittel, die Östrogenwerte beeinträchtigen

Es gibt viele Pflanzen, die natürlich vorkommende Östrogene enthalten. Diese Pflanzen werden Phytoöstrogene genannt. Wenn wir diese Pflanzen essen, führen wir unserem Körper Östrogene zu. Zusammen mit künstlichen Östrogenen bedeutet dies, dass die meisten Menschen einen Überschuss an Östrogenen haben. Zu viel Östrogen kann die männliche und die weibliche Fertilität beeinträchtigen. Es gibt drei Arten von Phytoöstrogenen:

1. Coumestane,

2. Flavonoide,

3. Lignane.

Asiaten und Vegetarier neigen zu hohen Phytoöstrogen-Werten in ihren Körpern [201], was ein Problem für die Fertilität darstellen kann. Sowohl Männer als auch Frauen sollten ihre Aufnahme an Phytoöstrogenen einschränken. Frauen sollten Nahrungsmittel vermeiden, die Soja enthalten, da sie den Eisprung beeinträchtigen können.

Coumestane

Coumestane sind eine Gruppe von Phytoöstrogenen, die einen schwachen Effekt auf die Östrogenwerte im Körper haben. Nahrungsmittel, die Coumestane enthalten, sind Spalterbsen, Wachtelbohnen, Limabohnen, Alfalfa und Klee. Ich würde davon abraten, Klee zu essen, da er bei Frauen zu Unfruchtbarkeit führen kann [211].

Flavonoide

Flavonoide werden in sechs Klassen unterteilt: Flavonole, Flavone, Flavanole, Flavanonole, Flavanone und Isoflavone. Isoflavone sind die am meisten gegessene Art von Flavonoiden. Isoflavone (einschließlich Genistein) können einen negativen Einfluss auf die weibliche Fertilität haben [210].

Alle Phytoöstrogene können sich an Östrogenrezeptoren binden (ESR1 und ESR2) und diese inaktiv machen, aber vor allem Isoflavone [210]. Der negative Einfluss auf die weibliche Fertilität kann sich darin zeigen, dass der Menstruationszyklus und die Dicke der Gebärmutterschleimhaut beeinträchtigt werden, was dann die Einnistung erschweren kann. Nahrungsmittel, die Isoflavone enthalten sind: Beeren, Wein, Getreide, Nüsse und Gemüse wie etwa Kichererbsen, Erbsen, Erdnüsse, Alfalfa, Mungbohnen und vor allem Klee [210].

Genistein kommt nur in sojabohnenhaltigen Nahrungsmitteln vor, wie etwa Sojamilch, Tofu, Miso und Tempeh [191]. Viele Menschen wissen nicht, dass Fleischersatzprodukte, Energieriegel, Sportgetränke, nachgeahmte Milchprodukte, einige Cerealien, Brot, Kekse, Schokoladenaufstrich, Eiscreme, Käse und Säuglingsnahrung Soja enthalten. Daher ist es wichtig, dass Sie stets die Lebensmitteletiketten lesen [210]. Die Japaner verzehren die höchste Menge an Soja-Nahrungsmitteln auf der Welt und haben gleichzeitig weltweit die höchste Anwendung von In-vitro-Fertilisation (IVF) [212] [213]. Sojaprodukte könne den LH-Anstieg, der für die Reifung der Eizelle benötigt wird, und die Wirkung von FSH auf die Eierstöcke reduzieren [214]. Zurzeit sind keine Nebenwirkungen von Sojakonsum bei Männern bekannt [215].

Lignane

Lignane sind eines der wichtigsten Phytoöstrogene, die über Nahrungsquellen bezogen werden. Lignane ahmen Östrogene nach und binden schwach Östrogenrezeptoren, auf diese Weise verhindern sie einige Wirkungen von Östrogen. Nahrungsmittel, die Lignane enthalten sind: Sesamsamen, Sonnenblumenkerne, Cashewkerne, Tofu, Grünkohl, Schokolade, Birnen, Rosinen, Kiwi, Grapefruit, Orangen, Broccoli, Weißkohl, Karotten, Erdbeeren, Pfirsiche, Rosenkohl, Aprikosen und vor allem Leinsamen [191]. Lignane haben eine begrenzte Auswirkung auf die männliche und die weibliche Fertilität.

Nahrungsmittel, die Progesteronwerte beeinträchtigen

Nahrungsmittel, die Apigenin enthalten, können die Progesteronwerte erhöhen [216][217], was einerseits helfen kann die Gebärmutterschleimhaut zu erhalten und andererseits die Einnistung unterstützt. Apigenin ist in hohen Mengen in Kamillentee, Sellerie, Schafgarbe, Estragon, Lakritze, Lein, Passionsblume, Pfefferminze, Basilikum und Oregano enthalten [218]. Am besten ist es, wenn Sie diese Nahrungsmittel essen, nachdem Sie den Eisprung hatten und nicht davor, denn nachdem es zu einer Erhöhung der Progesteronwerte kommt, stellen diese die Produktion von GnRH aus dem Hypothalamus ein, was das Follikelwachstum verhindern kann.

Nahrungsmittel, die Progesteron blockieren können, enthalten die Bestandteile Chlorophyllin (grünes Gemüse), Hesperetin (Zitronen, Orangen, Grapefruit, Mandarinen und Pfefferminze), Homozystein und aTocopherol (Vitamin E) [219] [220]. Da eine gute Fertilität und Schwangerschaft von entsprechenden Progesteronwerten abhängen, ist es am besten, wenn Sie diese Nahrungsmittel nicht essen, nachdem Sie Ihren Einsprung hatten.

Nahrungsmittel, die Testosteronwerte beeinträchtigen

Es gibt mehrere Nahrungsmittelgruppen, die Testosteronwerte beeinträchtigen können. Für Männer kann es von Vorteil sein, ihre Testosteronwerte zu erhöhen, während für Frauen mit einem durch Fettleibigkeit verursachten PCOS, es am besten ist, ihre Testosteronwerte zu reduzieren.

Für Nahrungsmittel, die Beta-Carotin-Verbindungen (Aprikosen, Süßkartoffeln, Broccoli, Kürbis, Karotten, Mangos und Pfirsiche), Chlorophyllin (grünes Gemüse), Chlorogensäure (Kaffee und schwarzen Tee), Homozystein, Taxifolin (rote Zwiebeln,

Mariendistel) und a Tocopherol enthalten, konnte in Untersuchungen gezeigt werden, dass sie Dihydrotestosteron (DHT) [219] blockieren, was schlecht für die Fertilität ist, vor allem bei Männern. DHT wird durch die Umwandlung von Testosteron hergestellt. Hohe DHT-Werte bei Männern werden mit einer guten Spermienzahl und beweglichkeit assoziiert [221]. Die Pflanze Tribulus terrestris (dt. Erdburzeldorn oder Erdsternchen) kann niedrige DHT-Werte erhöhen und die männliche Fertilität verbessern [221].

Nahrungsmittel, die Testosteronwerte erhöhen können, sind die gleichen wie bei Progesteron (siehe oben). Apigenin beeinträchtig die Leydig-Zellen, die Testosteron produzieren [222]. Der Verzehr von Nahrungsmitteln wie Apigenin ist gut für Frauen mit niedrigen Anti-Müller-Hormon-Werten (AMH) oder Männer mit schlechter Spermienqualität. Rotes Fleisch kann ebenfalls die Testosteronwerte erhöhen. Vegetarier/innen sollten sicherstellen, dass sie viele Nahrungsmittel essen, die Apigenin enthalten.

Kapitel Elf

Ernährungspläne für die Frau und den Mann

Die folgenden Ernährungspläne, die Ihnen helfen werden, Ihre Hormone und Ihre Fertilität zu optimieren, basieren auf den Informationen, die im vorherigen Kapitel erläutert wurden.

Die Nahrungsmittel sollten frisch, nicht tiefgekühlt, sein und in einem traditionellen Kocher oder Dampfgarer leicht gekocht werden – bitte verwenden Sie keine Mikrowelle. Falls Sie Gemüse zubereiten, ist es am besten, wenn Sie es dampfgaren, sodass es noch knackig ist, nicht weich. Verwenden Sie einen Gaskocher oder eine elektrische Kochplatte, um Fleisch zuzubereiten. Keine Holzöfen oder Grills, entstehender und eingeatmeter Rauch kann die Anti-Müller-Hormon-Werte (AMH) reduzieren.

Normalerweise wäre es von Vorteil, Nahrungsmittel, die Östrogene enthalten, in der ersten Hälfte Ihres Menstruationszyklus, und Nahrungsmittel, die die Progesteronwerte steigern, in der zweiten Hälfte Ihres Zyklus in Ihre Ernährung zu integrieren. Jedoch, auf Grund der Exposition gegenüber künstlichen Chemikalien in unserem alltäglichen Leben, nehmen die meisten Menschen zu viel Östrogen in ihren Körper auf, was die männliche und die weibliche Unfruchtbarkeit schädigt und einen Anstieg der Krebsraten zur Folge hat. Aus diesem Grund zielen meine Ernährungspläne darauf ab, die

Östrogenwerte zu regulieren und zu senken, anstatt sie zu erhöhen. Dies ist vor allem wichtig, falls Sie beschließen, in einer späteren Phase IVF vornehmen zu lassen, da die Östrogenwerte während einer IVF-Behandlung sehr stark auf circa 15.000 pmol/l (4.000 pg/ml) ansteigen, was zur Entwicklung von östrogenabhängigen Krebsarten (Brust-, Gebärmutter- und Eierstockkrebs) führen kann [3].

Es gibt Nahrungsmittel, die gut für das Blut, Yin und Jing in der ersten Hälfte Ihres Menstruationszyklus sind, bevor Sie Ihren Eisprung haben, sowie Nahrungsmittel, die Progesteron steigern können und gut für das Yang in der zweiten Hälfte Ihres Zyklus sind, nachdem Sie Ihren Eisprung hatten. Indem Sie Nahrungsmittel essen, die nicht nur Yin und Yang, sondern auch Östrogen und Progesteron beeinflussen, können Sie die Wirkung Ihrer Ernährung auf Ihre Hormone und Ihre Fertilität optimieren. Für die männliche Fertilität ist es am besten, die Östrogenwerte zu reduzieren, da sie die Testosteronwerte und die Spermienqualität beeinträchtigen können.

Falls Ihnen kalt ist, fügen Sie Gewürze wie Paprika oder Ingwer zu Ihren Mahlzeiten hinzu, um sich zu wärmen. Fall Sie jedoch Sodbrennen (Säurereflux) bekommen, dann entfernen Sie diese Gewürze, da Sodbrennen darauf hinweist, dass sie zu heiß für Ihren Magen sind.

Das Eiweiß, das Sie aufnehmen, sollte eher pflanzlichen als tierischen Ursprungs sein, da ein Überkonsum von Fleisch mit Unfruchtbarkeit, vor allem bei Männern, assoziiert wird. Männer sollten rotes Fleisch durch Fisch und Algen ersetzen, wie etwa Spirulina und Chlorella. Frauen sollten Algen vermeiden, da sie die Einnistung des Embryos beeinträchtigen können. Falls Sie rotes Fleisch essen müssen, dann sollte es aus ökologischer Landwirtschaft und frisch sein, es sollte weder tiefgefroren sein, noch mehr als einmal pro Woche verzehrt werden. Gemüse sollte, falls möglich, aus ökologischer Landwirtschaft stammen. Zitrusfrüchte enthalten sowohl Hesperetin, Apigenin, Zucker und bestehen aus einfachen Kohlenhydraten, die die Progesteronwerte und die Einnistung des Embryos beeinträchtigen. Es ist daher am besten, wenn Sie keine Säfte aus Zitrusfrüchten trinken.

Versuchen Sie, keine nicht-steroidalen entzündungshemmenden Medikamente (NSAID) zu sich zu nehmen, wie etwa Diclofenac, Naproxen und Etoricoxib, da alle drei die Progesteronwerte reduzieren können [223]. Bei denjenigen, die versuchen, ein weiteres Kind zu bekommen, sollte die Frau zusätzlich Omega 3-Präparate (nicht aus Lebertran) einnehmen. Frauen, die einen niedrigen AMH-Wert haben, sollten täglich Bienenpollen, Gelée Royale, Myo-Inositol, Koenzym Q10 und DHEA einnehmen (siehe Kapitel Sieben), da diese die Eizellenqualität verbessern können. Frauen, die sich müde fühlen, können Maca oder Ginseng zu sich nehmen. Alle Frauen und Männer sollten ein pränatales Präparat von guter Qualität zu sich nehmen (siehe Kapitel Zwölf).

Der Ernährungsplan für die Frau

Vor dem Eisprung: vom 1. Tag Ihres Menstruationszyklus

Dieser Ernährungsplan gilt vom ersten Tag Ihrer Menstruationsblutung bis zu Ihrem Eisprung. Er ist so konzipiert, dass Ihre Östrogenwerte reguliert und Ihr Energieniveau, Ihr Yin, Ihr Jing, Ihre Omega 3- und Blutwerte gefördert werden, wobei Ihre Eizellenqualität und Ihr Eisprung verbessert werden. Er ist wie eine Speisekarte aufgebaut, von der Sie unterschiedliches Frühstück, Mittagessen oder Abendessen wählen können, zusammen mit bestimmten Snacks und Getränken, als auch Präparaten.

Getränkeoptionen

- Kaffeeliebhaber/innen, die einen Energieschub am Morgen brauchen, können eine Tasse entkoffeinierten Kaffee trinken. Fall Sie es schaffen, vermeiden Sie Kaffee, da er die Fähigkeit des Körpers, Calcium zu absorbieren, reduziert. Versuchen Sie stattdessen, ein Ginseng- oder Macagetränk zu sich zu nehmen.

- Teeleibhaber/innen müssen auch vorsichtig sein, da viele Tees Tein und Tannin enthalten, die die Absorption von Calcium und Eisen beeinträchtigen können. Unterschiedliche Tees haben unterschiedliche Auswirkungen. Schwarztee ist wärmend und enthält, wie auch Kaffee, Chlorogensäure, die die Dihydrotestosteron-Werte (DHT-Werte) und die Spermienqualität beeinträchtigen kann. Eine Tasse entkoffeinierter Schwarztee am Morgen ist in Ordnung. Falls Ihnen zu warm ist oder Sie Sodbrennen haben, trinken Sie keinen Schwarztee. Trinken Sie stattdessen Minz-, Pfefferminz- oder grünen Tee (entkoffeiniert), da diese Tees eine kühlende Wirkung haben.

- Ideale Heißgetränke, die den Magen und die Gesundheit unterstützen, sind heißes Wasser mit Pfefferminze oder Ingwer. Falls Sie Sodbrennen haben, lassen Sie den Ingwer weg. Andere Heißgetränke, die Sie zu sich nehmen können, sind Rooibusch-Tee, Kräutertees, heißes Wasser mit Zitrone oder Ingwer und heißer Kakao mit oder ohne Ingwer.

- Kalte Getränke, die Sie zu sich nehmen können sind: Wasser, Wasser mit einer Scheibe Zitrone oder Orange oder Rote Beete-Saft. Keines dieser sollte zu stark gekühlt sein oder Eiswürfel enthalten – servieren Sie sie ausschließlich bei Raumtemperatur.

- Versuchen Sie, viel Wasser zu trinken. Es sollte nicht gekühlt sein – servieren Sie es entweder bei Raumtemperatur oder warm. Zwei Liter Wasser pro Tag sind ideal. Füllen Sie keine Plastikflaschen nach. Benutzen Sie stattdessen eine neue Plastikflasche, ein Glas oder einen Porzellanbecher (siehe ‚Kennen Sie sich mit Plastik aus' auf Seite 163 für weitere Details).

Nahrungsergänzungsmittel

- Ein pränatales Präparat von guter Qualität,
- Eisen: 2 mg (obwohl es bereits im pränatalen Präparat enthalten ist),
- Gelée Royale oder Bienenpollen.

Snackoptionen

- Äpfel, Aprikosen, Kirschen, Datteln, Feigen, Trauben,
- Mandeln, Cashewkerne, Sesamsamen, Sonnenblumenkerne, Walnüsse,
- Gekochte Eier,
- Haferflockenriegel,
- Sushi (Fisch) mit Wasabi.

Optionen für das Frühstück

- Eier (Rühreier, pochierte oder gekochte Eier) mit Lachs und zerdrückter Avocado mit entweder Zitronen- oder Olivenöl oder einer Prise Paprika, falls Ihnen kalt ist,
- Weizenfreie Cerealien mit Mandel- oder Reismilch. Versuchen Sie auf Kuhmilch zu verzichten, da sie schwer verdaulich ist und daher den Körper schwächen kann und darüber hinaus Östrogene enthält. Vermeiden Sie Sojamilch vollständig.
- Pochierte Eier mit Spargel,
- Haferflocken mit Nüssen und Samen mit entweder Mandel- oder Reismilch,
- Omelette mit Spinat und/oder Kartoffeln,
- Lachs mit Petersilie, pochierten Eiern und Spargel,
- Hering und Eiersalat.

Optionen für das Mittagessen

- Ofenkartoffeln mit Sardinen, Makrelen und Eiern,
- Süßkartoffeln mit der Auswahl an den oben genannten Füllungen,

- Suppen sind ideal bei kalten Jahreszeiten: Hühner-, Fisch- oder Rote-Bete-, Tomaten- oder Linsensuppe,
- Sushi (Fisch) mit Algen und Wasabi,
- Gemischter Bohnen-Salat (Kidney-, schwarze und Aduki-Bohnen),
- Huhn mit gedämpftem Spargel und Kartöffelchen,
- Sardinen mit Tomaten-, Knoblauch-, Kichererbsen- und Fetakäse-Salat, dazu Zitronensaftdressing.

Optionen für das Abendessen

- Muscheln mit Kokosnussmilch und Zitronengras,
- Lachs mit gedämpften Algen und braunem Reis,
- Muschel-Linguine mit Mandeln,
- Forelle gefüllt mit Zitrone und Petersilie, mit Kartöffelchen und grünen Bohnen,
- Linsen, entweder mit Auberginen gebacken oder als Lasagne,
- Kabeljau mit gedämpftem Grünkohl und braunem Reis,
- Seebarsch mit Ingwer und Frühlingszwiebeln,
- Steak mit Spinat-, Walnuss- und Fetakäse-Salat und Süßkartoffelpommes,
- Lamm mit Aprikosen und Kürbiskasserolle.

Nach dem Eisprung: vom Eisprung bis zum Ende Ihres Zyklus

Dieser Ernährungsplan gilt ab dem Zeitpunkt Ihres Eisprungs bis zum Ende Ihres Menstruationszyklus. Er ist konzipiert, um die Progesteronwerte und das Yang zu erhöhen, wobei die Einnistung des Embryos und die Schwangerschaft verbessert werden.

Getränkeoptionen

- Kaffeeliebhaber/innen, die einen Energieschub am Morgen brauchen, können eine Tasse entkoffeinierten Kaffee trinken. Andernfalls, falls Sie es schaffen, verzichten Sie ganz auf Kaffee und trinken Sie stattdessen ein Ginseng- oder Macagetränk.

- Kamillentee ist ideal. Ein oder zwei Tassen Schwarz- oder Grünentee (entkoffeiniert) sind in Ordnung. Falls Ihnen zu heiß ist oder Sie Sodbrennen haben, trinken Sie keinen Schwarztee. Nehmen Sie stattdessen entkoffeinierten grünen Tee zu sich. Zu diesem Zeitpunkt bitte keinen Pfefferminztee trinken, da er Progesteron blockieren kann. Andere Heißgetränke, die Sie zu sich nehmen können, sind Rooibusch-Tee, grüner Minztee, heißes Wasser mit Ingwer, Ginseng, Kräutertees und heißer Kakao mit Ingwer. Ein ideales Getränk, das den Magen und die Gesundheit unterstützt, ist heißes Wasser mit Ingwer. Falls Sie Sodbrennen haben, verzichten Sie auf Ingwer.

- Kalte Getränke, die Sie zu sich nehmen können, sind u. a. Wasser oder Rote-Bete-Saft. Kalte Getränke sollten nicht zu stark gekühlt sein oder Eiswürfel enthalten – servieren Sie sie ausschließlich bei Raumtemperatur. Verzehren Sie keine Zitronen, Orangen, Grapefruits oder Mandarinen, nachdem Sie Ihren Eisprung hatten, da diese Hesperetin enthalten, das das Progesteron blockieren kann.

- Versuchen Sie, viel Wasser zu trinken, entweder welches, das Raumtemperatur hat oder warm ist. Zwei Liter Wasser pro Tag sind ideal.

Nahrungsergänzungsmittel

- Ein pränatales Präparat von guter Qualität,
- Eisen: 2 mg (obwohl es bereits im pränatalen Präparat enthalten ist),
- Gelée Royale oder Bienenpollen.

Snackoptionen

- Selleriestangen,
- Kirschen, Datteln und Himbeeren,
- Kastanien, Pistazien, Sonnenblumenkerne, Sesamsamen und Walnüsse.

Optionen für das Frühstück

- Eier (Rühreier, pochierte oder gekochte Eier) mit Lachs und zerdrückter Avocado mit Olivenöl oder einem Hauch Paprika,

- Weizenfreie Cerealien mit Mandel- oder Reismilch; versuchen Sie, auf Kuhmilch zu verzichten. Verzichten Sie ganz auf Sojamilch.

- Haferflocken mit Nüssen, Samen und Leinsamen,

- Dinkelbrot mit Himbeermarmelade,

- Weichgekochte Eier mit Anchovis und Petersilie.

Optionen für das Mittagessen

- Garnelensalat mit Tabasco oder Cayennepfeffer und Petersilie,

- Quinoa mit Lachs oder Aprikosen und Pistazien,

- Pasta (weizenfrei) mit Anchovis, zerdrückten, roten Paprikas und entweder Schafgarbe oder Estragon,

- Süßkartoffelsuppe,

- Gebackene Kartoffeln mit Spinat und Kichererbsen,

- Butterkürbissuppe.

Optionen für das Abendessen

- Buchweizen-(Soba)-Nudeln mit Kokosnusssauce (keine Sojasauce), Sesamsamen, Gurke und Ingwer,

- Garnelen mit Tomaten, Knoblauch und braunem Reis,

- Anchovis mit Lamm und Rosmarin,

- Lamm mit Süßkartoffeln und Gewürz-Curry,

- Lachs mit Senfsamen und Linsensalat,

- Spaghetti mit Olivenöl, Basilikum- und Oregano-Sauce,

- Muscheln mit Kokosnussmilch, Gewürznelken und Koriander.

Der Ernährungsplan für den Mann

Der männliche Ernährungsplan ist für eine bessere Samenqualität konzipiert worden, mit Nahrungsmitteln, die das Testosteron verbessern, Antioxidantien erhöhen und Yang harmonisieren.

Die meisten Männer lieben rotes Fleisch. Rotes Fleisch kann jedoch die männliche Fertilität schädigen, daher ist es am besten, den Konsum von rotem Fleisch zu reduzieren. Ich würde eine Portion rotes Fleisch und zwei Portionen weißes Fleisch pro Woche empfehlen. Beides sollte aus ökologischer Landwirtschaft stammen und nicht tiefgekühlt sein. Untersuchungen haben gezeigt, dass, wenn Fleisch durch Fisch ersetzt wird, sich die Spermienanzahl und beweglich erhöht [195]. Weißer Fisch (wie etwa Kabeljau, Schellfisch, Seebarsch, Dorsch, Seelachs, Seehecht, Wittling, Scholle, Heringskönig, Heilbutt, Flunder und Steinbutt) verbessert die Spermienbeweglichkeit, während dunkler Fisch (wie etwa Sardinen, Hering, Anchovis, Lachs und Forelle) die Spermienzahl verbessert. Der Verzehr von zwei Portionen Fisch pro Woche anstelle von zwei Portionen verarbeitetem roten Fleisch wurde mit einem 60 Prozent höheren Normwert der Gesamtspermienanzahl assoziiert [195]. Es gibt auch andere, bessere Eiweißquellen als Fleisch und ohne Nebenwirkungen, zum Beispiel Algen (Spirulina und Chlorella – siehe Kapitel Zwölf).

Getränkeoptionen

- Eine Tasse entweder entkoffeinierter Kaffee oder entkoffeinierter Tee. Männer, es tut mir leid, aber Koffein ist schlecht für die Spermien-DNS!

- Minz-, Pfefferminz-, Kamillen-, Chrysanthemen- (Ju Hua), Löwenzahn-, Hollunder-, Ingwer- oder grüner Tee (entkoffeiniert). Falls Sie Sodbrennen haben, vermeiden Sie Ingwer. Andere Heißgetränke einschließlich Rooibusch-Tee, Kräutertees und heißes Wasser mit einer Scheibe Zitrone.

- Kalte Getränke einschließlich Wasser und Rote-Bete-Saft. Kalte Getränke sollten nicht zu stark gekühlt sein oder Eiswürfel enthalten – servieren Sie sie ausschließlich bei Raumtemperatur.

- Trinken Sie viel Wasser – nicht gekühltes, entweder welches, das Raumtemperatur hat oder warm ist. Zwei Liter Wasser pro Tag sind ideal.

Nahrungsergänzungsmittel

- Koenzym Q10 (600 mg),
- Essentielle Fettsäuren (Omega-3) (14 g),
- L-Arginin (15 g),
- Lycopin (5-10 mg),
- Selen (200 µg),
- Spirulina oder Chlorella (5 g),
- Vitamin C (1 g) [136],
- Vitamin E (100-400 mg) [224] [225],
- Zink (15mg).

Snackoptionen

- Äpfel, Blaubeeren, Preiselbeeren, Feigen, Grapefruit, Melone, Birnen, Ananas, Pflaumen und Wassermelone,
- Mandeln, Pistazien, Kürbiskerne, Sonnenblumenkerne und Walnüsse,
- Selleriestangen,
- Eiweißriegel oder Shakes.

Optionen für das Frühstück

- Eier (Rührei, pochiertes oder gekochtes Ei) mit Lachs und zerdrückter Avocado mit entweder Zitronen- oder Olivenöl,
- Sardinen mit Eiern, gehackten Tomaten und Petersilie,

- Sardinen mit Eiern und Petersilie,
- Weizenfreie Cerealien mit Mandel- oder Reismilch; Keine Kuhmilch, da sie Östrogene enthält,
- Pochierte Eier mit Spargel,
- Haferflocken mit Nüssen und Samen,
- Grapefruit,
- Gemischte Früchte (siehe ‚Snackoptionen' oben) mit Naturjoghurt.

Optionen für das Mittagessen

- Garnelensalat mit Tabasco oder Cayennepfeffer und Petersilie,
- Quinoa mit Lachs oder Aprikosen und Pistazien,
- Gegrilltes Huhn mit Spinat- und Kindney-Bohnen-Salat,
- Ofenkartoffel mit Thunfisch und Zuckermais,
- Sushi (Fisch) mit Seetang,
- Pasta (weizenfrei) mit Anchovis, zerdrückten, roten Paprikas und entweder Schafgarbe oder Estragon,
- Hering- oder Eiersalat,
- Huhn mit gedämpftem Spargel und Kartöffelchen.

Optionen für das Abendessen

- Garnelen mit Tomaten, Knoblauch und Reis,
- Anchovis mit Lamm und Rosmarin,
- Forelle gefüllt mit Zitrone und Petersilie mit Kartöffelchen und grünen Bohnen,
- Muscheln mit Linguine und Mandeln,
- Oktopus-Salat mit Kartoffeln und grünen Bohnen,
- Regenbogenforelle mit Zitrone, Dill und Thymian,
- Lamm-Kreuzkümmel-Burger mit gedämpftem Spinat und Pastinaken-Chips,

- Pasta (weizenfrei) mit Knoblauch, Anchovis, Kapern und roten Paprikas,

- Lachs mit Senfsamen und Linsensalat,

- Muscheln mit Kokosnussmilch, Gewürznelken und Koriander (kein Chili),

- Steak mit Spinat-, Walnuss und Fetakäse-Salat und Süßkartoffelpommes,

- Anchovis mit Lamm und Rosmarin.

Optimieren Sie Ihre Ernährung – Checkliste ☑

- ☐ Vermeiden Sie es, Flüssigkeiten aus Plastikbehältern zu trinken.

- ☐ Vermeiden Sie Nahrungsmittel, die in Plastik verpackt sind.

- ☐ Vermeiden Sie gefrorene Nahrungsmittel.

- ☐ Vermeiden Sie gekühlte Sandwiches, Salate und Eiscreme.

- ☐ Sowohl Männer als auch Frauen sollten täglich ein pränatales Nahrungsergänzungsmittel von guter Qualität zu sich nehmen.

- ☐ Verzichten Sie auf Koffein oder reduzieren Sie dieses.

- ☐ Verzichten Sie auf raffinierten Zucker.

- ☐ Essen Sie nicht unterwegs, wenn Sie in Eile sind, oder gar im Laufen. Benutzen Sie keine Mikrowelle.

- ☐ Trinken Sie nicht mehr als zwei Gläser Rotwein (125 ml/1,4 Einheiten pro Glass) pro Woche.

- ☐ Trinken Sie 2 Liter Wasser pro Tag.

- ☐ Essen Sie frisch zubereitete Nahrungsmittel.

- ☐ Essen Sie nur, wenn Sie hungrig sind.

- ☐ Männer sollten auf Chili verzichten.

- ☐ Männer sollten rotes Fleisch durch Fisch und Algen ersetzten.

- ☐ Frauen sollten es vermeiden, Algenpräparate zu sich zu nehmen.

Kapitel Zwölf

Nahrungsergänzung-smittel

Es gibt viele Nahrungsergänzungsmittel, die die männliche und weibliche Fertilität verbessern können. Ich persönlich habe umfangreich zu den Vorteilen von diversen Präparaten für die Fertilität recherchiert und diese unten aufgeführt. Die tägliche Dosis ist die Gesamttagesmenge, die als Quellen sowohl Nahrung als auch Nahrungsergänzungsmittel einschließt. Bitte achten Sie genau auf die Dosis, da verschiedene Präparate sehr unterschiedliche Dosierungsbereiche haben.

Die meisten pränatalen Nahrungsergänzungsmittel enthalten die Vitamine und Mineralien, die unten aufgelistet sind, nicht notwendigerweise in derselben Quantität. Menschen mit unterschiedlichen Arten von Unfruchtbarkeit werden unterschiedliche Vitamine und Mineralien mit variierender Dosierung brauchen. Falls Sie unsicher sind, konsultieren Sie eine/n Ernährungsberater/in, die/der sich auf Fertilität spezialisiert hat.

Dosierung

Ein Milligramm (mg) ist ein Tausendstel eines Gramms, während ein Mikrogramm (µg) ein Millionstel eines Gramms ist. Daher ist 1 g gleich 1000 mg oder 1.000.000 µg, während 1 mg gleich 1000 µg ist.

Agnus castus wird auch Mönchspfeffer oder ‚Keuschlamm' genannt, was sich auf seine Wirkung bezieht, das sexuelle Verlangen zu senken und die Keuschheit bei Frauen zu fördern [226]. Er kann helfen, PMS zu reduzieren und den Menstruationszyklus zu regulieren [226] [227] [228] [229]. Er wirkt am besten bei Frauen, die einen unregelmäßigen Menstruationszyklus (Oligomenorrhö) haben [230]. Ich empfehle, täglich eine Dosis von 10 bis 15 Tropfen einer Tinktur einzunehmen.

Alpha-Liponsäure (ALA) wird auch Thioctsäure genannt. Sie kommt in kleinen Mengen im Körper vor, wo sie mit Vitaminen der Gruppe B reagiert, um metabolische Reaktionen, die für die Energieproduktion benötigt werden, zu produzieren. Sie ist ein starkes Antioxidans, das andere Antioxidansen wie etwa C- und E-Vitamine verstärkt. Ich empfehle eine tägliche Dosis von 50-100 mg.

Bienenpollen ist eine reiche Quelle von Eiweiß, essentiellen Fettsäuren und Vitamin B_{12} und wird als eines der gehaltvollsten Nahrungsmittel in der Natur für Menschen angesehen [231]. Nach Chinesischer Medizin verbessert er Jing, Yin und Blutwerte. Ich empfehle eine tägliche Dosis von 2-5 g.

Beta-Karotin wird nur dann in Vitamin A umgewandelt, wenn der Körper es braucht [191]. Es ist ein Antioxidans und kann helfen, den Schaden, der durch freie Radikale verursacht werden könnte, zu verhindern [224] [232]. Nehmen Sie es nicht ein, wenn Sie Hypothyreose (Schilddrüsenunterfunktion) haben, da Ihre Werte bereits erhöht sein werden [233]. Das Beta-Karotin kommt in Aprikosen, Süßkartoffeln, Brokkoli, Kürbis, Karotten, Mangos und Pfirsichen vor. Ich empfehle eine Tagesdosis von 3-6 mg. Männer sollten die Einnahme dieses Präparats in ihrer Ernährung reduzieren, da es die Testosteronwerte reduzieren kann, was die Spermienproduktion beeinträchtigen kann [219].

Biotin ist essentiell bei der Synthese und Verstoffwechselung von Glukose, Fettsäuren, Aminosäuren und Stresshormonen. Da das Biotin das Potenzial hat, den Glukosestoffwechsel zu verbessern, indem es die Insulinfreisetzung stimuliert, kann es besonders für Frauen mit einem polyzystischen Ovarsyndrom (PCOS) vorteilhaft sein, da diese oft insulinresistent sind. Biotin kommt in Fleisch, fettigem Fisch, Vollkorngetreide, Reis, Nüssen, Blumenkohl und Eigelb vor. Ich empfehle eine tägliche Dosis von 30 µg.

Bromelain kommt im Stamm der Ananas vor. Es hat anti-entzündliche Eigenschaften und wird erfolgreich bei der Behandlung von entzündungsbedingten Unfruchtbarkeitsproblemen, wie etwa Endometriose, eingesetzt [234] [235]. Es wirkt jedoch senkend auf die Prostaglandin-E2-Werte, die für den Eisprung und die Einnistung notwendig sind [168] [236]. Prostaglandin-E2 wird für eine erfolgreiche Einnistung des Embryos in die Gebärmutterwand benötigt [354] [355]. Ich empfehle daher, keine Bromelain-Präparate einzunehmen und keinen Ananasstamm zu essen, es sein denn, Sie haben Endometriose. In diesem Fall empfehle ich, eine tägliche Dosis von 500-1000 mg.

Calcium ist wichtig für unsere Knochen. Ungefähr 99 Prozent des Calciums, das wir konsumieren, geht in unsere Knochen und Zähne [231]. Calcium wird auch gebraucht, um die Eizelle zum Zeitpunkt der Befruchtung zu aktivieren [200]. Es spielt eine wichtige Rolle bei der Blutgerinnung und der Energieproduktion. Calcium kommt in Milchprodukten, Eiern, Broccoli, Dosenthunfisch, Nüssen und Samen vor. Ich würde vorschlagen, das Calcium nicht aus Milchprodukten zu beziehen, da Milchprodukte das Verdauungssystem schwächen können, was den Körper und die Fertilität schwächt. Es gibt mehr absorbierbares Caldcium im Gemüse, wie etwa Broccoli, als es dieses in Milch gibt [231]. Koffein beeinträchtigt die Absorption von Calcium. Während der Schwangerschaft werden ungefähr 50 Prozent der Calciumreserven der Mutter durch das Baby beansprucht, decken Sie sich daher vorher mit Calcium ein und trinken Sie keinen Kaffee. Ich empfehle eine Tagesdosis von 1000 mg.

Chlorella, auch als Blaualge *(chlorellaceae)* bekannt, ist vergleichbar mit Spirulina. Sie hilft, die Essenz (Jing) zu tonisieren, und ist ideal zur

Steigerung der Spermienqualität. Sie enthält Vitamin B, C und E sowie Zink und Eisen. Da sie das Immunsystem (TH1-Zellen) ankurbeln kann, ähnlich wie Spirulina, kann sie die Einnistung des Embryos in die Gebärmutterwand beeinträchtigen [237]. Aus diesem Grund empfehle ich, dass nur Männer dieses Nahrungsergänzungsmittel nehmen. Ich empfehle eine Tagesdosis von 5 g.

Cholin ist lebenswichtig für die Entwicklung des Gedächtnisses Ihres Babys nach der Geburt. Es wird während der Schwangerschaft und der Milchproduktion aufgebraucht. Eigelb und grünes Blattgemüse sind eine gute Cholinquelle. Ich empfehle eine tägliche Dosis von 450 mg.

Es wird angenommen, dass **Chrommangel** weit verbreitet ist und in Verbindung mit Glukoseunverträglichkeit, Gewichtszunahme, Depression, Unfruchtbarkeit und einer verminderten Spermienanzahl steht [238]. Chrom kommt in Eigelb, rotem Fleisch, Käse, Obst, Vollkorngetreide, Honig, Gemüse, schwarzem Pfeffer und Thymian vor. Ich empfehle eine Tagesdosis von 100 µg.

Lebertran enthält wichtiges Omega 3 und Vitamin A. Da jedoch der Vitamin A-Wert im Lebertran schwer zu bestimmen ist, ist es leicht ihn überzudosieren, was zu Geburtsfehlern führen kann [239]. Ich würde daher empfehlen, dass Frauen Lebertran-Präparate vermeiden, wenn sie versuchen, schwanger zu werden, und stattdessen Beta-Karotin einnehmen. Männer können weiterhin Lebertran-Präparate zu sich nehmen, wenn sie versuchen ein Baby zu zeugen. Ich empfehle eine Tagesdosis von 1000 mg.

Koenzym Q10 ist eine vitaminähnliche Substanz, die Sauerstoff in den Zellen verarbeitet und energiereiche Moleküle generiert. Es ist unerlässlich für die männliche Fertilität, wenn der Mann an schlechter Spermienbeweglichkeit leidet [224] [240]. Koenzym Q10-Werte sinken ab dem 30. Lebensjahr. Medikamente, wie etwa Statine, können ebenfalls die Koenzym Q10-Werte im Körper reduzieren [332] [333] [334]. Frauen, die Koenzym Q10 nehmen, haben eine verbesserte Eizellenqualität [241]. Es wurde festgestellt, dass es die Antralfollikelzahl unterstützt, wenn es zusammen mit DHEA eingenommen wird, mit einer täglichen Dosis von 600 mg Koenzym Q10 und 25 mg DHEA [32]. Koenzym Q10 kommt in Fleisch, Fisch, Eiern, Vollkorngetreide, Nüssen und grünem Gemüse vor. Ich empfehle eine Tagesdosis von 600 mg.

Kupfer ist ein essentielles Spurenelement, von dem die meisten Menschen einen Mangel haben. Es hilft beim Sauerstoff- und Eisentransport sowie bei der Umwandlung von Fettzellen in Energie [132]. Ein Kupfermangel kann Anämie, Gewichtszunahme und Fertilitätsprobleme verursachen [132] [195]. Kupfer kommt in Nüssen, Vollkorncerealien, getrockneten Pflaumen, Avocados, Artischocken, Radieschen, Knoblauch, Pilzen und grünem Gemüse vor. Ich empfehle eine Tagesdosis von 1-2 mg.

Dong Quai (Dang Gui, *Radix Angelica sinensis*, dt. chinesische Engelwurz) ist eine Heilpflanze, die in der Chinesischen Medizin häufig verwendet wird, um das Blut zu tonisieren, den Menstruationszyklus zu regulieren und Menstruationsschmerzen zu lindern [242]. Sie enthält Phytoöstrogene und sollte daher mit Vorsicht verwendet werden, wenn sie selbstverordnet angewendet wird; vor allem Vegetarier/innen und Veganer/innen sollten aufpassen. Dong Quai ist eine Wurzel, die in drei Teile aufgeteilt ist: der Kopf hat eine blutgerinnende Wirkung, der mittlere Teil ist ein Tonikum, während der Schwanz verwendet wird, um eine Blutstagnation zu bewegen. Ich empfehle, zu einem qualifizierten Therapeuten für chinesische Heilkräuter zu gehen, falls Sie in Betracht ziehen, diese Heilpflanze einzunehmen, da es schwierig ist zu wissen, welche Teile der Wurzel in Gesundheitsläden verkauft werden und welcher Teil gut für Ihre Fertilität wäre.

DHA (Docosahexaensäure) ist eine Omega 3-Fettsäure. DHA scheint essentiell für die Entwicklung und das Wachstum des Gehirns zu sein, ein Mangel beeinträchtigt die Lernfähigkeit [240]. Ungefähr 50 Prozent des Gehirns eines Babys wird im ersten Geburtsjahr gebildet. Es hat sich gezeigt, dass DHA die Samenqualität verbessert, indem sie den Schaden, der durch freie Radikale entsteht, reduziert [243]. Veganer neigen dazu, einen DHA-Mangel zu haben [244]. Der Konsum von mehrfach ungesättigten Pflanzenölen (Omega 6) kann die Bildung von DHA verhindern. Gute Quellen von Omega 3 sind fettige Fische, Walnüsse und Leinsamen. Ich empfehle eine Tagesdosis von 14 g (1 Esslöffel) Leinsamenöl bei vegetarischer oder veganer Lebensweise.

DHEA (Dehydroepiandrosteron) ist ein natürliches Hormon, das sowohl bei Männern als auch bei Frauen vorkommt und sowohl männliche als auch weibliche Hormone erhöht. Es nimmt mit dem Alter ab. Untersuchungen haben gezeigt, dass es die Eizellenqualität verbessern und Chromosomenstörungen reduzieren kann [31] [33] [34] [245]. Die tägliche Dosis reicht von 25 bis 75 mg. Nehmen Sie kein DHEA in höheren Dosen als 75-100 mg pro Tag ein. Der Verzehr von Lakritz kann die Wirkung von DEHA im Körper erhöhen [246]. Nehmen sie es nicht ein, wenn Sie Krebs in Ihrer Familiengeschichte haben; von einer Einnahme ist auch bei Schilddrüsenerkrankungen, Autismus oder hohen Testosteronwerten abzusehen. Ich empfehle, dass Sie mit Ihrem/Ihrer Kinderwunsch-Arzt/Ärztin sprechen, bevor Sie dieses Nahrungsergänzungsmittel zu sich nehmen. Da es sich um ein Hormon handelt, kann es einen unregelmäßigen Menstruationszyklus und Zysten verursachen, die in der Mitte des Zyklus platzen und zu Blutungen führen können. Falls dies auftreten sollte, beenden Sie sofort die Einnahme.

Folsäure (Vitamin B$_9$) ist bekannt für ihren Nutzen im Zusammenhang mit der Fertilität und ist das einzige Nahrungsergänzungsmittel, das in der westlichen Medizin empfohlen wird, jedoch von nur 26-28 Prozent der Frauen während der Schwangerschaft eingenommen wird [247] [248]. Folsäure hilft nicht nur, eine Form von Anämie zu verhindern, sondern verhindert auch Geburtsfehler, wie etwa Spina bifida (offener Rücken), wenn sie während der ersten Schwangerschaftswochen eingenommen wird. Neueste Untersuchungen haben gezeigt, dass Mütter, die nicht ausreichend Folsäure zum Zeitpunkt der Empfängnis in Ihrem Körper haben, das Risiko erhöhen, dass Ihr Baby Autismus entwickelt [249], während andere Untersuchungen gezeigt haben, dass die kontinuierliche Einnahme von Folsäure während der Schwangerschaft mögliche Sprachentwicklungsprobleme des Kindes reduziert [250]. Die Folsäure kommt in grünem Blattgemüse und Vollkorngetreide vor. Ich empfehle eine Tagesdosis von 400 µg.

Ginseng *(Panax ginseng)* ist eine Wurzelheilpflanze, die das Energieniveau, ähnlich wie Maca, erhöhen kann [251]. Er findet große Verwendung in Ostasien, um die Blut-Qi-Werte zu erhöhen, das Verdauungssystem zu fördern und den Körper dabei zu unterstützen, mehr Blut zu produzieren und lebenswichtige Nährstoffe zu absorbieren [242]. Untersuchungen haben gezeigt, dass Ginseng die Leptinwerte regulieren und Funktionen des Hypothalamus normalisieren kann [204] [252] [253], welcher u. a. für die Steuerung der Fortpflanzungshormone zuständig ist. Untersuchungen haben gezeigt, dass Ginseng auch die Zytokine reguliert und die TH2-Werte erhöht, die einen Embryo während der Einnistung in die Gebärmutterschleimhaut schützten [335] [336]. Ich empfehle eine Tagesdosis von 1-3 g.

Grüner Tee. Grüner, weißer und schwarzer Tee stammen alle vom gleichen Strauch ab: Camellia sinensis. Schwarzer Tee ist fermentierter grüner Tee. Die Antioxidantien in grünem Tee-Extrakt sind 100 Mal stärker als Vitamin C und 25 Mal stärker als Vitamin E. Es kann helfen, Übergewicht, Blutdruck und Blutklebrigkeit zu reduzieren, und auf diese Weise die Fertilität verbessern [231]. Allerdings enthält Grüner Tee immer noch Tein, das die Absorption von Calcium beeinträchtigen kann. Er enthält auch Tannin, der die Absorption von Eisen beeinträchtigen kann. Ich würde das Trinken von Tee auf ein paar Tassen pro Tag reduzieren und, falls möglich, entkoffeinierten Tee trinken.

Elfenblumenkraut (auch Ziegenkraut) ist in der chinesischen Pflanzenheilkunde unter dem Namen ‚Yin Yang Huo‘ *(Herba epimedii)* bekannt. Traditionell wird es in der Chinesischen Medizin verwendet, um die männliche und die weibliche Libido und Fertilität zu verbessern [242]. Untersuchungen haben gezeigt, dass Ziegenkraut sowohl das Testosteron als auch die Schilddrüsenhormone auf ihre Normwerte wiederherstellen kann [254]. Ich empfehle eine tägliche Dosis von 1000 mg.

Jod ist ein wichtiges Spurenelement, das lebenswichtig für die Produktion von zwei Schilddrüsenhormonen, Thyroxin (T_4) und Trijodthyronin (T_3), ist [231]. Ein Jodmangel kann zu einer Schilddrüsenunterfunktion und bei Neugeborenen zu einer geistigen Entwicklungsstörung führen [231]. In Verbindung mit Eisen hilft Jod, den Blutverlust, der während der Menstruation entsteht, zu kompensieren. Vegetarier/innen und Veganer/innen neigen zu einem Jodmangel [197]. Jod kommt in Fisch, Seetang und unraffiniertem Meeressalz vor. Die meisten Salze sind raffiniert, das heißt ihnen wurden fast alle 60 Spurenelemente entzogen, und mit Jod angereichert. Benutzen Sie natürliches Salz, das nicht raffiniert oder verändert wurde. Ich empfehle eine Tagesdosis von 150 µg.

Eisen ist ein wichtiges Mineral, das für die Produktion von Hämoglobin, dem roten Blutfarbstoff, benötigt wird, das Sauerstoff und Kohlenstoff im Körper transportiert. Vegetarier/innen, Veganer/innen, menstruierende und schwangere Frauen neigen zu einem Eisenmangel [105]. Der Eisenbedarf verdoppelt sich während der Schwangerschaft, da sich die Anzahl der roten Blutkörperchen und des Hämoglobins um 30 Prozent erhöht. Eisen, zusammen mit Vitamin B_{12} und Folsäure, wird benötigt, um die Blutwerte zu erhöhen. Um Eisen zu absorbieren, sind ausreichende Werte von Kupfer, B-Vitaminen und Vitamin C notwendig. Koffein reduziert die Absorption von Eisen [191]. Bei der Einnahme von Eisenpräparaten kann sich der Stuhl dunkler färben, was normal ist. Falls eine Verstopfung auftritt, nehmen Sie ein Eisenpräparat, das als ‚schonend‘ gekennzeichnet ist. Eisen kommt in rotem Fleisch, Sardinen, Weizenkeimen, Vollkornbrot, Eigelb, grünem Gemüse und getrockneten Früchten vor. Ich empfehle, die Tagesdosis während der

Schwangerschaft von 18 mg auf 27 mg zu erhöhen. Wenn bei Ihrem Bluttest ein Eisenmangel festgestellt wird (Ferritin < 30 ug/l), empfehle ich eine Tagesdosis von 100 mg.

L-Arginin ist eine Aminosäure, die die Fertilität bei Frauen und die Spermiengesundheit bei Männern verbessern kann [225]. L-Arginin bildet die Basis von Stickstoffmonoxid. Stickstoffmonoxid kommt in Spermien vor und wird für eine gute Beweglichkeit gebraucht [256]. Die Samenflüssigkeit enthält ungefähr 25 Prozent L-Arginin. Es unterstützt auch den Blutfluss zum Penis und verbessert dabei die erektile Funktion [231]. Untersuchungen haben gezeigt, dass es die Einnistungs- und Schwangerschaftsraten erhöht [257]. L-Arginin kommt in Nüssen, Samen, Hülsenfrüchten, Roter Bete, Zwiebeln, Trauben, Reis, Eigelb und rotem Fleisch vor. Nehmen Sie es nicht ein, wenn Sie an PCOS oder Diabetes leiden. Ich empfehle eine Tagesdosis von 15 g.

Lycopin ist ein wirksames Antioxidans, welches stärker als Beta-Karotin ist. Es hat sich herausgestellt, dass es die Spermienanzahl, bewegligkeit und morphologie erhöht und DNS-Schäden reduziert [258] [259]. Es kommt in Tomaten, Wassermelone, pinker Grapefruit und anderen Früchten mit einer roten Farbe vor. Es wird am besten aufgenommen, wenn es erwärmt wird – gekochte Tomaten setzen 5 Mal mehr frei als ungekochte Tomaten. Die Zugabe von Olivenöl vergrößert die Absorption von Lycopin um das Dreifache [231]. Ich empfehle eine Tagedosis von 5-10 mg [224] [258].

Maca _(Lepidium meyenii)_ wird oft als ‚peruanischer Ginseng‘ bezeichnet. Es erhöht das Energieniveau und die Ausdauer, zudem wird es als Aphrodisiakum benutzt [231]. Untersuchungen haben gezeigt, dass es den männlichen Sexualtrieb, die sexuelle Performance, die Spermienanzahl und bewegligkeit fördert, während es bei Frauen die Lutein-Hormon-Werte erhöht, wenn es in höheren Dosen eingenommen wird (50-100 g pro Tag) [260]. Traditionell wird in den Anden Südamerikas eine Maca-Tagesdosis von 50 g bis 100 g als ausreichend gesehen. Ich empfehle eine Tagesdosis von 10 g für mehr Energie und 50 g pro Tag für Männer, die an Unfruchtbarkeit leiden, und Frauen, die niedrige LH-Werte haben.

Magnesium ist das vierthäufigste Mineral, das im Körper vorkommt, und doch ist ein Magnesiummangel sehr häufig. Es wird für die Funktion von mehr als 300 Enzymen benötigt. Ein Magnesiummangel kann zum Zelltod führen. Magnesium ist u. a. wegen seiner Fähigkeit von Nutzen, die Interaktion von Fortpflanzungshormonen und ihren Rezeptoren zu unterstützen [261]. Dunkle Schokolade (70 Prozent Kakaoanteil) enthält hohe Mengen an Magnesium. Magnesium kommt auch in Bohnen, Nüssen, Vollkorngetreide, Meeresfrüchten und dunkelgrünem Blattgemüse vor. Ich empfehle eine Tagesdosis von 375 mg.

Mangan ist ein wichtiges Mineral, das verschiedene Funktionen erfüllt, inklusive der Produktion von Fortpflanzungshormonen und Blutgerinnung [231]. In der Chinesischen Medizin steht ein Mangan-Mangel im Zusammenhang mit Blutmangelarten, einschließlich schlechtem Gedächtnis, schlechten Nägeln und Haaren sowie Unfruchtbarkeit. Mangan kommt in Schwarztee, Vollkorngetreide, Nüssen, Samen, Früchten, Eiern, Milch und grünem Blattgemüse vor. Ich empfehle eine Tagesdosis von 2 mg.

Melatonin ist ein wirksames Antioxidans, das von der Zirbeldrüse produziert wird. Es senkt die Werte von freien Radikalen, die die Eizellen- und Spermienqualität schädigen können [113]. Es wird auch angenommen, dass es die Fortpflanzungshormone, die vom Hypothalamus freigesetzt werden, reguliert [110]. Die Melatoninproduktion sinkt mit dem Alter [113]. Es wird hauptsächlich in der Nacht produziert, wenn wir schlafen, daher kann ein ausreichender Schlaf (7-8 Stunden) helfen, gute Werte aufrechtzuerhalten. Melatonin kommt in Nahrungsmitteln wie etwa Tomaten vor [191]. Im Körper kommen hohe Konzentrationen in den weiblichen Fortpflanzungsorganen vor. Medikamente wie Aspirin und nichtsteroidale entzündungshemmende Arzneimittel können die Produktion von Melatonin in der Zirbeldrüse um 75 Prozent reduzieren [170] [191]. Ich empfehle eine Tagesdosis von 3 mg für Frauen über 39, die Aspirin einnehmen; für jene Menschen, die an Schlafproblemen leiden, empfehle ich eine Tagesdosis von 5 mg.

Myo-Inositol ist ein Vitamin-B-Komplex, der für die Verbesserung der Eizellenreifung bei Frauen mit schlechter Eizellenqualität oder PCOS eingesetzt wird [262] [263] [264] [265]. Myo-Inositol könnte eine geeignete Alternative für Metformin bei der Behandlung von PCOS sein, das oft von Ärzten bei der Behandlung von PCOS verschrieben wird; obwohl es nicht dafür zugelassen wurde, Nebenwirkungen hat und laut führenden Kinderwunsch-Experten nicht wirkt [36] [266]. Myo-Inositol kommt sowohl in Fleisch als auch in Pflanzen vor, ich empfehle jedoch die pflanzliche Quelle. Es kommt in Obst, Bohnen, Getreide und Nüssen vor. Frisches Gemüse und Obst enthalten mehr Myo-Inositol als gefrorene, in Dosen verpackte oder salzfreie Produkte. Ich empfehle eine Tagesdosis von 250-500 mg.

Passionsfrucht *(Passiflora incarnata)* hat in Untersuchungen gezeigt, dass sie die männliche Libido verbessert, die Spermienanzahl und die Fertilisation erhöht [69]. Sie enthält Apigenin, das die Testosteronwerte erhöhen kann. Ich empfehle eine Tagesdosis von 100 mg.

Pyrrolochinolinchinon (PQQ) ist eine vitaminähnliche Substanz, die ein wirksames Antioxidans ist. Vorläufige Untersuchungen an Tieren haben gezeigt, dass es die Fertilität und das Wachstum von Nachkommen verbessern kann [267]. Ich empfehle eine Tagesdosis von 20 mg.

Gelée Royale, auch als Bienenmilch bekannt, ist die einzige Nahrung der Bienenkönigin und der Bienenbrut. Es ist eine potente Energiequelle, die reich an Vitaminen B_5, A, C, D und E ist sowie Aminosäuren, essentiellen Fettsäuren, Acetylcholin und Mineralien wie Kalium, Calcium, Zink, Eisen und Mangan [231]. In der Chinesischen Medizin verbessert es das Jing, das Yin und die Blutwerte, während es das Fortpflanzungssystem sowohl bei Männern als auch bei Frauen stärkt. Ich empfehle eine Tagesdosis von 100 mg.

Selen wird als das wichtigste Spurenelement in unserer Ernährung angesehen. Es ist sowohl für die weibliche als auch für die männliche Fertilität wichtig [224] [268]. Niedrige Werte stehen im Zusammenhang mit Fehlgeburten und Präeklampsie. Bei Männern kann es eine schlechte Spermienbeweglichkeit verbessern [231] [243]. Selen kommt in Paranüssen, Fisch, Geflügel, Fleisch, Vollkorngetreide, Pilzen, Zwiebeln, Knoblauch, Broccoli und Kohl vor. Selen geht bei jeder Ejakulation verloren. Ich empfehle eine Tagesdosis von 200 µg.

Spirulina ist ein Supernahrungsmittel und als blaugrüne Alge bekannt *(Arthrospira plantensis)*. Sie ist mit 60 g pro 100 g voll von Eiweiß, enthält viel Eisen und Vitamin B_{12}, zudem alle essentiellen Aminosäuren und essentielle Mineralien und Vitamine. Sie kann auch bei einer Gewichtsabnahme helfen. Sie enthält 180 Prozent mehr Calcium als Vollmilch, 670 Prozent mehr Eiweiß als Tofu, 3100 Prozent mehr Beta-Karotin als Karotten und 5100 Prozent mehr Eisen als Spinat. Studien haben jedoch gezeigt, dass die Einnahme von Spirulina TH1-Zytokine, die die Einnistung des Embryos in die Gebärmutterwand beeinträchtigen können, erhöht [269] [270]. Ich empfehle daher nur Männern, dieses Nahrungsergänzungsmittel einzunehmen, da es ein hervorragender Ersatz für Fleisch ist. Ich empfehle eine Tagesdosis von 5 g in Tablettenform, da es in natürlicher Pulverform nicht besonders wohlschmeckend ist.

Tribulus terrestris (dt. Erd-Burzeldorn) ist eine Pflanze, die im Mittelmeerraum und in subtropischen Wüstenregionen weltweit wächst, unter anderem in Indien und Myanmar. Im Ayurveda sorgt sie für männliche Potenz [191]. Forschungsstudien zeigen, dass sie die Bildung von Testosteron und Dihydrotestosteron steigern kann, wodurch sich wiederum die Spermienanzahl und motilität erhöhen können [221]. Ich empfehle eine Tagesdosis von 250 mg.

Kurkuma enthält ein antientzündliches Antioxidans, das sogenannte Kurkumin, das die Leberfunktion erhöht [231]. Auf Grund seiner antientzündlichen Eigenschaften ist es besonders bei Frauen mit Endometriose förderlich [271] [272] [273] [274]. Kurkuma kann mit Bromelain eingenommen werden, um die Absorption zu erhöhen und eine Behandlung von Endometriose zu verbessern [231]. Kurkuma hat Yang-Qualität und kann helfen, eine Blutstase, die eine häufige Ursache für Endometriose ist, zu bewegen. Falls Sie an Endometriose leiden, empfehle ich Ihnen eine Tagesdosis von 1000 mg.

Ubiquinol (Ubichinon) ist eine aktivierte Form des Koenzyms Q10. Es ist ein wirksames Antioxidans, das oxidativen Stress reduziert und dabei den Menstruationszyklus verbessert und die Werte des follikelstimulierenden Hormons (FSH) und von LH erhöht [275]. Ich empfehle eine Tagesdosis von 200-300 mg.

Vitamin Λ ist wichtig, um die sexuelle Gesundheit und die Fertilität zu erhalten. Es ist jedoch wichtig, während der Schwangerschaft nicht die tägliche Dosis zu überschreiten, vor allem während der ersten sieben Wochen [231]. Die Einnahme von mehr als der empfohlenen Dosis kann das Risiko von Geburtsfehlern erhöhen. Nahrungsmittel können hohe VitaminA-Werte enthalten, einschließlich Fischöl (Lebertran), Leber, Pastete und verstärkte Nahrungsmittel wie etwa Cerealien und Mehl. Ich empfehle eine Tagesdosis von 600 µg. Sie können stattdessen auch Beta-Karotin einnehmen, da es in Vitamin A umgewandelt werden kann, wenn der Körper es braucht, und dabei das Risiko einer Überdosierung reduziert wird.

Vitamin B₁ (Thiamin) wird für die Produktion von Energie und von roten Blutkörperchen benötigt. Der Körper kann es nur einen Monat lang speichern. Es kommt in vielen Nahrungsmitteln vor, Zubereitung von Nahrung senkt die Vitamin B1-Werte stark (zum Beispiel Fleisch, das gefroren wurde, verliert 50 Prozent des Vitamin B_1) [231]. Vitamin B_1 kommt in Vollkorngetreide, Haferflocken, Meeresfrüchten und Nüssen vor. Dieses Vitamin wird durch den Konsum von großen Mengen an Schwarztee oder Kaffee zerstört. Ich empfehle eine Tagesdosis von 1,5-2 mg.

Vitamin B_{12} (Cobalamin) kann für mehrere Jahre in der Leber gespeichert werden, Vegetarier/innen und vor allem Veganer/innen neigen dazu, einen Mangel zu entwickeln [231]. In Verbindung mit Folsäure wird es gebraucht, wenn neues genetisches Material während der Zellteilung hergestellt wird, was dabei hilft, Geburtsfehlern vorzubeugen, wie etwa Spina bifida [231]. Es ist auch nützlich für Männer, wenn sie eine niedrige Spermienanzahl haben. Vitamin B_{12} kommt in fettigem Fisch, wie etwa Sardinen, rotem Fleisch, weißem Fisch, Eiern und Milchprodukten vor. Ich empfehle eine Tagesdosis von 3 5 µg.

Vitamin B_2 (Riboflavin) ist wichtig bei der Produktion von Energie und der Verstoffwechselung von Proteinen, Fetten und Kohlenhydraten. Es wird benötigt, um B_6 in seine aktive Form umzuwandeln, zudem hilft es bei PMS [231]. Vitamin B_2 kommt in Vollkorngetreide, Eiern, Milchprodukten, grünem Blattgemüse und Bohnen vor [231]. Ich empfehle eine Tagesdosis von 1,6 mg.

Vitamin B_3 (Niacin) ist wichtig bei der Produktion von Energie und der Aufnahme von Sauerstoff in die Zellen. Vitamin B_3 kommt in Vollkorngetreide, Nüssen, Fleisch, Geflügel, fettigem Fisch, Eiern, Milchprodukten und getrocknetem Obst vor. Ich empfehle eine Tagesdosis von 15-20 mg.

Vitamin B_5 (Pantothensäure) ist wichtig bei der Produktion von Energie und von Nebennierenhormonen während stressiger Perioden. Vitamin B5 kommt in Vollkorngetreide, Bohnen, Eiern, Nüssen, grünem Blattgemüse, Fleisch und Gelée Royale vor. Ich empfehle eine Tagesdosis von 6 mg.

Vitamin B$_6$ (Pyridoxin) ist lebenswichtig für die Funktion von mehr als 60 Enzymen und kann bei PMS helfen [231]. Vitamin B$_6$ kommt in Vollkorngetreide, Fleisch, fettigem Fisch, Bananen, Nüssen, grünem Blattgemüse, Avocados und Eigelb vor. Ich empfehlen eine Tagesdosis von 2 mg.

Vitamin C (Ascorbinsäure) kann nicht im Körper gespeichert werden, daher muss es regelmäßig eingenommen werden. Es wird für mehr als 300 Sauerstoffvorgänge benötigt und ist unerlässlich für die Fortpflanzung [231]. Es hilft bei der Absorption von Eisen. Es ist wichtig für den Gesundheitsschutz der Spermien, indem es verhindert, dass sie zusammenkleben, sodass die DNS der Spermien geschützt wird [276]. Untersuchungen haben gezeigt, dass die tägliche Einnahme von Vitamin C die Samenqualität erhöhen kann [224]: Da Vitamin C ein starkes Antioxidans ist, reduziert es den Schaden von freien Radikalen an den Eizellen und Spermien und unterstützt die Einnistung. Vitamin C kommt in den meisten Obst- und Gemüsesorten vor, vor allem in grünem Blattgemüse. Ich empfehle eine Tagesdosis von 1 g [136].

Vitamin D kommt in fünf unterschiedlichen Formen vor (1, 2, 3, 4 und 5). Ein Teil des Vitamin D$_3$ wird durch Sonnenlicht hergestellt, wenn der UV-Index höher ist als drei und kein Sonnenschutz verwendet wird [231] [277]. Wegen des Risikos von Hautkrebs, der durch die Exposition gegenüber der Sonne verursacht wird, ist es empfehlenswert, die Haut nur 1015 Minuten lang dem Sonnenlicht auszusetzen, bevor Sie Sonnenschutz verwenden. Die meisten Menschen, die in Ländern mit wenig Sonnenlicht leben, wie dem Vereinigten Königreich, Irland, Neuseeland und an der Ostküste Amerikas, haben niedrige VitaminD-Werte. Sogar ein niedriger Sonnenschutzfaktor von 8 reduziert die VitaminD-Produktion um 95 Prozent [231] [277]. Vitamin D reguliert die Absorption von Zink, Calcium und Eisen; niedrige VitaminD-Werte werden in Verbindung mit Eisenmangel gebracht. Vitamin D kommt in Sardinen, Hering,

Lachs, Eiern und Butter vor. Untersuchungen haben gezeigt, dass Frauen, die niedrige VitaminD-Werte haben eine reduzierte Fertilität aufweisen [192]. Ich empfehle eine Tagesdosis von 15 µg Vitamin D_3 (Cholecalciferol) in den Sommermonaten und 20 µg in den Wintermonaten.

Vitamin E ist ein Antioxidans, das Spermien und Eizellen vor Schäden durch freie Radikale schützt und wichtig für die Produktion von Antikörpern ist. Vitamin E ist gut für Männer mit schlechter Spermienbeweglichkeit und für die Eizellenbefruchtung [136]. Vitamin E kommt in Weizenkeimöl, Eiern, Spinat, grünem Blattgemüse, Rosenkohl, Walnüssen, Pekannüssen, Avocados und Butter vor. Ich empfehle eine Tagesdosis von 12-15 mg für Frauen und 100–400 mg für Männer mit schlechter Spermienbeweglichkeit [225].

Vitamin K kommt in drei unterschiedlichen Formen (1, 2 und 3) vor. 90 Prozent unserer täglichen Einnahme ist in Form von Vitamin K_1 [231]. Es ist essentiell für eine normale Blutgerinnung. Ein Mangel kann zu schweren Perioden und einer zu Hämatomen neigenden Haut führen. Vitamin K kommt in Blumenkohl, Broccoli, dunkelgrünem Blattgemüse, Eigelb, Färberdistel, Seetang, Joghurt, Rapsöl, Olivenöl, Tomaten, rotem Fleisch und Kartoffeln vor. Ich empfehle eine tägliche Tagesdosis von 100 µg.

Zink ist ein wichtiges Mineral für die männliche und die weibliche Fertilität, da er eine wichtige Rolle in der Empfindlichkeit des Körpergewebes gegenüber zirkulierenden Fortpflanzungshormonen spielt. Er ist wichtig für die sexuelle Reifung. Ein Zinkmangel kann bei Frauen zu unregelmäßigen FSH- und LH-Werten führen [278]. Darüber hinaus kann ein Zinkmangel zu niedrigen Testosteronwerten führen und die männliche Pubertät verzögern [279]. Jede Samenejakulation enthält circa 110 mg Zink, daher können übermäßiger Samenverlust oder eine schlechte Ernährung zu einem Zinkmangel führen. Zink ist wichtig für die Spermiengesundheit, da er dabei hilft, die DNS in den Spermienköpfen zu erhalten. Er stellt auch sicher, dass die Spermien nicht zu „aufgeregt" werden und das Enzym Acrosom produzieren, das die Eizellenwand zerstört und dem Spermium hilft, in die Eizelle zu gelangen, um sie zu befruchten, noch bevor die Eizelle einer Frau freigesetzt wird [280]. Während der Befruchtung wird Zink freigesetzt, was einen ‚Zinkfunken' verursacht: ein Lichtstrahl im Augenblick der Empfängnis [281]. Zink kommt in rotem Fleisch, in Kürbissamen, Vollkorngetreide, gemahlenen Senfkörnern, Eiern und Käse vor. Ich empfehle eine Tagesdosis von 15 mg für Frauen und 66 mg für Männer, die eine niedrige Spermienanzahl haben [137].

Teil Fünf

Der natürlichen Empfängnis auf die Sprünge helfen

Die Nutzung alternativer Therapien im Rahmen der Fertilitätsbehandlung nimmt rasant zu, denn immer mehr Menschen suchen nach Lösungen und Möglichkeiten, ihre Fruchtbarkeitsprobleme zu überwinden. Die Anwendung von Akupunktur zur Verbesserung der Fruchtbarkeit bei Männern und Frauen wird durch mehr und mehr wissenschaftliche Untersuchungen gestützt (siehe Seite 237).

Wie lange sollten Sie es auf natürlichem Wege versuchen?

Es liegt natürlich ganz bei Ihnen, wie lange Sie es auf natürlichem Wege versuchen möchten, es sollte aber dennoch genau bedacht werden. Die Überzeugung, dass Sie sich in den bestmöglichen körperlichen, geistigen und emotionalen Zustand gebracht haben, Ihren Lebensstil und Ihre Ernährung optimiert haben – und es lange genug auf natürlichem Wege versucht haben – ist wichtig, um zu wissen, wann es Zeit ist, einen anderen Weg einzuschlagen. Viele Paare greifen jedoch zu IVF, ohne sich zunächst körperlich so vorbereitet zu haben, dass eine natürliche Empfängnis überhaupt stattfinden kann.

Wenn Sie überzeugt sind, dass Sie es lange genug probiert haben, d. h. länger als ein Jahr, nachdem Sie die Empfehlungen aus diesem Buch umgesetzt haben, so können Sie entscheiden, etwas anderes auszuprobieren, zum Beispiel Methoden der assistierten Fortpflanzung wie Clomid (siehe Kapitel Fünfzehn). Bevor Sie sich jedoch voreilig auf Clomid stürzen, probieren Sie auf jeden Fall Akupunktur und chinesische Kräuter mindestens drei bis vier Monate lang aus [125].

Kapitel Dreizehn

Akupunktur auf ganzer Linie!

Akupunktur ist eine der beliebtesten komplementären Therapiemethoden bei Unfruchtbarkeit. Akupunktur führt zur Entspannung des Menschen und hat darüber hinaus weitere Effekte; sie balanciert den Hypothalamus aus, dabei verbessert sie die Fruchtbarkeitshormone der Hypophyse und reguliert den Energie- und Blutfluss im Körper, was hilft die im Blut enthaltenen Fertilitätshormone zu normalisieren. All dies hilft, den Menstruationszyklus zu regulieren. Es ist der Menstruationszyklus, der der wichtigste Aspekt bezüglich der Fertilität in der Chinesischen Medizin ist. Da circa 95 Prozent der Frauen mit prämenstruellen Beschwerden zu kämpfen haben [282], wie etwa Nachtschweiß, abdominale Krämpfe, Schmerzen, schmerzempfindliche Brüste, Schmerzen im unteren Rücken und prämenstruelles Syndrom (PMS/PMT), werden diese als normal angesehen, sie sind es aber nicht. In der Chinesischen Medizin sind all diese Symptome anormal und geben Hinweise darauf, was für ein innerliches Ungleichgewicht eine Frau haben kann.

Untersuchungen haben gezeigt, dass eine wöchentliche Akupunkturbehandlung über einen Zeitraum von neun Wochen, die Dauer bis zur Empfängnis um die Hälfte reduziert [283]. Sie hilft, sowohl

Ihre Gesundheit und Fertilität als auch die Ihres Babys zu verbessern, da seine Fertilität zum Teil von Ihrer Gesundheit zum Zeitpunkt der Empfängnis bestimmt wird. Dies ist wichtig, weil die zweite Generation von Frauen, deren Mütter eine Fertilitätsbehandlung hatten, eine vererbte vorzeitige Unfruchtbarkeit aufweisen. Es handelt sich um ein Syndrom, bei dem die Fertilität um mehrere Jahre herabgesetzt ist, und die Frauen bereits in einem jüngeren Alter, als es bei ihren Müttern der Fall war, Probleme bekommen, schwanger zu werden. Dies kann einen Dominoeffekt auf zukünftige Generationen haben.

Geschichte der Akupunktur

Akupunktur wird oft als eine fremdartige Behandlungsform, die aus Ostasien stammt, wo es nur Buddhisten zu geben scheint, angesehen. Dies ist weit von der Wahrheit entfernt! Es gibt seit der Entdeckung des erfrorenen, tätowierten Ötzi, der in den italienischen Alpen 1991 gefunden wurde, einige Hinweise darauf, dass Akupunktur in Europa seit mehr als 5000 Jahren existieren könnte [284]. Daher gehört Akupunktur nicht unbedingt zu Ostasien. Was bekannt ist, ist, dass die Anwendung von Akupunktur in Ostasien über mehr als 2000 Jahre gut dokumentiert ist und eine lange, erfolgreiche Geschichte hat. Wenn Menschen an Akupunktur denken, neigen Sie dazu, an China zu denken. Akupunktur wird jedoch überall in Ostasien, einschließlich Japan, Korea und Vietnam praktiziert. Sie ist daher nicht einzig das „Eigentum" der Chinesen, obwohl sie den größten Einfluss auf ihre Entwicklung hatten.

Akupunktur entwickelte sich höchstwahrscheinlich in der Antike durch Massage (Akupressur und Schaben), als Menschen einen Punkt auf ihrem Körper massierten und feststellten, dass dies Schmerzen in anderen Körperbereichen lindert. Menschen in Ostasien fügten danach ihr einzigartiges Verständnis und Bewusstsein der Natur diesen Punkten hinzu, um uns Akupunktur, wie wir sie heute kennen, zu hinterlassen.

Die Technologie, die für Akupunkturnadeln, oder besser gesagt Stecknadeln, angewandt wurde, hat sich über Jahrhunderte von Steinen zu dicken Nadeln bis hin zu den ultradünnen Akupunkturnadeln, die wir heute benutzen, entwickelt [285]. Sie sind so dünn wie ein menschliches Haar und 20 Akupunkturnadeln passen in eine einzige Spritzennadel. Im Westen werden diese ultrafeinen Akupunkturnadeln nur einmal benutzt und dann in einen speziellen Abfallbehälter, aus Gesundheits- und Sicherheitsgründen, entsorgt.

Der Erfolg eines Landes wird sehr von der Medizin, die es anwendet, beeinflusst. Seine Geburtenrate, Kindersterblichkeitsrate, allgemeiner Gesundheitszustand und Lebenserwartung der Bevölkerung, sind alle größtenteils von dem Gesundheitssystem, das im jeweiligen Lang anzutreffen ist, abhängig. Die chinesische Bevölkerung ist in all diesen Bereichen des Lebens sehr erfolgreich, auf Grund ihres kulturellen Bewusstseins über Natur, Ernährung, Lebensstil und Medizin, das von ihr angewandt wird. Es ist daher nicht verwunderlich, dass die Chinesen die größte Bevölkerungsgruppe der Welt sind und Maßnahmen der Geburtenkontrolle einführen mussten, um die Zahl der Bevölkerung niedrig zu halten. Dies ist größtenteils auf die Chinesische Medizin zurückzuführen.

Ist Akupunktur sicher?

Eine umfangreiche Studie, die 2009 veröffentlicht wurde, hat herausgefunden, dass Akupunktur, nachdem 229.230 Behandlungen ausgewertet wurden, sehr sicher ist [286]. In den meisten westlichen Ländern jedoch können Ärzte/Ärztinnen, Physiotherapeuten/ Physiotherapeutinnen, Osteopathen/Osteopathinnen, Chiropraktiker/ Chiropraktikerinnen und Krankenschwestern/Krankenpfleger legal ‚Akupunktur' nach nur einem kurzen Kurs ausüben. Es ist nicht möglich, über 2000 Jahre alte medizinische Praktiken an ein paar Wochenenden zu erlernen. Dies kann sich auf die Sicherheit und die Wirksamkeit von Akupunkturbehandlungen auswirken. Aus diesem

Grund schlage ich vor, dass Sie nur zu einem/einer entsprechend ausgebildeten Akupunkteur/Akupunkteurin gehen.

Wie funktioniert Akupunktur?

Akupunktur besteht aus Punkten auf dem Körper, an denen Energie beeinflusst werden kann. Diese Punkte verbinden sich zu Leitbahnen (Meridianen). Diese Leitbahnen sehen wie eine U-Bahnkarte aus, mit vielen verschiedenen Linien, die sich kreuzen. Die Stationen sind vergleichbar mit den Akupunkturpunkten. Jeder Punkt hat eine assoziierte gesundheitliche Qualität. Indem eine Nadel in einen Akupunkturpunkt gesetzt wird, veranlasst sie den Körper, Selbstheilungskräfte zu aktivieren.

Im Allgemeinen ist Akupunktur wirksam bei der Regulation des Energie- und Blutflusses im Körper. Wenn diese zwei wichtigen Aspekte des Körpers reguliert werden, ist er in der Lage, sich selbst zu heilen und zurück zu einem Zustand des Gleichgewichts (in der westlichen Medizin als ‚Homöostase' bezeichnet) zu kehren. Während einer Akupunkturbehandlung, wird der/die Patient/in oft in einen tiefen Entspannungszustand versetzt, in dem es ihm/ihr möglich ist seine/ihre Sorgen und Stress zu vergessen, und seinem/ihrem Körper die Möglichkeit gegeben, sich selbst zu heilen.

Derzeit gibt es zwei Theorien darüber, wie Akupunktur funktioniert und was Akupunkturpunkte und Meridiane sind. Der Denkweise der westlichen Schulmedizin liegt die Annahme zugrunde, dass Akupunktur über das Nervensystem arbeitet, daher ihre Fähigkeit, Schmerzen zu lindern. Diese Theorie wird jedoch von der Akupunkturgemeinde, oder allgemein in Ostasien, nicht anerkannt, weil Akupunktur viel mehr kann, als nur Schmerzen zu lindern. Eine bessere Theorie stammt aus Korea, wo Forscher glauben, Meridiane anatomisch im Körper gefunden zu haben [287]. Sie nehmen an, dass die tatsächlichen Meridiane entlang des lymphatischen (Immun-)Systems verlaufen [115]. Andere Untersuchungen, die in Belgien durchgeführt wurden, haben auch gleiche Strukturen gefunden [288]. Zusätzliche Untersuchungen der Bahnen von freien Radikalen (reaktive Sauerstoffspezies (ROS)) haben herausgefunden, dass die Kettenreaktion von freien Radikalen den gleichen Bahnen des Immunsystems folgt, wie die Akupunkturleitbahnen [114].

Tut es weh?

Einige Menschen mögen die Vorstellung von Nadeln nicht und machen sich Sorgen, dass Akupunktur weh tun könnte. Diese Angst rührt von schlechten Erinnerungen her, nachdem sie einen Bluttest gemacht oder eine Impfung bekommen haben. Akupunktur ist nicht das Gleiche wie ein Bluttest, da die Akupunkturnadel viel dünner ist und nicht in eine Vene, sondern in einen Muskel gestochen wird.

Einige Menschen nehmen die Akupunkturnadeln mehr als andere wahr. Dies ist oft durch einen Energiemangel bedingt. Je schwächer eine Person ist, desto empfindsamer ist sie und desto mehr nimmt sie wahr, wie die Nadel ihre Haut durchsticht und ein schnelles, stechendes Gefühl verursacht. Wenn die Nadel auf den Akupunkturpunkt trifft, unterscheidet sich das Empfinden, das eine Person haben kann, komplett von dem, was sie normalerweise bisher gefühlt hat und kann sich folgendermaßen äußern:

- ein dumpfer pochender Schmerz,
- ein ziehendes Gefühl,
- ein kribbelndes Gefühl,
- ein elektrisches Empfinden, das durch den Körper fließt.

Durch Forschung bestätigte Vorteile von Akupunktur bezüglich der Fertilität

Im Unterschied zu den meisten anderen komplementären Therapien wurden viele neue Forschungen über die Anwendung von Akupunktur gemacht, die ihre positive Wirkung auf die männliche und weibliche Fertilität bestätigt haben.

Akupunktur hat in Forschungsstudien gezeigt, dass sie:

- die Wirkung von Clomifencitrat verbessert [62],
- die Einnistung des Embryos verbessert, indem die Gebärmutterempfänglichkeit gesteigert wird [62] [289],
- Eierstockreserven verbessert [290],
- die Empfindlichkeit gegenüber Insulin verbessert [291],
- Spermienbeweglichkeit, -morphologie und -qualität verbessert [292] [293] [294] [295] [296] [297],
- die Antralfollikelzahl steigert [51],
- den Blutfluss zur Gebärmutter erhöht [7] [298] [299] [300],
- Ängstlichkeit, Stress und Depression reduziert [6] [301] [302],
- Schlafstörungen reduziert und Melatoninwerte erhöht [337],
- hohe follikelstimulierende Hormonwerte (FSH) reduziert [27] [290],
- Gebärmutterkontraktionen reduziert [303] [304],
- Gewicht reduziert [131],
- AMH-Werte reguliert [27],
- Immunfaktoren, d. h. TH1/TH2, NK-Zellen und Zytokine reguliert [64] [305] [306] [307] [308] [309],
- Lutein-Hormon-Werte (LH-Werte) reguliert [310],
- Östrogenwerte reguliert [62] [311],
- den Menstruationszyklus reguliert [7] [8] [44],
- das Stresshormon Cortisol reguliert [146],
- den Eisprung stimuliert [8] [312].

Wie werde ich mich nach der Akupunktur fühlen?

Die am stärksten spürbare Wirkung, die Menschen nach einer Akupunkturbehandlung haben, ist, dass sie sich ruhig und entspannt fühlen. Dies ist jedoch nicht alles. Manche Menschen sagen, dass sie sich leicht benommen fühlen, wenn sie von der Behandlungsliege aufstehen, was normal ist. Einige werden sogar während einer Akupunkturbehandlung einschlafen, was einer Person zu einem tollen Schläfchen verhelfen kann und ihr Energieniveau wiederaufbauen kann. Ich bin der Meinung, je mehr eine Person auf der Behandlungsliege entspannt, desto besser wirkt die Akupunktur. Nachdem Sie Akupunktur hatten, ist es sicher, Auto zu fahren oder zurück zu Ihrem Arbeitsplatz zu gehen oder zu trainieren. Die meisten Menschen möchten eine Akupunkturbehandlung nach ihrer Arbeit erhalten, da sie sich sonst zu entspannt fühlen, um wieder zurück an ihren Schreibtisch zu gehen!

Wann sollte ich die Akupunktur während meines Zyklus haben?

Es ist von Vorteil, die Akupunktur während der meisten Phasen Ihres Menstruationszyklus zu haben. Ich persönlich glaube nicht, dass es notwendig ist, Akupunktur zu haben, wenn Sie starke Blutungen zu Beginn Ihres Menstruationszyklus haben, weil Ihre FSH-Werte noch niedrig sind und Sie empfindlicher auf das Einstechen der Nadeln reagieren könnten. Ab dem 4. 5. Tag Ihres Zyklus, wenn die FSH-Werte beginnen zu steigen, kann eine Akupunkturbehandlung das Follikelwachstum und die Follikelreifung unterstützen. Nachdem die Einnistung stattgefunden hat, kann die Akupunktur 5-7 Tage danach die Einnistung unterstützen. Während der letzten Woche des Menstruationszyklus kann Akupunktur bei Ängstlichkeit und emotionalem Stress helfen, wenn Sie sich fragen, ob Sie schwanger sind oder nicht.

Wie oft benötige ich Akupunktur?

Akupunktur hat eine Dosis wie jede andere medizinische Behandlung. Ihre Wirkung hält 3 4 Tage lang an und muss dann wiederholt werden. Es ist ideal, zweimal pro Woche zur Akupunktur zu gehen. Auf Grund von finanziellen Engpässen entscheiden sich einige Menschen dafür, Akupunktur nur einmal pro Woche zu haben. Es ist nicht ratsam,

Akupunktur weniger als einmal pro Woche zu haben, weil dann die Wirksamkeit minimal ist.

Wie lange sollte ich Akupunktur haben?

Falls Sie auf natürlichem Wege schwanger werden, sollten Sie mindestens weitere 12 Wochen lang zu Akupunkturbehandlungen gehen. Einige Frauen möchten Akupunktur über einen längeren Zeitraum in Anspruch nehmen, um ihnen bei Ängstlichkeit zu helfen und sicherzustellen, dass die Schwangerschaft komplikationslos verläuft, was für die Mutter und das Baby gut ist, da jegliche Probleme wahrgenommen werden können, bevor sie sich verschlimmern. Akupunktur während der ganzen Schwangerschaft zu haben wäre ideal.

Falls Sie niedrige Anti-Müller-Hormon-Werte (AMH-Werte) haben oder über 40 Jahre alt sind, würde ich empfehlen, dass Sie Akupunktur während Ihrer ganzen Schwangerschaft in Anspruch nehmen. Sie werden sich oft schwach fühlen und die Schwangerschaft als kostbarer betrachten, daher muss alles unternommen werden, um sie aufrechtzuerhalten.

Kapitel Vierzehn

Chinesische Kräuterarzneien

Chinesische Kräuterarzneien werden oft in der Kinderwunschbehandlung übersehen. Ein Grund dafür könnte sein, dass den meisten Menschen ihre nützliche Wirkung nicht bekannt ist. Ferner können die meisten Akupunkteure/Akupunkteurinnen keine chinesischen Arzneimittel anbieten, da sie keine Arzneimitteltherapie ausüben (was für Chinesen befremdlich ist). Die Anwendung von Kräuterarzneien in der Kinderwunsch-Behandlung kann sowohl für die männliche als auch für die weibliche Fertilität sehr vorteilhaft sein. Manchmal kann sie der entscheidende Faktor dafür sein, ob ein Paar es schlussendlich schafft, ein Baby zu bekommen. Ich weiß, dass ich voreingenommen bin, aber ich empfehle fast allen meinen Patienten, Kräuterarzneien einzunehmen. Ich nehme sie selbst täglich ein, genauso wie meine Partnerin, die schwanger war, als ich angefangen habe, dieses Buch zu schreiben.

Die Geschichte der chinesischen Kräuterarzneien

Kräuterarzneien werden bei unterschiedlichen gesundheitlichen Problemen überall auf der Welt seit mehr als tausenden von Jahren verwendet. Im Westen wurde das Wort ,Medizin' gleichbedeutend für Kräutermedizin verwendet. Erst in den letzten 125 Jahren, seitdem Aspirin aus der Rinde der Trauerweide [313] extrahiert wurde, wurde das pharmazeutische Medikament immer beliebter und die Anwendung von Heilpflanzen nahm ab.

Pharmazeutische Medikamente bestehen oft aus synthetisch hergestellten, aktivierten Inhaltsstoffen, die von Pflanzen abstammen [314]. Der aktivierte Inhaltsstoff wird dann potenziert und seine Potenz mehrfach erhöht, um ihn effektiver und schneller wirksam zu machen. Er stellt jedoch nur einen Teil der ursprünglichen Pflanze dar, er ist nicht länger Teil der Natur, wir jedoch sind es, und aus diesem Grund bekommen wir Nebenwirkungen. Wenn stattdessen die ursprünglichen Pflanzen benutzt werden, setzt die Wirkung später ein, es kommt jedoch selten zu Nebenwirkungen. Die Kräutermedizin ist wahrhaftig die traditionelle Medizin der Welt und der Einsatz von pharmazeutischen Medikamenten ist eine neuere Alternative.

Wie können Kräuterarzneien die Fertilität unterstützen?

Es ist meist nicht bekannt, dass in China Menschen zuerst Kräuterarzneien einnehmen, bevor sie die Akupunktur ausprobieren. Dies lässt sich damit erklären, dass Kräuterarzneien wirkungsvoller sind und dass sie ein Fertilitätsproblem viel schneller beheben können. Im Westen ist es genau umgekehrt, weil die Akupunktur oft mehr Presse bekommt, ist sie bekannter als die Kräuterarzneien. In Bezug auf die Fertilität ist es am besten, beides zu verwenden, daher versuchen Sie einen Therapeuten zu finden, der sowohl Akupunktur als auch chinesische Kräuterarzneitherapie praktiziert.

Untersuchungen, die 2011 durchgeführt wurden, konnten nachweisen, dass die Behandlung der weiblichen Infertilität mit chinesischer Kräuterheilkunde die Schwangerschaftsraten innerhalb eines viermonatigen Zeitraums im Vergleich zu westlichen, medizinischen Fertilitätsmedikamenten oder IVF um das Doppelte verbessern kann [125].

Es wurde herausgefunden, dass die Untersuchung der Qualität des Menstruationszyklus, ein integraler Bestandteil einer Diagnose nach der Traditionellen Chinesischen Medizin, von fundamentaler Bedeutung für die erfolgreiche Behandlung der weiblichen Fertilität zu sein scheint. Andere Untersuchungen haben gezeigt, dass chinesische Kräuterrezepturen, wie etwa Bu Shen Tiao Chong Tang, die gleiche Wirkung auf die Eierstöcke haben wie IVF-Medikamente [315]. Andere chinesische Kräuterrezepturen – Bu Shen Sheng Jiang Pian – konnten zeigen, dass sie die Werte des follikelstimulierenden Hormons (FSH), von Prolaktin, Testosteron und Kortikosteron regulieren und somit die männliche Fertilität verbessern [316], während andere chinesische Kräuterrezepturen – Bu Zhong Yi Qi Tang – in Untersuchungen, die in Japan erhoben wurden, gezeigt haben, dass sie Probleme mit der Spermienbeweglichkeit um 50 Prozent reduzieren [317]. Chinesische Kräuterarzneien können auch bei männlicher Unfruchtbarkeit helfen, die durch Zirkulationsstörungen in einer Varikozele (einer Vergrößerung der Venen innerhalb des losen Hodensacks, der die Hoden hält) verursacht wurde [318] [319]. Es wurde festgestellt, dass andere chinesische Kräuterrezepturen – Wen Jing Tang – die Lutein-Hormon-Werte (LH-Werte) regulieren [320], während Xiao Yao Wan die Schwangerschaftsraten von Frauen mit einer Eileiterschwangerschaft senken kann [321]. Individuelle Kräuter wurden auch in Forschungsstudien untersucht, bei denen festgestellt wurde, dass Shan Zhu Yu *(cornus officinalis)* beispielsweise die Spermienbeweglichkeit erhöht [322].

Ist die Einnahmen von Kräuterarzneien sicher?

Wenn Kräuter von einem ausgebildeten Therapeuten verschrieben werden, sind sie weitestgehend sicher – oft sicherer als pharmazeutische Medikamente. Chinesische Kräuterarzneien tendieren dazu, viel schlechte Presse zu bekommen. Wir hören oft negative Geschichten, etwa über bedrohte Arten oder Steroide, die in chinesischen Kräuterarzneien gefunden wurden. Da Medikamente in China in den 1950ern vereinheitlicht wurden [323], werden sowohl westliche Pharmazeutika als auch chinesische Kräuterarzneien zusammen verwendet, sodass eine Pille beide Arten von Medizin (pharmazeutische Wirkstoffe und Kräuter) enthält, um sie viel wirksamer zu machen. Leider wurden einige dieser Pillen in westliche Länder exportiert, in denen Medikamente nicht vereinheitlicht wurden, und verursachten Probleme und schlechte Presse.

Die Anwendung von chinesischen Kräuterarzneien wird nun in den westlichen Ländern streng kontrolliert und alle importierten Kräuter werden auf ihre Qualität hin untersucht. In seltenen Fällen konnten wir in den Nachrichten Geschichten von Menschen hören, die ein Nierenversagen erlitten oder sogar gestorben sind, nachdem sie die Kräuter eingenommen hatten. Diese Arten von Geschichten machen Schlagzeilen in den Nachrichten, während die 237 Millionen medizinischen Fehler, die pro Jahr im Vereinigten Königreich begangen werden, es nicht tun [324]. Circa 62.000 Menschen werden jedes Jahr im Vereinigten Königreich auf Grund von Nebenwirkungen von pharmazeutischen Medikamenten in ein Krankenhaus eingewiesen [325] und medizinische Fehler stellen die drittgrößte Todesursache von Menschen in den USA dar [326].

Nebenwirkungen von Kräuterarzneien kommen nicht oft vor. Todesfälle durch die Einnahme von Kräuterarzneien sind sehr selten. Die falschen Kräuterarzneien in den falschen Händen (denjenigen, die nicht ausgebildet sind oder die keine Erlaubnis zur Ausübung der Kräuterheilkunde haben) können jedoch potentielle Probleme verursachen. Gehen Sie immer zu einem entsprechend ausgebildeten Therapeuten.

Wie werde ich mich nach der Einnahme von Kräuterarzneien fühlen?

Wenn Menschen in meine Klinik bezüglich einer Kinderwunschbehandlung kommen, reden sie üblicherweise über Probleme, die sie haben, beispielsweise, dass ihnen kalt oder schwindelig ist oder dass sie schlecht schlafen oder eine träge

Verdauung haben. Nachdem wir über ihren Fall gesprochen haben, wird ihnen oft bewusst, dass alle ihre Probleme miteinander verbunden sind und im Verhältnis zueinanderstehen, und dann ergibt alles einen Sinn. Nachdem die Menschen anfangen, Kräuter einzunehmen, bemerken sie oft, dass ihre anderen Symptome, wie etwa Kältegefühl, Schwindel oder Müdigkeit, verschwunden sind und sie sich besser fühlen. Ein Grund hierfür ist, dass in der Chinesischen Medizin der Mensch in seiner Gesamtheit betrachtet wird und nicht in verschiedenen Segmenten, die verschiedene Ärzte/Ärztinnen behandeln müssen. Diese Einteilung in Fachrichtungen in der westlichen Medizin bedeutet oft, dass die eine Abteilung nicht weiß, was in der anderen vor sich geht und wie sie im Verhältnis zueinanderstehen, leider auf Kosten der Gesundheit des Patienten.

Wie nehme ich Kräuterarzneien ein?

Traditionell werden Kräuterarzneien unverarbeitet, zum Beispiel Teile der Wurzel, Rinde, Samen oder Blüten, im Wasser gekocht, dann abgeseiht und getrunken. Dieser Vorgang dauert Stunden, kann einen unangenehmen Geruch in Ihrer Küche verbreiten und einen Bodensatz auf dem Grund Ihrer Tasse hinterlassen, was einen Würgreflex auslösen kann, wenn Sie dies trinken. Heutzutage ist es jedoch einfacher. Die Kräuterarzneien gibt es in Pulverform, auf diese Weise brauchen Sie nicht Stunden damit zu verbringen, sie zu kochen. Stattdessen fügen Sie heißes Wasser und Honig hinzu und warten, bis die Kräuter abgekühlt sind und getrunken werden können. Sie schmecken oft nicht besonders gut, daher der Honig. Einige meiner Patienten bevorzugen Kräuter in Tablettenform, die besser schmecken. Kräuterarzneien werden allgemein zweimal pro Tag eingenommen, morgens und abends, damit ihre vorteilhafte Wirkung sich über den Tag verteilt entfalten kann.

Dosierungen

Es gibt zwei Darreichungsformen in der Chinesischen Medizin: die unverarbeitete Heilpflanze/Pulver und kleine schwarze Pillen. Die kleinen schwarzen Pillen sind freiverkäufliche Standardrezepturen in sehr geringer Dosis. Sie können diese online oder im Reformhaus kaufen; sie sind jedoch illegal in Europa. Ich empfehle, sie nicht einzunehmen, da sie zu schwach sind, lange brauchen, um zu wirken, und nicht auf die individuellen Bedürfnisse einer Person zugeschnitten werden können. Viele Menschen finden sie attraktiv, weil sie preiswert sind. Ich empfehle keine Selbstdiagnose oder Selbstbehandlung mit chinesischen Kräuterarzneien. Das Verschreiben einer genauen und wirksamen Rezeptur ist eine Kunstform, die viele Jahre des Studiums und der Praxis erfordert. Falls Sie chinesische Kräuterarzneien einnehmen möchten, kaufen Sie sie nur in einer auf chinesische Kräuter spezialisierten Apotheke, nachdem Sie eine Konsultation bei einem/einer qualifizierten Therapeuten/Therapeutin gehabt haben.

Wie lange muss ich die Kräuterarzneien einnehmen?

Sie können chinesische Kräuterarzneien vor und während der Schwangerschaft einnehmen. Die Einnahme ist überaus sicher und wird das Wachstum des Fötus unterstützen und sicherstellen, dass Sie gute Energie- und Blutwerte haben, die Sie auch nach der Geburt fürs Stillen benötigen. Die Einnahme von chinesischen Kräuterarzneien wird auch jegliche Nebenwirkungen, die eine Schwangerschaft auf Ihren Körper haben kann, wie etwa Schwangerschaftsdepression, Angst und körperlichen Abbau, reduzieren.

Kapitel Fünfzehn

Assistierte, natürliche Empfängnis

Falls Sie sich lange auf Ihrer Fertilitätsreise befinden und die Geduld verlieren, können Sie pharmazeutische Medikamente zu sich nehmen, die helfen eine Empfängnis einzuleiten. Diese Medikamente sind stark und können sehr wirksam sein, sind allerdings auch mit Nebenwirkungen, sowohl für die Mutter als auch für das Baby, verbunden. Dies rührt daher, dass Sie Ihren Körper zwingen, etwas zu tun, wozu er nicht bereit ist, sodass er einen weniger gesunden Embryo hervorbringt. Sich dies bewusst zu machen, wird Ihnen helfen, eine umsichtige Entscheidung zu treffen, ob Sie diese Medikamente einnehmen möchten oder nicht.

Clomid (Clomifen oder Clomiphen)

Clomid wurde in den 1950ern entwickelt und wird oft von Ärzten/ Ärztinnen verschrieben, um den Eisprung einzuleiten. Es wird zu Beginn einen Menstruationszyklus um den 2. Tag in einer täglichen Dosis von 50 mg fünf Tage lang eingenommen [266]. Falls eine zweite Kur verschrieben wurde, kann sich die Dosis auf 100 mg erhöhen. Eine Kur von drei Zyklen wird als ein Behandlungsverlauf betrachtet. Clomid ist für einen sechsmonatigen Gebrauch zugelassen. Es ist nicht empfehlenswert, Clomid über mehr als sechs Monate einzunehmen [266].

Clomid wirkt, indem es die Rückkopplung von Östradiol zur Hypophyse blockiert, was normalerweise die Produktion des follikelstimulierenden Hormons (FSH) stoppt, sodass die Hypophyse weiterhin FSH freisetzt, damit die Eierstöcke stark stimuliert werden, Follikel zu produzieren. Dieser Mechanismus kann die Leptinwerte umleiten, was unter normalen Umständen ‚grünes Licht' für den Hypothalamus bedeutet, der Hypophyse zu befehlen, mehr FSH zu produzieren. Der Körper wird gezwungen, Follikel zu produzieren, wenn er es normalerweise nicht tun würde, da er nicht stark genug ist, daher die Nebenwirkungen, die mit der Einnahme von Clomid assoziiert werden.

In der Chinesischen Medizin, ist Clomid heiß in seinem Naturverhalten, was den Blutfluss zu den Follikeln verstärkt. Es ist für Frauen geeignet, denen kalt ist (Yang-Mangel), die jedoch keinen Nachtschweiß haben. Wenn einer Frau warm oder fast nie kalt ist und sie manchmal Nachtschweiß hat, dann wäre Clomid zu warm und würde das Yin schädigen; als würde es langsam gegart, wird es verbrennen und Körperflüssigkeiten schädigen, was beispielsweise zu weniger Gebärmutterhalsschleim führt. Dies kann sogar die Fertilität einer Frau verschlimmern. Es hat sich auch gezeigt, dass Clomid die Drüsenentwicklung in der Gebärmutterwand reduziert und damit der Einnistung des Embryos schadet [327]. Um diese Nebenwirkungen auszugleichen, kann Akupunktur eingesetzt werden, die, wie Untersuchungen gezeigt haben, die Verdickung der Gebärmutterwand (uterine Drüsenentwicklung) stimuliert und damit die Einnistung [62] und die Eizellenqualität verbessert [328].

Die Nebenwirkungen von Clomid für Mutter und Baby sind:

- abdominale Distension,
- anormales Wachstum von Gewebe im Körper (Neoplasien),
- Ängstlichkeit,
- Geburtsfehler,
- Blutgerinnsel im Gehirn (zerebrale Thrombose),

- schmerzhafte Brüste,
- Katarakt,
- herabgesetzter Gallenfluss,
- Depression,
- Desorientierung,
- Schwindel und Drehschwindel,
- Erschöpfung,
- Haarausfall,
- Kopfschmerzen,
- hohe Triglyzeridwerte (Hypertriglyzeridämie),
- Hitzewallungen,
- Entzündung des Sehnervs im Auge, was Schmerzen und schlecht Sicht verursacht (optische Neuritis),
- Schlaflosigkeit,
- Gelbsucht,
- Unregelmäßigkeiten des Menstruationszyklus,
- Stimmungsschwankungen,
- Übelkeit und Erbrechen,
- Erkrankungen des Nervensystems,
- Eierstock- und Eileitererkrankungen,
- Palpationen,
- Pankreatitis,
- verhindert die Produktion von Brustmilch,
- Psychose,
- schnelle Herzfrequenz (Tachykardie),
- Anfälle,
- Hautirritationen,
- Sprachstörungen,
- Schlaganfall,
- Schwellung von unterer Hautschicht und Gewebe (Angioödem),
- vorübergehender Bewusstseinsverlust verursacht durch unzureichenden Blutfluss zum Gehirn (Synkope),
- Kribbeln, Stechen, Kälte- oder Taubheitsgefühl auf der Haut (Parästhesie),
- Erkrankungen der Gebärmutter,
- Drehschwindel,
- Sehstörungen [266] [329].

Falls Sie beabsichtigen, diesen Weg zu gehen und Clomid einnehmen möchten, würde ich Ihnen immer noch empfehlen, sich erst mit den Informationen, die in diesem Buch enthalten sind, drei bis vier Monate lang vorzubereiten. Dies sollte helfen, die Erfolgsraten von Clomid zu erhöhen und einige der möglichen Nebenwirkungen zu reduzieren.

Intrauterine Insemination (IUI)

IUI ist eine Injektion von Spermien in die Gebärmutter der Frau über den Gebärmutterhals. In der Regel ist es schmerzfrei und kann zu Hause durchgeführt werden. IUI ist manchmal mit kleinen Dosen von eisprungeinleitenden Medikamenten, wie etwa Clomid, verbunden, um die Erfolgsraten zu erhöhen. Meiner Erfahrung nach, sollten Frauen über 40 nicht IUI ausprobieren, da der Erfolg unwahrscheinlich ist und im Wesentlichen wertvolle Zeit und Geld verschwendet werden.

In einer Studie, in der die Wirksamkeit von Akupunktur und chinesischen Kräuterarzneien in Verbindung mit IUI-Infertilitätsbehandlung gemessen wurde, haben die Resultate einen bedeutenden Anstieg der Fertilität gezeigt, wenn Akupunktur und chinesische Kräuterarzneien zusammen verabreicht wurden. Von 29 Frauen aus der Gruppe, die Akupunktur und chinesische Kräuterarzneien erhielt, haben 41,4 Prozent gesunde Babys zur Welt gebracht. In der Kontrollgruppe waren es nur 26,9 Prozent. Der riesige Unterschied bei den Erfolgsraten ist noch überraschender, wenn das Durchschnittsalter der Frauen mit berücksichtigt wird. Das Durchschnittsalter der Frauen in der Gruppe mit Akupunktur und chinesischen Kräuterarzneien war 39,4, während das der Kontrollgruppe bei 37,1 lag [330]. Normalerweise gilt, je älter die Frau, desto niedriger sind die Schwangerschafts- und Lebendgeburtenraten.

Zum Schluss

Ich hoffe, dass Sie die Informationen in diesem Buch nützlich fanden. Sie basieren auf den alten Theorien der Chinesischen Medizin zusammen mit modernen, wissenschaftlichen Forschungsstudien und meiner klinischen Erfahrung in der Behandlung von tausenden von Paaren mit Infertilität.

Indem Sie viele kleine Veränderungen in Ihrer Ernährung und Ihrem Lebensstil, wie in diesem Buch beschrieben, machen und sich zudem bewusst werden, wie Ihr Körper funktioniert, können Sie die Kontrolle über Ihre Fertilität zurückerlangen und die Chancen erhöhen, schwanger zu werden, ein Baby zu bekommen und Eltern zu sein.

Je mehr Informationen Sie aus diesem Buch entnehmen und in Ihrem täglichen Leben anwenden können, desto besser werden Ihre Chancen sein, ein Baby zu bekommen. Natürlich gehören zum Tango immer zwei, daher ist es wichtig, dass auch Ihr/e Partner/in die Ratschläge befolgt und positive Veränderungen in seiner/ihrer Ernährung und seinem/ihrem Lebensstil macht.

Obwohl sie zum Elternsein geboren wurden und Millionen von Jahren der Evolution hinter sich haben, brauchen manche Menschen ein bisschen Unterstützung; einige Veränderungen hier und dort können alles sein, was nötig ist, damit Ihr Körper sein Gleichgewicht wiedererlangt, alles in Einklang kommen und eine natürliche Fertilität stattfinden kann.

Denken Sie daran, Sie sind nicht die einzigen, die Schwierigkeiten haben, ein Baby zu bekommen! Immer mehr Paare befinden sich in der gleichen Situation, aber es gibt auch viel Unterstützung, die Sie bei Bedarf in Anspruch nehmen können. Bitte besuchen Sie auch das von mir eingerichtete Online-Forum, in dem Paare mit noch unerfülltem Kinderwunsch Unterstützung erhalten: www.myfertilityforum.com.

Fertilitäts-Checkliste ☑

- ☐ Vermeiden Sie Plastik, Chemikalien und einige Medikamente.

- ☐ Werden Sie sich der Ursachen von Infertilität bewusst und wie diese Ihre Fertilität beeinträchtigen können.

- ☐ Trinken Sie 2 Liter Wasser pro Tag.

- ☐ Trinken Sie nicht mehr als zwei Gläser Rotwein (125 ml/1,4 Einheiten pro Glas) pro Woche.

- ☐ Essen Sie Nahrungsmittel, die frisch und aus ökologischer Landwirtschaft sind.

- ☐ Essen Sie Mahlzeiten aus meinen Ernährungsplänen für die Frau und für den Mann.

- ☐ Trainieren Sie (Ausdauertraining) dreimal pro Woche.

- ☐ Lassen Sie Ihre Fertilität testen. Selbsttests können Ihnen auch dabei helfen, mehr Bewusstsein über sich selbst und Ihre Fertilität zu erlangen.

- ☐ Gehen Sie regelmäßig zur Psychotherapie, um mit unterdrückten Emotionen umgehen zu lernen.

- ☐ Hören Sie auf Ihren Körper, um zu wissen, wo Sie sich in Ihrem Menstruationszyklus befinden. Kennen Sie die Zeichen und Symptome des Eisprungs, die Sie typischerweise haben. Dies ist wichtig, um bestimmen zu können, wann Sie Sex haben sollten.

- ☐ Minimieren Sie Ihre Aussetzung gegenüber technischen Geräten, sozialen Medien und negativen Nachrichten.

- ☐ Praktizieren Sie Yoga, Achtsamkeit oder Meditation.

- ☐ Denken Sie daran, Spaß zu haben, und seien Sie dankbar über alles, was Sie bereits haben.

- ☐ Suchen Sie eine/n Akupunkteur/in, der/die sich auf Fertilität spezialisiert hat und auch Kräuterheilkunde praktiziert.

- ☐ Gehen Sie früh schlafen (vor 22 Uhr) und arbeiten Sie keine Nachtschichten.

- ☐ Nehmen Sie verschiedene Nahrungsergänzungsmittel zu sich, wie in Kapitel Zwölf beschrieben.

- ☐ Verstehen Sie Ihre Hormone und die Bausteine der Fertilität.

- ☐ Tragen Sie Kleidung, die den Blutfluss fördert.

Fertilitätswörterbuch

Adenomyosis: eine Erkrankung, bei der die innerer Schicht der Gebärmutter durch die Muskelwand der Gebärmutter durchbricht.

Adrenokortikotropes Hormon (ACTH): ein Hormon, das von der Hypophyse produziert wird und die Hormonproduktion der Nebennieren beeinflusst.

Akrosom: ein Enzym im Kopf des Spermiums, das gebraucht wird, um die äußere Wand einer Eizelle zu durchbrechen, und einem Spermium erlaubt, in die Eizelle einzudringen.

Akupunktur: das Einstechen von feinen Nadeln in Akupunkturpunkte entlang der Meridiane des Körpers, um Gesundheit und Fertilität zu fördern.

Akupunkturpunkte: spezifische Punkte auf dem Körper, an denen Akupunkturnadeln oder Moxa angewendet werden, um einen Heilungsprozess hervorzurufen.

Amenorrhö: Ausbleiben der menstrualen Periode.

Androgene: werden aus Testosteron, Androstendion und SHBG hergestellt.

Anovulation: das Ausbleiben des Eisprungs (Ovulation).

Anti-Müller-Hormon (AMH): ein Maßstab für Eizellenreserven.

Antioxidans: ein Molekül, das eine Kettenreaktion stoppt und die Bildung von freien Radikalen neutralisiert.

Antioxidative Gesamtkapazität (TAC): wird verwendet, um den Wert von oxidativem Stress im Samen zu messen.

Antralfollikelzahl: ein Maßstab für vorhergehende Follikel (potentielle Eizellen).

Asherman-Syndrom: Gebärmuttervernarbung, die ein Neuwachstum der Gebärmutterschleimhaut verhindert.

Asthenozoospermie: reduzierte Spermienbeweglichkeit.

Azoospermie: keine Spermien in den männlichen Samen.

Basale Körpertemperatur: die Messung Ihrer Körpertemperatur jeden Morgen zur gleichen Zeit, um den Eisprung zu bestimmen.

Blastozyst: ein 5-6 Tage alter befruchteter Embryo. Ein Blastozyst unterscheidet sich von einer Morula, da er sich zu einem hohlen Ball mit innerem Hohlraum geformt hat.

Blut: das Gleiche in westlicher und Chinesischer Medizin.

Blutstasis: Störung des normalen Blutflusses.

Body-Mass-Index (BMI): eine mathematische Gleichung (teilen Sie Ihr Körpergewicht in Kilogramm durch Ihre Körpergröße in Metern zum Quadrat), mit der versucht wird, das Körperfett einer Person zu ermitteln.

CD4+: T-Helferzellen (TH1).

CD56+: ein Marker für natürliche Killerzellen.

CD8+: ein Zelloberflächenprotein, das in T-Lymphozyten vorkommt.

Chinesische Kräuterarzneien: verschiedene Arten von Pflanzen werden für die Herstellung eines therapeutischen Dekokts zusammengemischt, um eine Person zu kurieren.

Chinesische Medizin: ein Medizinsystem, das Beobachtungen der Natur nutzt, um eine gute Gesundheit zu erhalten. Es besteht aus Akupunktur, Kräuterheilkunde, Moxibustion, Schröpftherapie, Gua Sha und Tuina, die angewandt werden, um gesundheitliche Probleme zu verbessern.

Chlamydien: eine sexuell übertragbare Krankheit, die Infektionen im Becken (Beckenentzündung) verursachen kann, die Eileiter beeinträchtigen kann und zu einer Eileiterschwangerschaft, chronischen Schmerzen und Unfruchtbarkeit führen kann.

Clomid: auch als Clomifencitrat bekannt, ist ein Medikament, das verabreicht wird, um den Eisprung auszulösen.

Corpus luteum (Gelbkörper): die Bildung eines zusammengefallenen Follikelsacks, der Progesteron freisetzt.

Cortikotropin-freisetzendes Hormon: beeinträchtigt Werte des Stresshormons Cortison.

D&K: Dilatation und Kürettage, um einen Embryo aus der Gebärmutter zu entfernen.

Dehydroepiandrosteron (DHEA): ein natürlich vorkommendes Steroid, das die Eizellenqualität verbessern kann.

Dermoidzyste: eine kleine Ansammlung von Körpergeweben, wie Haare, Zähne, Blut Knochen, Fett, Augen usw.

Dysmenorrhö: Schmerzen während der menstrualen Blutung.

E2: Östradiol.

Eierstöcke: die weiblichen Fortpflanzungsorgane, die Follikel enthalten.

Eileiter: die Leiter, die die Eierstöcke mit der Gebärmutter verbinden.

ELISA (,Enzyme linked immunosorbent assay'): Enzym-Immunoassay, der benutzt wird, um Antikörper in Verbindung mit bestimmten Infektionen zu testen, z. B. Hepatitis C.

Embryo: befruchtete Eizelle.

Endometriose: wenn die Gebärmutterschleimhaut beginnt, an anderen Stellen, wie etwa Eierstöcken und Eileitern, zu wachsen.

Endometrium/endometrial: die Schleimhaut in der Gebärmutterwand.

Endomyometritis: eine Infektion der Gebärmutter.

Exzessive Hitze: das Gleiche wie, wenn es in der Natur zu heiß ist, wie etwa im Hochsommer, wenn es zu heiß ist und wir uns unwohl, ruhelos und durstig fühlen.

Exzessive Kälte: das Gleiche wie, wenn es in der Natur zu kalt ist, wie etwa während des Winters, wenn Dinge langsamer ablaufen.

Feuchtigkeit: ähnelt Nebel und dem nassen Charakter von Wäldern.

Fibroid: nicht-karzinogener Tumor, der aus Muskeln und fibrösem Gewebe besteht und in verschiedenen Größen in und um die Gebärmutter wächst.

Follikelstimulierendes Hormon (FSH): von der Hypophyse, die die Eierstöcke zur Produktion von Follikeln (Eizellen) stimuliert, freigesetzt.

Freie Radikale: ein ungeladenes Molekül in einer Zelle.

Fünf Elemente: fünf Stadien der materiellen Veränderung: Feuer, Erde, Metall, Wasser und Holz.

Gameten (Keimzellen): männliche und weibliche Fortpflanzungszellen: Spermium und Eizelle.

Gebärmutterschleimhaut: die Schleimhaut in der Gebärmutter.

Gestagene (Progestine): eine Gruppe von Steroidhormonen, die vom Gelbkörper produziert werden. Das Hauptgestagen ist Progesteron.

Glykierungsendprodukte (Advanced Glycation Endproducts (AGE)): stammend aus Zucker; AGE beeinträchtigen die Einnistung, indem sie die Gebärmutterschleimhaut unwirtlich machen.

Gonadotropin-freisetzendes Hormon (Gonadotropin-releasing Hormon (GnRH)): vom Hypothalamus freigesetzt, was zur Freisetzung von FSH und LH in der Hypophyse führt.

Gonorrhö: eine sexuell übertragbare Krankheit, die Infektionen im Becken (Beckenentzündung) verursachen kann, die zu Eileiterschwangerschaften, chronischen Schmerzen und Unfruchtbarkeit führen können.

Hatching (Schlüpfen): Enzyme der Blastozyste schaffen ein Loch in der Gebärmutterwand um die Einnistung zu unterstützen.

HPT: Schwangerschafts(schnell)test.

Humanes Choriongonadotropin (hCG): wird von dem eingenisteten Embryo freigesetzt und bei Schwangerschaftstests benutzt, um eine Schwangerschaft festzustellen.

Hyperprolaktinämie: über der Norm erhöhte Prolaktinwerte.

Hypophyse (Hirnanhangsdrüse): die Drüse, die FSH, LH, Prolaktin und Oxytozin freisetzt.

Hypothalamus: der Bereich im Gehirn, der GnRH freisetzt.

Hysterosalpingographie: eine Röntgenuntersuchung der Gebärmutter und Eileiter einer Frau, die eine spezielle Form von Röntgenstrahlen und ein Kontrastmittel nutzt und als Fluoroskopie bezeichnet wird.

Hysterosalpingo-Sonographie mit Schaum: eine Ultraschalluntersuchung der inneren Organe, bei der ein

Kontrastmittel aus sterilem Wasser und sterilem Gel benutzt wird.

Hysteroskopie: die Untersuchung der Gebärmutter mit einem kleinen Teleskop.

Immuntest: das Testen von Zytokinen und NK-Zellen, um zu bestimmen, ob eine Frau eine hyperaktive Immunantwort hat, die die Einnistung eines Embryo in die Gebärmutterwand verhindern kann.

Infertilität (Unfruchtbarkeit): die Unfähigkeit, nach 12 Monaten ungeschütztem Geschlechtsverkehr schwanger zu werden.

Inhibin: das Hormon, das von einer reifen Eizelle freigesetzt wird und das die Freisetzung von FSH stoppt.

Jing: auch als Essenz bekannt: eine konzentriertere Form von Yin, die in den Nieren sitzt. Bei Männern sind es ihr Samen und bei Frauen ihre Eizellen.

Kretinismus: mentale und körperliche Behinderung auf Grund einer Schilddrüsenunterfunktion, die durch einen Jodmangel bei der schwangeren Mutter verursacht wird.

Laparoskopie: die Untersuchung des Beckens mit einem kleinen Teleskop.

Laparotomie: eine großer Schnitt durch die Bauchwand, um einen Zugang in die Bauchhöhle zu erhalten.

Leber-Qi-Stagnation: die Stagnation von Energie in der Leber.

Leukämiehemmender Faktor (Leukemia inhibitory factor (LIF)): ist wichtig für die Einnistung des Embryos und wird von IL-4-Zytokin produziert. Akupunktur erhöht seine Werte.

Leydig-Zellen: kommen in männlichen Hoden vor und produzieren Testosteron.

Lipide: organische Verbindungen, die aus Fetten und Ölen bestehen.

LUF-Syndrom („luteinisierter unrupturierter Follikel"): wenn die

Eizelle nicht aus dem Follikelsack freigesetzt wird und daraufhin ein Anstieg von LH folgt.

Lutein-Hormon (LH): wird von der Hypophyse freigesetzt und löst den Eisprung aus.

Menorrhagie: starke Blutung zu Beginn eines Menstruationszyklus.

Mittelschmerz: Eisprungschmerz mit Blutung.

Morula: ein 3-4 Tage alter Embryo mit einer identischen Zellenanzahl.

Moxa: auch Moxibustion genannt, ist die Anwendung von Wärmetherapie an spezifischen Akupunkturpunkten.

Nanogramm (ng): eine Mengenangabe, die einem Milliardstel eines Gramms entspricht.

NK-Zellen: natürliche Killerzellen, die einen Teil des Immunsystems bilden.

Ödem: Ansammlung von Flüssigkeiten in Körpergeweben.

Oligomenorrhö: ein sehr unregelmäßiger Zyklus, der alle 35 Tage bis sechs Monate auftritt.

Oligozoospermie: reduzierte Spermienkonzentration.

Oozyte: eine Eizelle, die nicht befruchtet wurde.

Östradiol: am meisten vorkommendes und dominantes Hormon aus der Gruppe der Östrogene.

Östrogene: die Gruppe von Hormonen, die von dem sich entwickelnden Follikel abgesondert wird.

Ovulation (Eisprung): die Freisetzung der Eizelle aus dem Follikelsack.

P4: Progesteron.

Phytoöstrogene: natürlich vorkommende Östrogene aus Pflanzen.

Pikomol (pmol): Stoffmenge, die einem Trillionstel (10^{-12}) eines

Mols entspricht.

Plazenta: ein Organ, welches den sich entwickelnden Fötus mit der Gebärmutterwand verbindet.

Polyzystische Ovarien (PCO): multiple Zysten auf dem Eierstock ohne hohe Testosteron- oder LH-Werte wie bei PCOS.

Polyzystisches Ovarsyndrom (PCOS): multiple Zysten auf dem Eierstock mit erhöhten Testosteron und LH-Werten.

Prämenstruelles Syndrom (PMS): ein Leiden, bei dem sich eine Frau angespannt, gereizt, aggressiv, depressiv und unbeherrscht fühlen kann, bevor ihr Menstruationszyklus beginnt. Auch als prämenstruelle Tension (PMT) bekannt.

Progesteron: das Steroidhormon, das vom Gelbkörper freigesetzt wird, welches die Gebärmutterschleimhaut aufrechterhält.

Prolaktin: Stimuliert Brustentwicklung und Milchfluss.

Qi: Energie Qi entsteht durch Nahrung, Schlaf, Tonika und Qi Gong.

Reaktive Sauerstoffspezies (Reaktive oxygen species (ROS)): ein Nebenprodukt des Sauerstoffstoffwechsels.

Schokoladenzysten: blutgefüllte Zysten.

Sexualhormon-bindendes Globulin (SHBG): ein Trägereiweiß, das sich an Testosteron bindet und es deaktiviert.

Spermium: die männliche Keimzelle.

Taillen-Hüft-Verhältnis: eine genauere Messung des Körperfetts als der BMI: teilen Sie Ihren Taillen- durch Ihren Hüftwert.

Teratozoospermie: reduzierte Spermienmorphologie.

Testosteron: das wichtigste männliche androgene Hormon.

TH1: Interferon-Y (INF), Interleukin (IL)-2 und Tumor-Nekrose-Faktor (TNF)-β, verhindern eine Schwangerschaft, wenn die Werte größer als TH2 sind.

TH2: IL-4, IL-5, IL-6, IL-9, IL-10 und IL-13 Zytokine, schützen eine Schwangerschaft, wenn die Werte größer als TH1 sind.

Toxoplasmose: ein Parasit, der Infertilität verursachen kann.

Tubenverschluss: blockierte Eileiter.

Varikozelen: vergrößerte variköse Venen, die in Körperbereichen wie etwa dem männlichen Hodensack auftreten und männliche Infertilität verursachen können.

Yang: eine Art von Energie, die sich auf das Männliche, die Sonne, Aktivität, Mittag, heiß, Sommer, Spermium usw. bezieht.

Yin: eine Art von Energie, die sich auf das Weibliche, den Mond, Passivität, Mitternacht, kalt, Winter, Eizelle usw. bezieht.

Zika-Virus: verursacht angeborene Geburtsfehler.

Zona pellucida: die äußere Schicht des Embryos.

Zygote: eine neue befruchtete Eizelle.

Zyste: eine sackähnliche Gewebetasche, die Flüssigkeiten, Luft oder andere Substanzen enthält.

Zytokine: Proteine, die vom Immunsystem produziert werden und das Verhalten der Immunzellen beeinträchtigen, die wiederum die Einnistung und Entwicklung des befruchteten Embryos beeinträchtigen können.

Zytomegalievirus (ZMV): ein Herpesvirus, das Geburtsfehler verursachen kann.

Literatur

1.   *Obesity associated advanced glycation end products within the human uterine cavity adversely impact endometrial function and embryo implantation competence.* **Antoniotti, Gabriella , et al.,** s.l. : Human Reproduction, 2018.

2.   *Psychological evaluation and support in a program of in vitro fertilization and embryo transfer.* **Freeman, EW, et al.,** 1, s.l. : Fertility and Sterility, 1985, Fertility & Sterility, Vol. 43, pp. 48-53.

3.   *In vitro fertilization and breast cancer: is there cause for concern?* **Stewart, Louise, et al.,** 2, s.l. : Fertility and Sterility, 2012, Vol. 98.

4.   **Magowan, Brian, Owen, Philip and Thomson, Andrew.** *Clinic Obstretics & Gynaecology.* Edinburgh : Elsevier, 2014.

5.   *Relationship between hair and salivary cortisol and pregnancy in women undergoing IVF.* **Massey, Adam, et al.,** s.l. : Psychoneuroendocrinology, 2016, Vol. 74.

6.   *Influence of Acupuncture on HPA Axis in a Rat Model of Chronic Stress-induced Depression.* **Sun, Dong-wei, Wang, Long and Sun, Zhong-ren.** 4, s.l. : Journal of Acupuncture and Tuina Science, 2007, Vol. 5.

7.   *Role of acupuncture in the treatment of female infertility.* **Chang, Raymond, Chung, Pak and Rosenwaks, Zev .** 6, s.l. : Fertility and Sterility, 2002, Vol. 78.

8.   *Acupuncture normalizes dysfunction of hypothalamic-pituitary-ovarian axis.*
Chen, Bo-Ying. 2, s.l. : Acupuncture & Electro-Therapeutics Research,
1997, Vol. 22.

9.   *Age-specific FSH levels as a tool for appropriate patient counselling in assisted
reproduction.* **Weghofer, Andrea , et al.,** 9, s.l. : Human Reproduction, 2005,
Vol. 20.

10. *Age-Specific Levels for Basal Follicle Stimulating Hormone Assessment of Ovarian
Function.* **Barad, David, Weghofer, Andrea and Gleicher, Norbert.** 6, s.l. :
Obstetrics & Gynecology, 2007, Vol. 109.

11. *Gestational stress, placental norepinephrine transporter and offspring fertility.*
Piquer, Beatriz , Fonseca, Jose and Lara , Hernán. 2, s.l. : Reproduction,
2017, Vol. 153.

12. *Rotating Shift Work and Menstrual Cycle Characteristics.* **Lawson, Christina, et
al.,** 2011, Epidemiology, pp. 305-312.

13. **Beckmann, Charles, et al.,** *Obstretics and Gynecology.* Philadelphia : Wolters
Kluwer, 2010.

14. *Evidence for GnRH Regulation by Leptin: Leptin Administration Prevents
Reduced Pulsatile LH Secretion during Fasting.* **Nagatan, Shoji, et al.,** s.l. :
Neuroendocrinology, 1998, Vol. 67.

15. *Microbial Reconstitution Reverses Maternal Diet-Induced Social and Synaptic
Deficits in Offspring.* **Buffington, S A, et al.,** 7, s.l. : Cell, 2016, Vol. 165.

16. *The Fat-Induced Satiety Factor Oleoylethanolamide Suppresses Feeding through
Central Release of Oxytocin.* **Gaetani, Silvana, et al.,** 24, s.l. : The Journal of
Neuroscience, 2010, Vol. 30.

17. *Peripheral oxytocin treatment ameliorates obesity by reducing food intake and
visceral fat mass.* **Maejima, Yuko and Iwasaki, Yusaku .** 12, s.l. : Aging, 2011,
Vol. 3.

18. *The antinociceptive effect of non-noxious sensory stimulation is mediated partly
through oxytocinergic mechanisms.* **Uvnäs-Moberg, K, et al.,** 2, s.l. : Acta
Physiol Scand, 1993, Vol. 149.

19. *Stress and outcome success in IVF: the role of self-reports and endocrine variables.* **Smeenk, J, et al.,** 4, s.l. : Human Reproduction, 2005, Vol. 20.

20. *Ferrous Sulfate Reduces Thyroxine Efficacy in Patients with Hypothyroidism.* **Campbell, Norman, et al.,** 12, s.l. : Ann Intern Med, 1992, Vol. 117.

21. *Effect of Calcium Carbonate on the Absorption of Levothyroxine.* **Singh, Nalini , Singh, Pramil and Hershman, Jerome.** 21, s.l. : JAMA, 2000, Vol. 283.

22. *Testing and interpreting measures of ovarian reserve: a committee opinion.* **Practice Committee of the American Society for Reproductive Medicine.** 3, s.l. : Fertility and Sterility, 2015, Vol. 103.

23. *Anti-Müllerian hormone exhibits a great variation in infertile women with different ovarian reserve patterns.* **Gorkem, Umit , et al.,** s.l. : Aust N Z J Obstet Gynaecol, 2017.

24. *Age-specific serum anti-Müllerian hormone values for 17,120 women presenting to fertility centers within the United States.* **Seifer, David, Baker, Valerie and Leader, Benjamin.** 2, s.l. : Fertility and Sterility, 2011, Vol. 95.

25. *Antimüllerian hormone in relation to tobacco and marijuana use and sources of indoor heating/cooking.* **White, Alexandra, et al.,** 3, s.l. : Fertility and Sterility, 2016, Vol. 106.

26. *Serum anti-Müllerian hormone and ovarian morphology assessed by magnetic resonance imaging in response to acupuncture and exercise in women with polycystic ovary syndrome: secondary analyses of a randomized controlled trial.* **Leonhardt, H, et al.,** 3, s.l. : Acta Obstet Gynecol Scand, 2015, Vol. 94.

27. *Efficacy of electroacupuncture in regulating the imbalance of AMH and FSH to improve follicle development and hyperandrogenism in PCOS rats.* **Shi, Yin, et al.,** s.l. : Biomedicine & Pharmacotherapy, 2019, Vol. 113.

28. *T-cell subsets (Th1 versus Th2).* **Romagnani, Sergio .** 1, s.l. : Ann Allergy Asthma Immunol, 2000, Vol. 85.

29. *The immune response during the luteal phase of the ovarian cycle: a Th2-type response?* **Faas, Marijke, et al.,** 5, s.l. : Fertility and Sterility, 2000, Vol. 74.

30. **Martini, Frederic.** *Fundamentals of Anatomy and Physiology.* Fourth. Upper

Saddle River : Prentice Hall Inc, 1998.

31. *Addition of dehydroepiandrosterone (DHEA) for poor-responder patients before and during IVF treatment improves the pregnancy rate: a randomized prospective study.* **Wiser, A, et al.,** s.l. : Human Reproduction, 2010.

32. *The use of coenzyme Q10 and DHEA during COH and IVF cycles in patients with decreased ovarian reserve (DOR).* **Gat, I, et al.,** 3, s.l. : Fertility and Sterility, 2015, Vol. 104.

33. *Update on the use of dehydroepiandrosterone supplementation among women with diminished ovarian function.* **Barad , David , Brill, Hyama and Gleicher, Norbert.** s.l. : J Assist Reprod Genet, 2007, Vol. 24.

34. *Effect of dehydroepiandrosterone on oocyte and embryo yields, embryo grade and cell number in IVF.* **Barad, David and Gleicher, Norbert.** 11, s.l. : Human Reproduction, 2006, Vol. 21.

35. *Control of GnRH neuronal activity by metabolic factors: the role of leptin and insulin.* **Gamba, Marcella and Pralong, Francois.** s.l. : Molecular and Cellular Endocrinology, 2006.

36. **Balen, Adam.** *Infertility in Practice.* Fourth Edition. Boca Raton : CRC Press, 2014.

37. *Low-Frequency Electro-Acupuncture and Physical Exercise Improve Metabolic Disturbances and Modulate Gene Expression in Adipose Tissue in Rats with Dihydrotestosterone-Induced Polycystic Ovary Syndrome.* **Mannerås, Louise, et al.,** 7, s.l. : Endocrinology, 2008, Vol. 149.

38. *Artificial Sweetener Use and One-Year Weight Change among Women.* **Stellman, Steven and Lawrence, Garfinkel.** s.l. : Preventive Medicine, 1986, Vol. 15.

39. **Tortora, Gerard and Derrickson, Bryan.** *Principles of Anatomy and Physiology.* Hoboken : John Wiley & Sons, 2014.

40. *Human female meiosis: what makes a good egg go bad?* **Hunt, P and Hassold, T.** 2, s.l. : Trends Genet, 2008, Vol. 24.

41. *Evidence for decreasing quality of semen during past 50 years.* **Carlsen, E, et al.,** s.l. : BMJ, 1992, Vol. 305.

42. **Kleeman, Julie and Yu, Harry.** *Oxford Chinese Dictionary.* Oxford : Oxford University Press, 2010.

43. **Maciocia, Giovanni.** *Obstetrics and Gynecology.* Edinburgh : Churchill Livingstone, 2011.

44. *Auricular acupuncture in the treatment of female infertility.* **Gerhard, I and Postneek, F.** s.l. : Gynecol. Endocrinol, 1992, Vol. 6.

45. *Energy intakes are higher during the luteal phase of ovulatory menstrual cycles.* **Barr, S, Janelle, K and Prior, J.** 1, s.l. : The American Journal of Clinical Nutrition, 1995, Vol. 61.

46. *'My fertility app made me too stressed to conceive'.* **Bearne, Suzanne .** s.l. : BBC, 6 April 2017.

47. **WHO.** *WHO laboratory manual for the examination and processing of human semen - Fifth edition.* Geneva : WHO, 2010.

48. *Temporal trends in sperm count: a systematic review and meta-regression analysis.* **Levine, H, et al.,** 6, s.l. : Hum Reprod Update, 2017, Vol. 23.

49. *Annual Patterns of Human Sperm Production and Semen Quality.* **Mortimer, D, et al.,** 1, s.l. : Archives of Andrology, 1983, Vol. 10.

50. *Clinical study on combined acupuncture with chinese medicine for infertility due to hydrosalpinx.* **Mi, Xiao-ying and Lin, Hong-bo.** 2, s.l. : Journal of Acupuncture and Tuina Science, 2012, Vol. 10.

51. *Effects of transcutaneous electrical acupoint stimulation on ovarian reserve of patients with diminished ovarian reserve in in vitro fertilization and embryo transfer cycles.* **Zheng, Y, et al.,** 12, s.l. : J Obstet Gynaecol Res, 2015, Vol. 41.

52. *Occupational factors and markers of ovarian reserve and response among women at a fertility centre.* **Mínguez-Alarcón, Lidia , et al.,** s.l. : BMJ, 2017, BMJ, pp. 1-6.

53. *Work schedule and physical factors in relation to fecundity in nurses.* **Gaskins, Audrey, et al.,** 2015, BMJ, pp. 1-7.

54. *Work schedule and physically demanding work in relation to menstrual function: the Nurses' Health Study 3.* **Lawson, C, et al.,** 2015, Scand J Work Environ

Health, pp. 194-203.

55. *Thromboprophylaxis improves the live birth rate in women with consecutive recurrent miscarriages and hereditary thrombophilia.* **Carp, H, Dolitzky, M and Inbal, A.** s.l. : Journal of Thrombosis and Haemostasis, 2003, Vol. 1.

56. *Interferon lambda protects the female reproductive tract against Zika virus infection.* **Caine, Elizabeth, et al.,** s.l. : Nature Communications, 2019, Vol. 10.

57. **Centres for Disease Control and Prevention.** *Zika Basics and How To Protect Yourself.* s.l. : U.S. Department of Health and Human Services, 2018.

58. **Centers for Disease Control and Prevention.** *Counseling Travelers on Zika Virus Risks.* Washington : U.S. Department of Health & Human Services, 2019.

59. *Genetic Considerations in Recurrent Pregnancy Loss.* **Hyde, Kassie and Schust, Danny.** 3, s.l. : Cold Spring Harb Perspect Med, 2015, Vol. 5.

60. *Prevalence of chromosomal abnormalities in couples with recurrent miscarriage.* **Elghezal, Hatem , et al.,** 3, s.l. : Fertility and Sterility, 2007, Vol. 88.

61. *Why natural killer cells are not enough: a further understanding of killer immunoglobulin-like receptor and human leukocyte antigen.* **Alecsandru, D and García-Velasco, J.** 6, s.l. : Fertility and Sterility, 2017, Vol. 107.

62. *Acupuncture on the Endometrial Morphology, the Serum Estradiol and Progesterone Levels, and the Expression of Endometrial Leukaemia-inhibitor Factor and Osteopontin in Rats.* **Fu, Houju, et al.,** s.l. : Evidence-Based Complementary and Alternative Medicine, 2011.

63. *Psychological Stress and the Human Immune System: A Meta-Analytic Study of 30 Years of Inquiry.* **Segerstrom , Suzanne and Miller, Gregory.** 4, s.l. : Psychological Bulletin, 2004, Vol. 130.

64. *Acupuncture and immune modulation.* **Kim, S and Bae, H.** s.l. : Autonomic Neuroscience, 2010, Vol. 157.

65. *Observation of a Flowing Duct in the Abdominal Wal lby Using Nano particles.* **Jang, H, et al.,** 3, s.l. : PLoS ONE, 2016, Vol. 11.

66.   *The association between smoking and female infertility as influenced by cause of the infertility.* **Phipps, W, et al.,** 3, s.l. : Fertility and Sterility, 1987, Vol. 48.

67.   *Smoking and reproduction.* **Stillman, R, Rosenberg, M and Sachs, B.** 4, s.l. : Fertility and Sterility, 1986, Vol. 46.

68.   *Smoking Reduces Fecundity: A European Multicenter Study on Infertility and Subfecundity.* **Bolumar, F, Olsen, J and Boldsen, J.** 6, s.l. : American Journal of Epidemiology, 1996, Vol. 143.

69.   *Prevention of chronic alcohol and nicotine-induced azospermia, sterility and decreased libido, by a novel tri-substituted benzoflavone moiety from Passiflora incarnata Linneaus in healthy male rats.* **Dhawan, Kamaldeep and Sharma, Anupam** . s.l. : Life Sciences, 2002, Vol. 71.

70.   *The Insults of Illicit Drug Use on Male Fertility.* **Fronczak, C, Kim, E and Barqawi, A.** 4, s.l. : Journal of Andrology, 2012, Vol. 33.

71.   *Chronic exposure to MDMA (ecstasy) increases DNA damage in sperm and alters testes histopathology in male rats.* **Barenys, M, et al.,** 1, s.l. : Toxicol Lett, 2000, Vol. 191.

72.   *MDMA (ecstasy) delays pubertal development and alters sperm quality after developmental exposure in the rat.* **Barenys, M, et al.,** 2, s.l. : Toxicol Lett, 2010, Vol. 197.

73.   *Exposure to cannabis alters the genetic profile of sperm.* **Murphy, Susan, et al.,** s.l. : Epigenetics, 2018.

74.   *Environmental estrogen-like endocrine disrupting chemicals and breast cancer.* **Morgan, Marisa , et al.,** s.l. : Molecular and Cellular Endocrinology, 2017, Vol. 457.

75.   *The effects of environmental hormones on reproduction.* **Danzo, B.** s.l. : CMLS, Cell. Mol. Life Sci, 1998, Vol. 54.

76.   *Human infertility: are endocrine disruptors to blame?* **Marques-Pinto, A and Carvalho, D.** 3, s.l. : Endocr Connect, 2013, Vol. 2.

77.   **Agency for Toxic Substances and Disease Registry (ATSDR).** *Toxicological Profile for DDT, DDE, DDD.* Atlanta : U.S. Department of Health and

Human Services, Public Health Service, 2002.

78. *Science linking environmental contaminant exposures with fertility and reproductive health impacts in the adult female.* **Mendola, Pauline , Messer, Lynne and Rappazzo, Kristen .** 2, s.l. : Fertility and Sterility, 2008, Vol. 89.

79. *Occurrence of pharmaceuticals and hormones in drinking water treated from surface waters.* **Vulliet, Emmanuelle , Cren-Olivé, Cécile and Grenier-Loustalot, Marie-Florence .** 1, s.l. : Environ Chem Lett, 2011, Vol. 9.

80. *Miscarriages associated with drinking water disinfection byproducts, study says.* **Betts, Kellyn.** s.l. : Environmental Science & Technology, 1998.

81. *Time To Pregnancy In Relation To Total Trihalomethane Levels In Tap Water.* **Mendola, P, et al.,** Vancouver : Presented at 14th Annual Meeting of International Society for Environmental Epidemiology, 2002.

82. *Environmental oestrogens, cosmetics and breast cancer.* **Darbre, P D.** 1, s.l. : Best Practice & Research Clinical Endocrinology & Metabolism, 2006, Vol. 20.

83. *Urinary and air phthalate concentrations and self-reported use of personal care products among minority pregnant women in New York city.* **Just, A, et al.,** s.l. : Journal of Exposure Science and Environmental Epidemiology, 2010, Vol. 20.

84. *Phthalate exposure among pregnant women in Jerusalem, Israel: results of a pilot study.* **Berman, T, et al.,** s.l. : Environment International, 2009, Vol. 35.

85. *Determination of bisphenol A concentrations in human biological fluids reveals significant early prenatal exposure.* **Ikezuki, Yumiko , et al.,** 11, s.l. : Human Reproduction, 2002, Vol. 17.

86. *Hormones and testis development and the possible adverse effects of environmental chemicals.* **Sharpe, Richard.** s.l. : Toxicology Letters, 2001, Vol. 120.

87. *Role of environmental estrogens in the deterioration of male factor fertility.* **Rozati, Roya , et al.,** 6, s.l. : Fertility and Sterility, 2002, Vol. 78.

88. *Urinary paracetamol and time-to-pregnancy.* **Smarr, Melissa, et al.,** s.l. : Human Reproduction, 2016.

89. *Intrauterine Exposure to Paracetamol and Aniline Impairs Female Reproductive*

Development by Reducing Follicle Reserves and Fertility. **Holm, Jacob, et al.,** 1, s.l. : Toxicological Sciences, 2016, Vol. 150.

90. *Paracetamol, aspirin and indomethacin display endocrine disrupting properties in the adult human testis in vitro.* **Albert, O, et al.,** 7, s.l. : Human Reproduction, 2013, Vol. 28.

91. *Paracetamol-associated luteinized unruptured follicle syndrome: effect on intrafollicular blood flow.* **Bourne, T, et al.,** s.l. : Ultrasound in Obstetrics and Gynecology, 1991.

92. *Polybrominated Diphenyl Ethers in Human Serum and Sperm Quality.* **Akutsu, K, et al.,** s.l. : Bull Environ Contam Toxicol, 2008, Vol. 80.

93. *House Dust Concentrations of Organophosphate Flame Retardants in Relation to Hormone Levels and Semen Quality Parameters.* **Meeker, John and Stapleton, Heather.** 3, s.l. : Environmental Health Perspectives, 2010, Vol. 118.

94. *In utero reproductive study in rats exposed to nonylphenol.* **Hossaini, Alireza , et al.,** s.l. : Reproductive Toxicology, 2001, Vol. 15.

95. *Emerging endocrine disrupters: perfluoroalkylated substances.* **Jensen, Allan and Leffers, Henrik .** s.l. : International Journal of Andrology, 2008, Vol. 31.

96. *Do Perfluoroalkyl Compounds Impair Human Semen Quality?* **Joensen, Ulla, et al.,** 6, s.l. : Environ Health Perspect, 2009, Vol. 117.

97. **National Collaborating Centre for Environmental Health.** *Potential human health effects of perfluorinated chemicals (PFCs).* British Columbia : British Columbia Centre for Disease Control, 2010.

98. *Is There a Critical Period for the Developmental Neurotoxicity of Low-Level Tobacco Smoke Exposure?* **Slotkin, Theodore, et al.,** s.l. : ToxSci Advance Access, 2016.

99. **BBC.** *Women's fertility delayed by pill.* London : BBC, 2004.

100. *Environmental chemical exposures and autism spectrum disorders: a review of the epidemiological evidence.* **Kalkbrenner, A, Schmidt, R and Penlesky, A.** 10, s.l. : Curr Probl Pediatr Adolesc Health Care, 2014, Vol. 44.

101. *Leptin and Pubertal Development.* **Mann, David and Plant, Tony.** 2, s.l. :

Seminars in Reproductive Medicine, 2002, Vol. 20.

102. *Leptin and reproduction: a review.* **Moschos, Stergios , Chan, Jean and Mantzoros, Christos.** 3, s.l. : Fertility and Sterility, 2002, Vol. 77.

103. *Leptin in Reproduction.* **Caprio, Massimiliano , et al.,** 2, s.l. : Trends in Endocrinology & Metabolism, 2001, Vol. 12.

104. *The Distribution and Mechanism of Action of Ghrelin in the CNS Demonstrates a Novel Hypothalamic Circuit Regulating Energy Homeostasis.* **Cowley, Michael, et al.,** s.l. : Neuron, 2003, Vol. 37.

105. *Iron-Deficiency Anemia.* **Camaschella, Clara .** s.l. : The New England Journal of Medicine, 2015, Vol. 372.

106. *Weight loss results in significant improvement in pregnancy and ovulation rates in anovulatory obese women.* **Clark, A, et al.,** 10, s.l. : Human Reproduction, 1995, Vol. 10.

107. *Physical activity is negatively associated with antral follicle count.* **Bedrick, Bronwyn, et al.,** 3, s.l. : Fertility and Sterility, 2017, Vol. 107.

108. *International Committee for Monitoring Assisted Reproductive Technologies world report: Assisted Reproductive Technology 2008, 2009 and 2010.* **Dyer, S, et al.,** 2016, Human Reproduction.

109. *Air pollution combustion emissions: Characterization of causative agents and mechanisms associated with cancer, reproductive, and cardiovascular effects.* **Lewtas, Joellen .** 1-3, s.l. : Mutation Research/Reviews in Mutation Research, 2007, Vol. 636.

110. *The melatonin rhythm: both a clock and a calendar.* **Reiter, R.** 8, s.l. : Experientia, 1993, Vol. 49.

111. *Reactive oxygen species and oocyte aging: Role of superoxide, hydrogen peroxide, and hypochlorous acid.* **Goud, Anuradha, et al.,** 7, s.l. : Free Radical Biology and Medicine, 2008, Vol. 44.

112. *Antioxidant intake is associated with semen quality in healthy men.* **Eskenazi, B, et al.,** 4, s.l. : Human Reproduction, 2005, Vol. 20.

113. *Melatonin levels in follicular fluid as markers for IVF outcomes and predicting*

ovarian reserve. **Tong, Jing , et al.,** 4, s.l. : Reproduction, 2017, Vol. 153.

114. *Revealing acupuncture meridian-like system by reactive oxygen species visualization.* **Guo, Jingke, et al.,** 6, s.l. : Bioscience Hypotheses, 2009, Vol. 2.

115. *Bonghan Circulatory System as an Extension of Acupuncture Meridians.* **Soh, Kwang-Sup .** 2, s.l. : J Acupunct Meridian Stud, 2009, Vol. 2.

116. *Influence of Shift Work on Early Reproductive Outcomes.* **Stocker, Linden, et al.,** 1, s.l. : Obstetrics & Gynecology, 2014, Vol. 124.

117. **Rochat De La Vallee, Elisabeth.** *A Study of Qi.* London : Monkey Press, 2013.

118. **Zhen, Li Shi.** *Pulse Diagnosis.* Brookline : Paradigm Pblications, 1985.

119. *Iron deficiency: new insights into diagnosis and treatment.* **Camaschella, Clara .** 13, s.l. : Hematology, 2015, Vol. 8.

120. *Risk-Based Questionnaires Fail to Detect Adolescent Iron Deficiency and Anemia.* **Sekhar, D, et al.,** s.l. : J Pediatr, 2017, Vol. 187.

121. **Cawley, Laurence .** *Fertility towns: Is there ever 'something in the water'?* London : BBC News, 2015.

122. **Maciocia, Giovanni.** *The Foundations of Chinee Medicine.* Edinburgh : Churchill Livingstone, 2005.

123. *Interactions between the Hypothalamic-Pituitary-Adrenal Axis and the Female Reproductive System: Clinical Implications.* **Chrousos, George, Torpy, David and Gold, Philip.** 3, s.l. : Annals of Internal Medicine, 1998, Vol. 129.

124. *Maternal sympathetic stress impairs follicular development and puberty of the offspring.* **Barra, R, et al.,** 2, s.l. : Reproduction, 2014, Vol. 148.

125. *Efficacy of Traditional Chinese Herbal Medicine in the management of female infertility: a systematic review.* **Ried, K and Stuart, K.** 6, s.l. : Complement Ther Med, 2011, Vol. 19.

126. *Occupational factors and markers of ovarian reserve and response among women at a fertility centre.* **Mínguez-Alarcón, Lidia , et al.,** s.l. : Occup Environ Med, 2017.

127. *The more, the better? the impact of sleep on IVF outcomes.* **Park, I, et al.,** 3, s.l. : Fertility and Sterility, 2013, Vol. 100.

128. *Is Sedentary Lifestyle Associated With Testicular Function? ACross-Sectional Study of 1,210 Men.* **Priskorn, Lærke, et al.,** 2016, American Journal of Epidemiology, pp. 284-294.

129. *Auricular Acupuncture in the Treatment of Cocaine/Crack Abuse: A Review of the Efficacy, the Use of the National Acupuncture Detoxification Association Protocol, and the Selection of Sham Points.* **D'Alberto, Attilio.** 6, s.l. : The Journal of Alternative and Complementary Medicine, 2004, Vol. 10.

130. *Understanding Cocaine Addiction According to Chinese Medicine Theory.* **D'Alberto, Attilio.** 1, s.l. : EJOM, 2015, Vol. 8.

131. *Changes in Serum Leptin and Beta Endorphin Levels with Weight Loss by Electroacupuncture and Diet Restriction in Obesity Treatment.* **Cabıoğlu , Mehmet Tuğrul and Ergene , Neyhan .** 1, s.l. : The American Journal of Chinese Medicine, 2006, Vol. 34.

132. *Copper regulates cyclic-AMP-dependent lipolysis.* **Krishnamoorthy, Lakshmi , et al.,** s.l. : Nature Chemical Biology, 2016, Vol. 12.

133. *The Histochemistry of Complex Carbohydrates in the Ovarian Follicles of Adult Mice.* **Tadano, Y and Yamada, K.** s.l. : Histochemistry, 1978, Vol. 57.

134. *Human FSH isoforms: carbohydrate complexity as determinant of in-vitro bioactivity.* **Creus, Silvina , et al.,** s.l. : Molecular and Cellular Endocrinology, 2001, Vol. 174.

135. *Acupuncture for Chronic Pain: Update of an Individual Patient Data Meta-Analysis.* **Vickers, Andrew, et al.,** 5, s.l. : The Journal of Pain, 2017, Vol. 19.

136. *Reduction of the incidence of sperm DNA fragmentation by oral antioxidant treatment.* **Greco, E, et al.,** 3, s.l. : J Androl, 2005, Vol. 26.

137. *Effects of folic acid and zinc sulfate on male factor subfertility: a double-blind, randomized, placebo-controlled trial.* **Wong, Wai Yee, et al.,** 3, s.l. : Fertility and Sterility, 2002, Vol. 77.

138. *Effects of Parenteral Lipid Emulsions With Different Fatty Acid Composition on*

Immune Cell Functions In Vitro. **Granato, D.** 2000, Journal of Parenteral and Enteral Nutritio, pp. 113-8.

139. *The Effect of Acupuncture on Psychosocial Outcomes for Women Experiencing Infertility: A Pilot Randomized Controlled Trial.* **Smith, Caroline, et al.,** 10, s.l. : J Altern Complement Med, 2011, Vol. 17.

140. *Parental olfactory experience influences behavior and neural structure in subsequent generations.* **Dias, Brian and Ressler, Kerry.** 1, s.l. : Nature Neuroscience, 2014, Vol. 17.

141. *Coping and the ineffectiveness of coping influence the outcome of in vitro fertilization through stress responses.* **Demyttenaere, K, et al.,** 6, s.l. : Psychoneuroendocrinology, 1992, Vol. 17.

142. *Relationship between hair and salivary cortisol and pregnancy in women undergoing IVF.* **Massey, A, et al.,** s.l. : Psychoneuroendocrinology, 2016, Vol. 74.

143. *Psychological interactions with infertility among women.* **Cwikel, J, Gidron, Y and Sheiner, E.** s.l. : European Journal of Obstetrics & Gynecology and Reproductive Biology, 2004, Vol. 117.

144. *Preconception stress increases the risk of infertility: results from a couple-based prospective cohort study—the LIFE study.* **Lynch, C, et al.,** 5, s.l. : Human Reproduction, 2014, Vol. 29.

145. *Immunological changes and stress are associated with different implantation rates in patients undergoing in vitro fertilization–embryo transfer.* **Gallinelli, Andrea, et al.,** 1, s.l. : Fertility and Sterility, 2001, Vol. 76.

146. *Changes in serum cortisol and prolactin associated with acupuncture during controlled ovarian hyperstimulation in women undergoing in vitro fertilization-embryo transfer treatment.* **Magarelli, P, Cridennda, D and Cohen, M.** 6, s.l. : Fertility and Sterility, 2009, Vol. 92.

147. *Coping style and depress!on level influence outcome in in vitro fertilization.* **Demyttenaere, Koen , et al.,** 6, s.l. : Fertility and Sterility, 1998, Vol. 69.

148. *Consumer product exposures associated with urinary phthalate levels in pregnant women.* **Buckley, Jessie, et al.,** s.l. : Journal of Exposure Science and

Environmental Epidemiology, 2012, Vol. 22.

149. **WHO.** *Ambient air pollution: A global assessment of exposure and burden of disease.* Geneva : World Health Organisation, 2016.

150. *The biological effects of carbon monoxide on the pregnant woman, fetus, and newborn infant* . **Longo, Lawrence.** 1977, American Journal of Obstetrics and Gynecology, pp. 69-103.

151. *B vitamins attenuate the epigenetic effects of ambient fine particles in a pilot human intervention trial.* **Zhong, Jia, et al.,** 2017, Proceedings of the National Academy of Sciences, pp. 3503-3508.

152. *Placental Mitochondrial DNA Content and Particulate Air Pollution during in Utero Life.* **Janssen, Bram, et al.,** 2012, Environmental Health Perspectives, pp. 1346-1352.

153. *Chronic exposure to fine particulate matter emitted by traffic affects reproductive and fetal outcomes in mice.* **Veras, Mariana, et al.,** 5, s.l. : Environmental Research, 2009, Vol. 109.

154. *Cadmium toxicity: a possible cause of male infertility in Nigeria.* **Akinloye, Oluyemi, et al.,** s.l. : Society for Biology of Reproduction, 2006, Reproductive Biology, pp. 17-30.

155. *Cadmium Determination in Mexican-Produced Tobacco.* **Saldivar De R, Liliana, et al.,** 1991, Environmental Research, Vol. 55, pp. 91-96.

156. *Cadmium: Toxic effects on the reproductive system and the embryo.* **Thompson, Jennifer and Bannigan, John.** 2008, Reproductive Toxicology, pp. 304-315.

157. *Exposure to Lead and Male Fertility.* **Sallmen, Markku.** 3, s.l. : International Journal of Occupational Medicine and Environmental Health, 2001, Vol. 14.

158. *Impact of heavy metals on the female reproductive system.* **Rzymski, Piotr , et al.,** 2, s.l. : Annals of Agricultural and Environmental Medicine, 2015, Vol. 22.

159. *Hong Kong male subfertility links to mercury in human hair and fish.* **Dickman, M, Leung, C and Leong, M.** s.l. : The Science of the Total Environment, 1998, Vol. 214.

160. *Hong Kong male subfertility links to mercury in human hair and fish* **Dickman,**

M, Leung, C and Leong, M. 1998, The Science of the Total Environment , pp. 165-174.

161. *Low dose mercury toxicity and human health.* **Zahir, Farhana, et al.,** 2, s.l. : Environmental Toxicology and Pharmacology, 2005, Vol. 20.

162. *Effect of cell phone usage on semen analysis in men attending infertility clinic: an observational study.* **Agarwal, Ashok , et al.,** 2008, Fertility and Sterility, pp. 124–128.

163. *Effects of radiofrequency electromagnetic waves (RF-EMW) from cellular phones on human ejaculated semen: an in vitro pilot study.* **Agarwal, Ashok , et al.,** 2009, Fertility and Sterility, pp. 1318–1325.

164. *Alterations in TSH and Thyroid Hormones following Mobile Phone Use.* **Mortavazi, Seyed , et al.,** 4, s.l. : Oman Med J, 2009, Vol. 24.

165. *Use of laptop computers connected to internet through Wi-Fi decreases human sperm motility and increases sperm DNA fragmentation.* **Avendaño, Conrado , et al.,** 2012, Fertility and Sterility, pp. 39–45.

166. *Study on Microwave Absorbing of Tourmaline and Dravite/ZnO Complex Powders.* **Zhang, Xiaohui and Ma, Hongwen.** s.l. : Advanced Materials Research Vols, 2014.

167. *Paracetamol, Aspirin, and Indomethacin Induce Endocrine Disturbances in the Human Fetal Testis Capable of Interfering With Testicular Descent.* **Mazaud-Guittot, Séverine , et al.,** s.l. : J Clin Endocrinol Metab, 2013, Vol. 98.

168. *Prostaglandin E2 involvement in mammalian female fertility: ovulation, fertilization, embryo development and early implantation.* **Niringiyumukiza, Jean, Cai, Hongcai and Xiang, Wenpei .** 43, s.l. : Reproductive Biology and Endocrinology, 2018, Vol. 16.

169. *Effects of Some Non Steroidal Anti-Inflammatory Drugs on Ovulation in Women with Mild Musculoskeletal Pain.* **Salman, S, Sherif , B and Al-Zohyri, A.** s.l. : Annals of the Rheumatic Diseases, 2015, Vol. 74.

170. *Nonsteroidal Anti-Inflammatory Drugs Alter Body Temperature and Suppress Melatonin in Humans.* **Murphy, P, Myers, B and Badia, P.** 1, s.l. : Physiology & Behavior, 1996, Vol. 59.

171. *Non-pharmacological treatments for pain relief: TENS and acupuncture.*
Coutaux, Anne . 6, s.l. : Joint Bone Spine, 2017, Vol. 84.

172. *Maternal Use of Selective Serotonin Reuptake Inhibitors and Risk of Congenital Malformations.* **Wogelius, Pia , et al.,** 2006, Epidemiology, pp. 701-4.

173. *Antidepressant Use During Pregnancy and the Risk of Autism Spectrum Disorder in Children.* **Boukhris, Takoua, et al.,** 2015, JAMA Pediatrics, pp. E1-8.

174. *Antidepressant use during pregnancy and the risk of major congenital malformations in a cohort of depressed pregnant women: an updated analysis of the Quebec Pregnancy Cohort.* **Bérard, Anick , Zhao, Jin-Ping and Sheehy, Odile .** 2017, BMJ, pp. 1-13.

175. *Association of Selective Serotonin Reuptake Inhibitor Exposure During Pregnancy With Speech, Scholastic, and Motor Disorders in Offspring.* **Brown, Alan, et al.,** 2016, JAMA Psychiatry, pp. E1-8.

176. *Are Selective Serotonin Reuptake Inhibitors Cardiac Teratogens? Echocardiographic Screening of Newborns with Persistent Heart Murmur.* **Merlob, Paul , et al.,** 2009, Birth Defects Research, pp. 837– 841.

177. *First Trimester Exposure to Paroxetine and Risk of Cardiac Malformations in Infants: The Importance of Dosage.* **Bérard, Anick, et al.,** 2007, Birth Defects Research, pp. 18-27.

178. *First-Trimester Use of Paroxetine and Congenital Heart Defects: A Population-Based Case-Control Study.* **Bakker, Marian, et al.,** 2010, Birth Defects Research, pp. 94-100.

179. *Major Congenital Malformations Following Prenatal Exposure to Serotonin Reuptake Inhibitors and Benzodiazepines Using Population-Based Health Data.* **Oberlander, Tim, et al.,** 2008, Birth Defects Research, pp. 68-76.

180. *Paroxetine and Congenital Malformations: Meta-Analysis and Consideration of Potential Confounding Factors.* **Bar-Oz, Benjamin , et al.,** 2007, Clinical Therapeutics, pp. 918-926.

181. *Selective Serotonin Reuptake Inhibitor (SSRI) Antidepressants in Pregnancy and Congenital Anomalies: Analysis of Linked Databases in Wales, Norway and Funen, Denmark.* **Jordan, Sue , et al.,** 2016, Plos One, pp. 1-26.

182. *Selective serotonin reuptake inhibitors and adverse pregnancy outcomes.* **Wen, Shi Wu, et al.,** 2006, American Journal of Obstetrics and Gynecology, pp. 961-966.

183. *Effect of Acupressure, Acupuncture and Moxibustion in Women With Pregnancy-Related Anxiety and Previous Depression: A Preliminary Study.* **Suzuki, Shunji and Tobe, Chiharu .** 6, s.l. : J Clin Med Res, 2017, Vol. 9.

184. *Malformation risks of antiepileptic drugs in pregnancy: a prospective study from the UK Epilepsy and Pregnancy Register.* **Morrow, J, et al.,** s.l. : J Neurol Neurosurg Psychiatry, 2006, Vol. 77.

185. *Treatment for epilepsy in pregnancy: neurodevelopmental outcomes in the child (Review).* **Bromley, R, et al.,** 10, s.l. : The Cochrane Library, 2014.

186. *Exposition in utero à l'acide valproïque et aux autres traitements de l'épilepsie et des troubles bipolaires et risque de malformations congénitales majeures (MCM) en France.* **Raguideau, F, et al.,** 2017, Synthèse.

187. *Prenatal Valproate Exposure and Risk of Autism Spectrum Disorders and Childhood Autism.* **Christensen, Jakob , et al.,** 16, s.l. : JAMA, 2013, Vol. 309.

188. **Pitchford, Paul.** *Healing with Whole Foods.* Third. Berkeley : North Atlantic Books, 2002.

189. *Lifestyle factors and reproductive health: taking control of your fertility.* **Sharma, Rakesh , et al.,** 66, s.l. : Reprod Biol Endocrinol, 2013, Vol. 11.

190. *Caffeinated Beverages And Decreased Fertility.* **Wilcox, Allen, Weinberg, Clarice and Baird, Donna .** s.l. : The Lancet, 1988, Vol. 332.

191. **Mindell, Earl and Mundis, Hester.** *Eael Mindell's New Vitamin Bible.* New York : Hachette Book Group, 2011.

192. *Association of vitamin D intake and serum levels with fertility: results from the Lifestyle and Fertility Study.* **Fung, June, et al.,** 2017, Fertility & Sterility.

193. *Opiate-like effects of sugar on gene expression in reward areas of the rat brain.* **Spangler, Rudolph , et al.,** 2, s.l. : Molecular Brain Research, 2004, Vol. 124.

194. *Relationship of omega-3 and omega-6 fatty acids with semen characteristics, and anti-oxidant status of seminal plasma: a comparison between fertile and infertile*

men. **Safarinejad, M, et al.,** 1, s.l. : Clin Nutr, 2010, Vol. 29.

195. *Processed Meat Intake Is Unfavorably and Fish Intake Favorably Associated with Semen Quality Indicators among Men Attending a Fertility Clinic.* **Afeiche, Myriam, et al.,** s.l. : The Journal of Nutrition, 2014, Vol. 144.

196. **Development Initiatives, 2017.** *Global Nutrition Report 2017.* Bristol : Global Nutrition Report, 2017.

197. **Brownstein, David.** *Iodine: Why You Need It, Why You Can't Live Without It.* West Bloomfield : Medical Alternative Press, 2014.

198. *Gender Differences in Coffee Consumption and Its Effects in Young People.* **Demura, Shinichi , et al.,** 7, s.l. : Food and Nutrition Sciences, 2013, Vol. 4.

199. *Coffee and caffeine intake and male infertility: a systematic review.* **Ricci, Elena , et al.,** 37, s.l. : Nutrition Journal, 2017, Vol. 16.

200. *Calcium Signals for Egg Activation in Mammals.* **Miyazaki, Shunichi and Ito, Masahiko .** s.l. : J Pharmacol Sci, 2006, Vol. 100.

201. *Does moderate alcohol consumption affect fertility? Follow up study among couples planning first pregnancy.* **Jensen, Tina, et al.,** s.l. : BMJ, 1998, Vol. 317.

202. *Habitual alcohol consumption associated with reduced semen quality and changes in reproductive hormones; a cross-sectional study among 1221 young Danish men.* **Jensen, Tina, et al.,** s.l. : BMJ Open, 2014, Vol. 4.

203. *Does alcohol have any effect on male reproductive function? A review of literature.* **La Vignera, Sandro , et al.,** 2, s.l. : Asian J Androl, 2013, Vol. 15.

204. *Comparison of the antiobesity effects of the protopanaxadiol- and protopanaxatriol-type saponins of red ginseng.* **Kim, Ji Hyun, et al.,** s.l. : Phytotherapy Research, 2009, Vol. 23.

205. *Ly6C^{hi} Monocytes Provide a Link between Antibiotic-Induced Changes in Gut Microbiota and Adult Hippocampal Neurogenesis.* **Möhle, Luisa , et al.,** 9, s.l. : Cell Reports, 2016, Vol. 15.

206. *Behavior of Some Solid Food Simulants in Contact with Several Plastics Used in Microwave Ovens.* **Nerín, Cristina and Acosta, Domingo .** 25, s.l. : J. Agric. Food Chem, 2002, Vol. 50.

207. *Microwave Heating Causes Rapid Degradation of Antioxidants in Polypropylene Packaging, Leading to Greatly Increased Specific Migration to Food Simulants As Shown by ESI–MS and GC–MS.* **Alin, Jonas and Hakkarainen, Minna** . 10, s.l. : J. Agric. Food Chem, 2011, Vol. 59.

208. *Hazards of microwave cooking: direct thermal damage to the pharynx and larynx.* **Ford, G and Horrocks, C.** s.l. : The Journal of Laryngology & Otology, 1994, Vol. 108.

209. *Thermal injury to the upper aerodigestive tract after microwave heating of food.* **Offer, G, Nanan, D and Marshall, J.** s.l. : Journal of Accident and Emergency Medicine, 1995, Vol. 12.

210. *The pros and cons of phytoestrogens.* **Patisaul, Heather and Jefferson, Wendy.** 4, s.l. : Frontiers in Neuroendocrinology, 2010, Vol. 31.

211. *A specific breeding problem of sheep on subterranean clover pastures in Western Australia.* **Bennetts, H, Uuderwood, E and Shier, F.** 1, s.l. : The Australian Veterinary Journal, 1946, Vol. 22.

212. *Estimated Asian adult soy protein and isoflavone intakes.* **Messina, M, Nagata, C and Wu, A.** 1, s.l. : Nutrition and Cancer, 2006, Vol. 55.

213. *International Committee for Monitoring Assisted Reproductive Technologies world report: Assisted Reproductive Technology 2008, 2009 and 2010.* **Dyer, S, et al.,** s.l. : Human Reproduction, 2016.

214. *Effects of soy protein and isoflavones on circulating hormone concentrations in pre- and post-menopausal women: a systematic review and meta-analysis.* **Hooper, L, et al.,** 4, s.l. : Human Reproduction Update, 2009, Vol. 15.

215. *Soy, phyto-oestrogens and male reproductive function: a review.* **Cederroth, Christopher, et al.,** s.l. : International Journal of Andrology, 2010, Vol. 33.

216. *Effect of polyphenols on production of steroid hormones from human adrenocortical NCI-H295R cells.* **Hasegawa, E, et al.,** 2, s.l. : Biol Pharm Bull, 2013, Vol. 36.

217. *The Flavonoid Apigenin Is a Progesterone Receptor Modulator with In Vivo Activity in the Uterus.* **Dean, Matthew, et al.,** s.l. : Hormones and Cancer, 2018.

218. *Apigenin: A Promising Molecule for Cancer Prevention.* **Shukla, Sanjeev and Gupta, Sanjay** . 6, s.l. : Pharm Res, 2010, Vol. 27.

219. *Modulation of Androgen and Progesterone Receptors by Phytochemicals in Breast Cancer Cell Lines.* **Rosenberg, Rachel, et al.,** s.l. : Biochemical and Biophysical Research Communications, 1998, Vol. 248.

220. *Dietary flavonoid sources in Australian adults.* **Somerset, S and Johannot, L.** 4, s.l. : Nutr Cancer, 2008, Vol. 60.

221. *Effect of oral administration of Tribulus terrestris extract on semen quality and body fat index of infertile men.* **Salgado, R, et al.,** s.l. : Andrologia, 2016.

222. *Effects of Apigenin on Steroidogenesis and Steroidogenic Acute Regulatory Gene Expression in Mouse Leydig Cells.* **Li, Wei, et al.,** 3, s.l. : The Journal of Nutritional Biochemistry, 2011, Vol. 22.

223. *Effects of Some Non Steroidal Anti-inflammatory Drugs on Ovulation in Women with Mild Musculoskeletal Pain (A Clinical Study).* **Sherif, B, Al-Zohyri, A and Shihab, S.** 4, s.l. : Journal of Pharmacy and Biological Sciences, 2014, Vol. 9.

224. *Prevention of Oxidative Stress Injury to Sperm.* **Agarwal, A, Prabakaran, S and Said, T.** 6, s.l. : Journal of Andrology, 2005, Vol. 26.

225. *Lipid Peroxidation and Human Sperm Motility: Protective Role of Vitamin E.* **Suleiman, S, et al.,** 5, s.l. : Journal of Andrology, 1996, Vol. 17.

226. *Vitex agnus castus A Systematic Review of Adverse Events.* **Daniele, Claudia , et al.,** 4, s.l. : Drug Safety, 2005, Vol. 28.

227. *Therapeutic Effect of Vitex Agnus Castus in Patients with Premenstrual Syndrome.* **Zamani, Mehrangiz , Neghab, Nosrat and Torabian, Saadat** . 2, s.l. : Acta Medica Iranica, 2012, Vol. 50.

228. *Treatment ofpremenstrual tension syndrome with Vitex agnus castus. Controlled, double-blind study versus pyridoxine.* **Lauritzen, C, et al.,** 3, s.l. : Phytomedicine, 1997, Vol. 4.

229. *Vitex agnus-castus Extracts for Female Reproductive Disorders: A Systematic Review of Clinical Trials.* **Diana van Die, M, et al.,** s.l. : Planta Med, 2013,

Vol. 79.

230. *Die Wirksamkeit des Komplexmittels Phyto-Hypophyson L bei weiblicher, hormonell bedingter Sterilitat.* **Bergmann, J, et al.,** s.l. : Forsch KomplementaÈrmed Klass Naturheilkd, 2007, Vol. 7.

231. **Brewer, Sarah.** *The Essential Guide to Vitamins, Minerals and Herbal Supplements.* London : Right Way, 2010.

232. *Role of reactive oxygen species in male infertility.* **Sharma, Rakesh and Agarwal, Ashok .** 6, s.l. : Urology, 1996, Vol. 48.

233. *Beta-carotene, vitamin A and carrier proteins in thyroid diseases.* **Aktuna, D, et al.,** s.l. : Acta Medica Austriaca, 1993, Vol. 20.

234. *The Combination of N-Acetyl Cysteine, Alpha-Lipoic Acid, and Bromelain Shows High Anti-Inflammatory Properties in Novel In Vivo and In Vitro Models of Endometriosis.* **Agostinis, C, et al.,** s.l. : Mediators of Inflammation, 2015.

235. *Properties and Therapeutic Application of Bromelain: A Review.* **Pavan, Rajendra, et al.,** s.l. : Biotechnology Research International, 2012.

236. *In vivo and in vitro Effects of Bromelain on PGE2 and SP Concentrations in the Inflammatory Exudate in Rats.* **Gaspani, Leda, et al.,** s.l. : Pharmacology, 2002, Vol. 65.

237. *Effect of Chlorella vulgaris on Immune-enhancement and Cytokine Production in vivo and in vitro.* **An, Hyo-Jin, et al.,** 5, s.l. : Food Science and Biotechnology, 2008, Vol. 17.

238. *Dietary chromium deficiency effect on sperm count and fertility in rats.* **Anderson, Richard and Polansky, Marilyn.** 1, s.l. : Biological Trace Element Research, 1981, Vol. 3.

239. *Maternal vitamin A supplementation in relation to selected birth defects.* **Werler, Martha, et al.,** s.l. : Teratology, 1990, Vol. 42.

240. *Polyunsaturated Fatty Acids in Male and Female Reproduction.* **Wathes, Claire , Abayasekara, Robert and Aitken, John .** s.l. : Bioology of Reproduction, 2007, Vol. 77.

241. *Coenzyme Q10 restores oocyte mitochondrial function and fertility during*

reproductive aging. **Ben-Meir, Assaf , et al.,** s.l. : Aging Cell, 2015, Vol. 14.

242. **Bensky, Dan , et al.,** *Materia Medica: Chinese Herbal Medicine.* Seattle : Eastland Press, 2004.

243. *The effects of combined conventional treatment, oral antioxidants and essential fatty acids on sperm biology in subfertile men.* **Comhaire, F, et al.,** 3, s.l. : Prostaglandins Leukot Essent Fatty Acids, 2000, Vol. 63.

244. *Long-chain n-3 PUFA: plant v. marine sources.* **Williams, Christine and Burdge, Graham .** s.l. : Proceedings of the Nutrition Society, 2006, Vol. 65.

245. *Dehydroepiandrosterone (DHEA) reduces embryo aneuploidy: direct evidence from preimplantation genetic screening (PGS).* **Gleicher, Norbert , Weghofer, Andrea and Barad, David.** s.l. : Reproductive Biology and Endocrinology, 2010, Vol. 8.

246. *Effects of isoliquiritigenin on ovarian antral follicle growth and steroidogenesis.* **Mahalingam, S, et al.,** s.l. : Reprod Toxicol, 2016.

247. **Viswanathan, M, Treiman, K and Doto, J.** *Folic Acid Supplementation: An Evidence Review for the U.S. Preventive Services Task Force.* s.l. : Agency for Healthcare Research and Quality (US), 2017.

248. *Preconceptional use of folic acid and knowledge about folic acid among low-income pregnant women in Korea.* **Kim, Jihyun , et al.,** 3, s.l. : Nutr Res Pract, 2017, Vol. 11.

249. *Association Between Maternal Use of Folic Acid Supplements and Risk of Autism Spectrum Disorders in Children.* **Suren, Pal, et al.,** 6, s.l. : JAMA, 2013, Vol. 309.

250. *Folic Acid Supplements in Pregnancy and Severe Language Delay in Children.* **Roth, Christine , et al.,** 14, s.l. : JAMA, 2011, Vol. 306.

251. **Fulder, Stephen.** *The Book of Ginseng.* Rochester : Healing Arts Press, 1980.

252. *Leptin Resistance and Obesity.* **Enriori, Pablo, et al.,** s.l. : Obseity, 2006, Vol. 14.

253. *Central Inflammation and Leptin Resistance Are Attenuated by Ginsenoside Rb1 Treatment in Obese Mice Fed a High-Fat Diet.* **Wu, Yizhen, et al.,** 3, s.l. :

PLOS ONE, 2014, Vol. 9.

254. *Traditional Asian folklore medicines in sexual health.* **Lim Huat Chye, Peter**. 3, s.l. : Indian Journal of Urology, 2006, Vol. 22.

255. *L-Arginine Stimulation of Human Sperm Motility in vitro.* **Keller, D and Polakoski, K.** 2, s.l. : Biology of Reproduction, 1975, Vol. 13.

256. *Nitric oxide synthase and nitrite production in human spermatozoa: evidence that endogenous nitric oxide is beneficial to sperm motility.* **Lewis, S, et al.,** 11, s.l. : Molecular Human Reproduction, 1996, Vol. 2.

257. *Adjuvant L-arginine treatment for in-vitro fertilization in poor responder patients.* **Battaglia, Cesare , et al.,** 7, s.l. : Human Reproduction, 1999, Vol. 14.

258. *Lycopene and male infertility.* **Durairajanayaga, Damayanthi , et al.,** s.l. : Asian Journal of Andrology, 2-14, Vol. 16.

259. *Lycopene therapy in idiopathic male infertility – a preliminary report.* **Gupta, N and Kumar, R.** s.l. : International Urology and Nephrology, 2002, Vol. 34.

260. *Lepidium meyenii (Maca) enhances the serum levels of luteinising hormone in female rats.* **Uchiyama, Fumiaki , et al.,** 2, s.l. : Journal of Ethnopharmacology, 2014, Vol. 151.

261. *The Functions of Corticosteroid-Binding Globulin and Sex Hormone-Binding Globulin: Recent Advances.* **Rosner, W.** 1, s.l. : Endocrine Reviews, 1990, Vol. 11.

262. *Randomized, double blind placebo-controlled trial: effects of Myo-inositol on ovarian function and metabolic factors in women with PCOS.* **Gerli, S, et al.,** s.l. : European Review for Medical and Pharmacological Sciences, 2007, Vol. 11.

263. *Effects of Myo-Inositol supplementation on oocyte's quality in PCOS patients: a double blind trial.* **Ciotta, L, et al.,** s.l. : European Review for Medical and Pharmacological Sciences, 2011, Vol. 15.

264. *Myo-inositol in patients with polycystic ovary syndrome: A novel method for ovulation induction.* **Papaleo, Enrico, et al.,** s.l. : Gynecological

Endocrinology, 2007, Vol. 23.

265. *Effects of myo-inositol in women with PCOS: a systematic review of randomized controlled trials, Gynecological Endocrinology.* **Unfer, V, et al.,** 7, s.l. : Gynecological Endocrinology, 2012, Vol. 28.

266. **Royal Pharmaceutical Society.** *British National Formulary - 76.* London : BNF, 2018.

267. *Dietary pyrroloquinoline quinone (PQQ) alters indicators of inflammation and mitochondrial-related metabolism in human subjects.* **Harris, Calliandra, et al.,** 12, s.l. : The Journal of Nutritional Biochemistry, 2013, Vol. 24.

268. *The autoimmune bases of infertility and pregnancy loss.* **Carp, Howard, Selmi, Carlo and Shoenfeld, Yehuda .** 2-3, s.l. : Journal of Autoimmunity, 2012, Vol. 38.

269. *Effect of Spirulina on the Secretion of Cytokines from Peripheral Blood Mononuclear Cells.* **Mao, T, Gershwin, M and Van de Water, J.** 3, s.l. : Journal of Medicinal Food, 2000, Vol. 3.

270. *Potential health benefits of spirulina microalgae.* **Capelli, Bob and Cysewski, Gerald.** 2, s.l. : Nutra Foods, 2010, Vol. 9.

271. *Inhibitory effect of curcumin on angiogenesis in ectopic endometrium of rats with experimental endometriosis.* **Zhang, Y, et al.,** 1, s.l. : Int J Mol Med, 2011, Vol. 27.

272. *Curcumin inhibits endometriosis endometrial cells by reducing estradiol production.* **Zhang, Y, et al.,** 5, s.l. : Iran J Reprod Med, 2013, Vol. 11.

273. *Novel dietary supplement association reduces symptoms in endometriosis patients.* **Signorile, P, Viceconte, R and Baldi, A.** 8, s.l. : J Cell Physiol, 2018, Vol. 233.

274. *Can Herbal Medicines Improve Cellular Immunity Patterns in Endometriosis?* **Harris, T and Vlass, A.** 2, s.l. : Medicinal & Aromatic Plants, 2015, Vol. 4.

275. *Effect of Ubiquinol on Serum Reproductive Hormones of Amenorrhic Patients.* **Thakur, A, et al.,** s.l. : Ind J Clin Biochem, 2015.

276. *Ascorbic acid protects against endogenous oxidative DNA damage in human sperm.*

Fraga, C, et al., s.l. : Proc. Nati. Acad. Sci., 1991, Vol. 88.

277. *Vitamin D in cutaneous carcinogenesis: Part I.* **Tang, Jean, et al.,** 5, s.l. : J Am Acad Dermatol, 2012, Vol. 67.

278. *Zinc, copper and selenium in reproduction.* **Bedwal, R and Bahuguna, A.** 7, s.l. : Experientia, 1994, Vol. 50.

279. *Effect of Zinc Administration on Plasma Testosterone, Dihydrotestosterone, and Sperm Count.* **Netter, A, Nahoul, K and Hartoma, R.** s.l. : Journal of Reproductive Systems, 1981, Vol. 7.

280. *Effect of zinc on human sperm motility and the acrosome reaction.* **Riffo, M, Leiva, S and Astudillo, J.** s.l. : International Journal of Andrology, 1992, Vol. 15.

281. *The zinc spark is an inorganic signature of human egg activation.* **Duncan, Francesca, et al.,** s.l. : Nature, 2016.

282. **Impey, L and Child, T.** *Obstetrics & Gynaecology.* Chichester : John Wiley & Sons, 2012.

283. *Prior to Conception: The Role of an Acupuncture Protocol in Improving Women's Reproductive Functioning Assessed by a Pilot Pragmatic Randomised Controlled Trial.* **Cochrane, S, et al.,** s.l. : Evid Based Complement Alternat Med, 2016.

284. *Complete mapping of the tattoos of the 5300-year-old Tyrolean Iceman.* **Samadelli, Marco , et al.,** 5, s.l. : Journal of Cultural Heritage, 2015, Vol. 16.

285. **Cheng, Xinnong.** *Chinese Acupuncture and Moxibustion.* Beijing : Foreign Languages Press, 1999.

286. *Safety of Acupuncture: Results of a Prospective Observational Study with 229,230 Patients and Introduction of a Medical Information and Consent Form.* **Witt, Claudia, et al.,** s.l. : Forsch Komplementmed, 2009, Vol. 16.

287. *The Primo Vascular System as a New Anatomical System.* **Stefanov, Miroslav , et al.,** 6, s.l. : Journal of Acupuncture and Meridian Studies, 2013, Vol. 6.

288. *Structure and Distribution of an Unrecognized Interstitium in Human Tissues.* **Benias, Petros, et al.,** s.l. : Nature, 2018.

289. *Effect of Acupuncture on Endometrial Angiogenesis and Uterus Dendritic Cells in COH Rats during Peri-Implantation Period.* **Dong, Haoxu, et al.,** s.l. : Evidence-Based Complementary and Alternative Medicine, 2017.

290. *Electroacupuncture for reproductive hormone levels in patients with diminished ovarian reserve: a prospective observational study.* **Wang, Yang , et al.,** s.l. : Acupuncture in Medicine, 2016.

291. *Changes in Levels of Serum Insulin, C-Peptide and Glucose after Electroacupuncture and Diet Therapy in Obese Women.* **Cabıoglu , Mehmet and Ergene, Neyhan .** 3, s.l. : The American Journal of Chinese Medicine, 2006, Vol. 34.

292. *Effect of acupuncture on sperm parameters of males suffering from sub fertility related to low sperm quality.* **Siterman, S, et al.,** 1997, Arch Androl, pp. 155-61.

293. *Does acupuncture treatment affect sperm density in males with very low sperm count? A pilot study.* **Siterman, S, et al.,** s.l. : Andrologia, 2000, Vol. 32.

294. *Effects of acupuncture and moxa treatment in patients with semen abnormalities.* **Gurfinkel, Edson , et al.,** s.l. : Asian J Androl, 2003, Vol. 5.

295. *Point- and frequency-specific response of the testicular artery to abdominal electroacupuncture in humans.* **Cakmak, Y, et al.,** 5, s.l. : Fertility and Sterility, 2008, Vol. 90.

296. *Quantitative evaluation of spermatozoa ultrastructure after acupuncture treatment for idiopathic male infertility.* **Pei, J, et al.,** 1, s.l. : Fertility and Sterility, 2005, Vol. 84.

297. *Success of acupuncture treatment in patients with initially low sperm output is associated with a decrease in scrotal skin temperature.* **Siterman, Shimon , et al.,** s.l. : Asian Journal of Andrology, 2009.

298. *Effect of electro-acupuncture stimulation of different frequencies and intensities on ovarian blood flow in anaesthetized rats with steroid-induced polycystic ovaries.* **Stener-Victorin, Elisabet , et al.,** 16, s.l. : Reproductive Biology and Endocrinology, 2004, Vol. 2.

299. *Electroacupuncture reduces uterine artery blood flow impedance in infertile women.*

Ming, Ho, et al., 2, s.l. : Taiwan J Obstet Gynecol, 2009, Vol. 48.

300. *Ovarian blood flow responses to electroacupuncture stimulation depend on estrous cycle and on site and frequency of stimulation in anesthetized rats.* **Stener-Victorin, Elisabet , Fujisawa, Shigeko and Kurosawa, Mieko .** s.l. : J Appl Physiol, 2006, Vol. 101.

301. *Effects of Acupuncture on Anxiety Levels and Prefrontal Cortex Activity Measured by Near-Infrared Spectroscopy: A Pilot Study.* **Sakatani, K, et al.,** s.l. : Adv Exp Med Biol, 2016.

302. *The relationship between perceived stress, acupuncture, and pregnancy rates among IVF patients: a pilot study.* **Balk, J, et al.,** s.l. : Complementary Therapies in Clinical Practice, 2010.

303. *The effect of acupuncture on uterine contraction induced by oxytocin.* **Pak, S, et al.,** 1, s.l. : Am J Chin Med, 2000, Vol. 28.

304. *Effect of acupuncture treatment on uterine motility and cyclooxygenase-2 expression in pregnant rats.* **Kim, J, Shin, K and Na, C.** 4, s.l. : Gynecol Obstet Invest, 2000, Vol. 50.

305. *Enhancement of splenic interferon-gamma, interleukin-2, and NK cytotoxicity by S36 acupoint acupuncture in F344 rats.* **Yu, Y, et al.,** s.l. : Japanese Journal of Physiology, 1997, Vol. 47.

306. *Acupuncture Regulates Leukocyte Subpopulations in Human Peripheral Blood.* **Yamaguchi, Nobuo , et al.,** 4, s.l. : Evidence Based Complementary Alternative Medicine, 2007, Vol. 4.

307. *Anti-inflammatory actions of acupuncture.* **Zijlstra, Freek, et al.,** 2, s.l. : Mediators of Inflammation, 2003, Vol. 12.

308. *Antipyretic effects of acupuncture on the lipopolysaccharideinduced fever and expression of interleukin-6 and interleukin-1b mRNAs in the hypothalamus of rats.* **Son, Yang-Sun, et al.,** s.l. : Neuroscience Letters, 2002, Vol. 319.

309. *Electro-acupuncture at Acupoint ST36 Ameliorates Inflammation and Regulates Th1/Th2 Balance in Delayed-Type Hypersensitivity.* **Wang, Zhigang , et al.,** s.l. : Inflammation, 2016.

310. *Effect of Acupuncture on Infertility Due to Luteal Phase Defect.* **Yang , Hong-wei and Huang , Xue-yan .** 2, s.l. : J. Acupunct. Tuina. Sci, 2012, Vol. 10.

311. *Compounds of Natural Origin and Acupuncture for the Treatment of Diseases Caused by Estrogen Deficiency.* **Thakur, A, Mandal, S and Banerjee, S.** 3, s.l. : Journal of Acupuncture and Meridian Studies, 2016, Vol. 9.

312. *Clinical studies on the mechanism for acupuncture stimulation of ovulation.* **Mo, X, et al.,** 2, s.l. : J Tradit Chin Med, 1993, J Tradit Chin Med, Vol. 13, pp. 115-9.

313. *One hundred years of aspirin.* **Jack, David.** s.l. : The Lancet, 1997, Vol. 350.

314. **Wilson, Edward.** *The Diversity Of Life.* s.l. : The Belknap Press Of Harvard University Press, 1993.

315. *Effects of Bushen Tiaochong Recipe (补肾调冲方) Containing Serum on Ovarian Granulosa Cell Proliferation, Steroidogenesis and Associated Gene Expression in Rats.* **Xia, T, et al.,** s.l. : Chin J Integr Med, 2007, Vol. 3.

316. *Eighty-seven cases of male infertility treated by bushen shengjing pill in clinical observation and evaluation on its curative effect.* **Yue, G P, Chen, Q and Dai, N.** 8, s.l. : Chung Kuo Chung Hsi I Chieh Ho Tsa Chih, 1996, Vol. 16.

317. *Direct effects of Chinese herbal medicine "hachuekkito" on sperm movement.* **Yamanaka, M, et al.,** 1998, Nippon Hinyokika Gakkai Zasshi, pp. 641-6.

318. *Effects of guizhi-fuling-wan on male infertility with varicocele.* **Ishikawa, H, et al.,** s.l. : Am J Chin Med, 1996, Am J Chin Med, Vol. 24, pp. 327-31.

319. *Improvements in Scrotal Thermoregulation in Patients with Varicoceles Treated by Using Traditional Korean Medicine: Two Case Reports.* **Jo, J, Kim, H and Jerng, U.** s.l. : J Acupunct Meridian Stud, 2016.

320. *Wen-Jing-Tang, a Traditional Chinese Herbal Medicine Increases Luteinizing Hormone Release In Vitro.* **Miyake, Akira , et al.,** s.l. : The American Journal of Chinese Medicine, 1986, Vol. 14.

321. *Effect of soothing liver therapy on oocyte quality and growth differentiation factor-9 in patients undergoing in vitro fertilization and embry ot ransfer.* **Gao, Xing, et al.,** 5, s.l. : J Tradit Chin Med, 2013, Vol. 33.

322. *A substance isolated from Cornus officinalis enhances the motility of human sperm.* **Jeng, H, et al.,** 1997, Am J Chin Med, pp. 3-4.

323. *The Relationship between Traditional Chinese Medicine and Modern Medicine.* **Dong, Jingcheng .** s.l. : Evidence-Based Complementary and Alternative Medicine, 2013.

324. *Prevalance And Economic Burden Of Medication Errors In The NHS In England.* **Elliot, Rachel, et al.,** s.l. : Policy Research Unit in Economic Evaluation of Health & Care Interventions (EEPRU), 2018.

325. **Williams, Steven .** *Health and social care directorate.* s.l. : National Institute of Health and Care Excellence, 2015.

326. *Medical error—the third leading cause of death in the US.* **Makary, Martin and Daniel, Michael .** s.l. : BMJ, 2016.

327. *Uterine glandular area during the menstrual cycle and the effects of different in-vitro fertilization related hormonal treatments.* **Rogers, P, et al.,** 2, s.l. : Human Reproduction, 1996, Vol. 11.

328. *Polycystic Ovary Syndrome: Effect and Mechanisms of Acupuncture for Ovulation Induction.* **Johansson, Julia and Stener-Victorin, Elisabet.** s.l. : Evidence-Based Complementary and Alternative Medicine, 2013.

329. *Use of clomiphene citrate and birth defects, National Birth Defects Prevention Study, 1997–2005.* **Reefhuis, J, et al.,** 2, Atlanta : Human Reproduction, 2011, Vol. 26.

330. *Acupuncture and Chinese herbal treatment for women undergoing intrauterine insemination.* **Sela, Keren, et al.,** s.l. : European Journal of Integrative Medicine, 2011.

331. *Risk Assessment of Using Aluminum Foil in Food Preparation.* **Bassioni, Ghada. et al.** Int. J. Electrochem. Sci., 7 (2012) 4498 - 4509.

332. *Coenzyme Q10 and Statin-Induced Mitochondrial Dysfunction.* **Deichmann, Richard, et al.** The Ochsner Journal 10:16–21, 2010.

333. *Treatment of statin adverse effects with supplemental Coenzyme Q10 and statin drug discontinuation.* **Langsjoen, Peter, et al.** BioFactors 25 (2005) 147–152.

334. *Muscle Coenzyme Q10 Level in Statin-Related Myopathy.* **Lamperti, Costanza, et al.** Arch Neurol. 2005; 62: 1709-1712.

335. *Ginseng, the 'Immunity Boost': The Effects of Panax ginseng on Immune System.* **Kang, Soowon, et al.** J Ginseng Res Vol. 2012; 36, No. 4, 354-368.

336. *Ginsenoside Rg1 enhances CD4(+) T-cell activities and modulates Th1/Th2 differentiation.* **Lee, E, et al.** Int Immunopharmacol 2004; 4: 235-244.

337. *Acupuncture Increases Nocturnal Melatonin Secretion and Reduces Insomnia and Anxiety: A Preliminary Report.* **D, Warren Spence, et al.** J Neuropsychiatry Clin Neurosci 2004; 16, 1.

338. *Hormones in international meat production: biological, sociological and consumer issues.* **Galbraith, H.** Nutrition Research Reviews 2002, 15: 293–314.

339. *Phthalates: European regulation, chemistry, pharmacokinetic and related toxicity.* **Ventrice, P, et al.** Environmental toxicology and pharmacology 2013: 3, 6: 88–96.

340. *Autism genes are selectively targeted by environmental pollutants including pesticides, heavy metals, bisphenol A, phthalates and many others in food, cosmetics or household products.* **Carter, C, et al.** Neurochemistry International 2016; 101: 83-109.

341. *Increased Serum Phthalates (MEHP, DEHP) and Bisphenol A Concentrations in Children With Autism Spectrum Disorder: The Role of Endocrine Disruptors in Autism Etiopathogenesis.* **Kardas, F, et al.** Journal of Child Neurology 2015.

342. **Wiseman, Nigel.** *A Practical Dictionary of Chinese Medicine.* Brookline: Paradigm Publications, 1998.

343. *Effect of a vegetarian diet and dexamethasone on plasma prolactin, testosterone and dehydroepiandrosterone in men and women.* **Hill, P, et al.** Cancer Letters 1979; 7, No. 5, 273-282.

344. *Diet and Reproductive Hormones: A Study of Vegetarian and Nonvegetarian Postmenopausal Women.* **Armstrong, B, et al.** Journal of the National Cancer Institute 1981; 67; No. 4. 761–767.

345. *Effect of dietary components, including lignans and phytoestrogens, on*

enterohepatic circulation and liver metabolism of estrogens and on sex hormone binding globulin (SHBG). **Adlercreutz, H, et al.** Journal of Steroid Biochemistry 1987; 27, No. 4–6, 1135-1144.

346. *Association of coffee, green tea, and caffeine intakes with serum concentrations of estradiol and sex hormone-binding globulin in premenopausal Japanese women.* **Nagata, C, et al.** Nutrition and Cancer 1998; 30, No. 1, 21-24.

347. *Glyphosate Use Predicts Healthcare Utilization for ADHD in the Healthcare Cost and Utilization Project net (HCUPnet): A Two-Way Fixed-Effects Analysis.* **Fluegge, K, et al.** 2016: Pol. J. Environ. Stud. Vol. 25; No. 4, 1489-1503.

348. *Allergies, asthma, ADHD: Is it the food we eat?* **Peper, E.** 2015. Research Gate: https://www.researchgate.net/publication/277019795.

349. *Glyphosate's Suppression of Cytochrome P450 Enzymes and Amino Acid Biosynthesis by the Gut Microbiome: Pathways to Modern Diseases.* **Samsel A, et al.** 2013: Entropy 15: 1417-1463.

350. *The Possible Link between Autism and Glyphosate Acting as Glycine Mimetic – A Review of Evidence from the Literature with Analysis.* **Beecham, J, et al.** J Mol Genet Med 2015; 9; No. 4.

351. *Environmental factors in the development of autism spectrum disorders.* **Sealey, L, et al.** Environment International 2016; 88, 288–298.

352. *Aluminum and Glyphosate Can Synergistically Induce Pineal Gland Pathology: Connection to Gut Dysbiosis and Neurological Disease.* **Seneff, S, et al.** Agricultural Sciences 2015; 6, 42-70.

353. *A comparison of temporal trends in United States autism prevalence to trends in suspected environmental factors.* **Nevison, C.** Nevison Environmental Health 2014; 13, 73.

354. *Activation of the epithelial Na+ channel triggers prostaglandin E2 release and production required for embryo implantation.* **Ruan, Y, et al.** Nature Medicine 2012; 18, 1112–1117.

355. *Human cumulus granulosa cell gene expression: a predictor of fertilization and embryo selection in women undergoing IVF.* **McKenzie, L, et al.** Human Reproduction 2004; 19; No.12, 2869–2874.

Index

Magnesium 222

Mangan 222

Masern-Test 53

Medikamente, vermeiden 171-3

Meditation 62-3, 95, 134, 140, 156,

Melatonin 59, 84, 137, 150, 171, 172,
222

Menstruationszyklus 22, 24, 25, 26, 27,
28, 30, 33, 34, 35, 36, 37, 38, 39, 40,
44, 46, 47, 53, 54, 58, 61, 75, 77, 79,
81, 97, 103, 134

Mikrowellennahrung 103, 195

Myo-Inositol 121, 202, 223

N

Nahrungsergänzungsmittel Kap. 12
Dosierungen 213

Nahrungsmittel, Gruppen; Hormone
in 73-4

Nahrungsmittel, beeinträchtigen
Hormone in 196-9

Nahrungsmittel, beeinträchtigen
Östrogen 196
siehe auch Phytoöstrogene
beeinträchtigt Progesteron 198
beeinträchtigt Testosteron 198-9
kalt 194
warm 193

NK-Zellen 60, 62, 237

Natriumvalproat 173

O

Östrogene 21, 23, 25, 26, 27, 30, 37, 39,
40, 53, 72, 73, 79, 91, 196, 200
künstliche 68-79

Östrogene, natürlich vorkommende
siehe Phytoöstrogene

Orale Verhütungspille 78

Oxytozin 22, 24-5, 35

P

Passionsblume 68, 198

Polychlorierte Biphenyle (PCB) 71, 75,
162

Polyzystisches Ovarsyndrom (PCOS)
25, 30, 34, 35, 54, 70, 82, 104, 113,
122, 129, 140, 185, 198, 215, 221, 223

Pestizide 68, 69, 70, 71, 74

Phytoöstrogene 73, 196-7, 217

Plastik; Kunststoffkennzeichnung 163

Polyfluorierte Chemikalien (PFC) 75

Polymilchsäure (PLA) 164

Polypropylen (PP) 164

Polystyrol 164

Polyvinylchlorid (PVC) 164

Positive Gedanken 159, 160

Progesteron 21, 22, 24, 26, 27, 30, 31,
37, 39, 41, 46, 53, 54, 70, 71, 72, 79,
92, 198-9, 200-1, 202
siehe auch Gestagen (Progestin)